JN312512

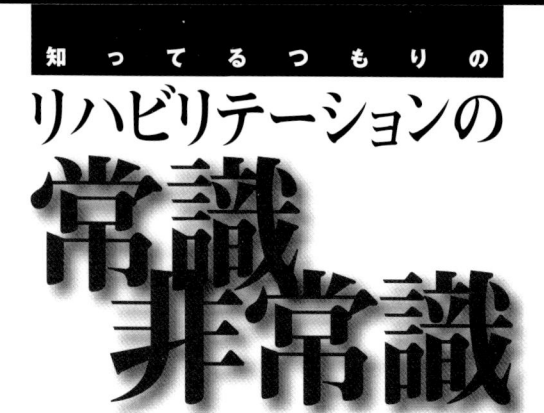

知ってるつもりの
リハビリテーションの
常識 非常識

編著：**安保 雅博**
(東京慈恵会医科大学リハビリテーション科)

橋本 圭司
(国立成育医療センターリハビリテーション科)

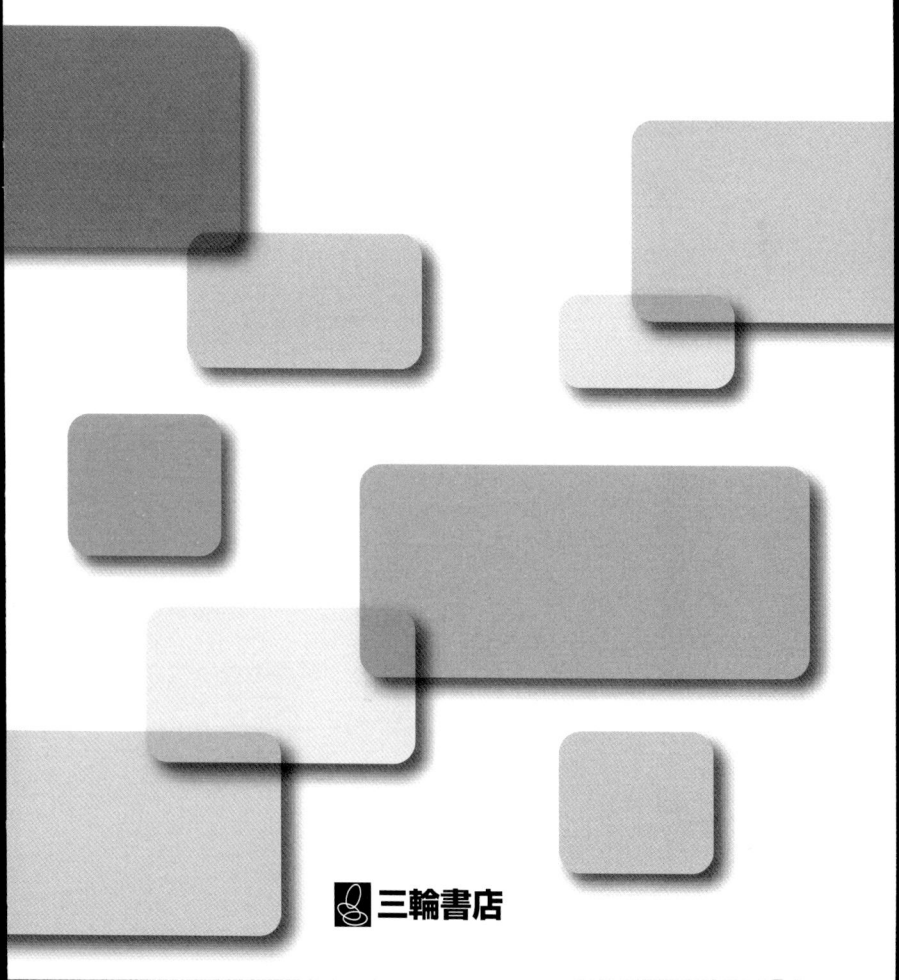

三輪書店

序

　専門医になりたての頃,「一人で仕切ってみろ」と前々教授に都立大久保病院リハビリテーション科勤務を命ぜられました.どんなに重症な患者でも在宅の意向確認できる人は入院させ,訓練をし,ほぼすべての患者の家に行って,家屋評価をし,必要な場合は家屋改造し,自宅退院させ,在宅医につなげていました.ある日,患者の古宅に家屋評価におじゃました時に軽く風呂場の壁を叩いて穴を開けて以来,壁を叩くことをやめました.本書の第5章で岡村英樹先生が,「壁を叩いても意味がない」と書かれています.

　さて,今回,この本の企画・編集をするにあたって,私の知る限りの(相手は私のことをよく知らないが私はよく知っている人も含めて)現場でガンガン仕事をしている方々に失礼ながら「言いたいことをご自由にお書き下さい」「これは知っておいてもらいたいことありますか」「これは譲れないことありますか」みたいな執筆依頼をさせていただきました.

　リハビリテーションは,やればやるほど奥深くなり,迷い,原点に立ち返ってもう一度患者のことを考える.私は,恥ずかしながら,その繰り返しのような日々を送っています.リハビリテーションの分野は多岐にわたり,学ばなければならないことがたくさんあります.残念ながら,リハビリテーションに関わるEBMは少ないのです.だから1症例1症例を大切にし,試行錯誤しながら,全人的に包括的によりよいリハビリテーションを進めていかなければなりません.そのような中,各分野で強い信念を持ちエキスパートとして活躍されている先生方の御意見は貴重でためになり,宝物のように思うことがしばしばあります.近年,リハビリテーションに関わるいろいろな本が出版されていますが,この「リハビリテーションの常識非常識」が,リハビリテーション関連職種の方々に一風変わった座右の書となり,よりよいリハビリテーション医療の普及にお役立てできれば,この上ない喜びであります.

　執筆や編集にご尽力いただいた先生方,三輪書店の青山　智さん,佐々木理智さんに心から感謝いたします.

　　平成21年5月

　　　　　　　　　　　　　　　　　　　　　　　　　　安保雅博

執筆者一覧

第1章　疾患別リハビリテーションの常識非常識

1．脳損傷
①脳血管障害
安保雅博　東京慈恵会医科大学リハビリテーション科
②脳外傷
青木重陽　神奈川リハビリテーション病院リハビリテーション科
③蘇生後脳症
岡本隆嗣　西広島リハビリテーション病院リハビリテーション科
④脳腫瘍
上久保　毅　東京慈恵会医科大学附属青戸病院リハビリテーション科

2．脊髄損傷
和田　太　産業医科大学リハビリテーション科

3．神経筋疾患
船越政範　とちぎリハビリテーションセンターリハビリテーション科

4．運動器疾患
①肩関節疾患
三笠　元彦　松戸整形外科病院・名誉院長
②手指関節疾患
松浦愼太郎　東京慈恵会医科大学形成外科
③股関節疾患
岡野　徹　鳥取大学医学部整形外科

萩野　浩　鳥取大学医学部保健学科
④膝関節疾患
菅　俊光　関西医科大学附属滝井病院リハビリテーション科
⑤足関節疾患
田中一成　大阪医科大学リハビリテーション科
⑥スポーツ疾患
舟崎裕記　東京慈恵会医科大学整形外科

⑦ 上肢切断
    陳　隆明　兵庫県立総合リハビリテーションセンター整形外科兼リハビリテーション科

⑧ 下肢切断
    羽田康司　帝京大学医学部附属溝口病院リハビリテーション科

5. 小児疾患
    栗原まな　神奈川リハビリテーション病院小児科

6. ポリオとポリオ後症候群
    米本恭三　東京慈恵会医科大学・名誉教授

7. 悪性腫瘍
    辻　哲也　慶應義塾大学病院リハビリテーション科

第2章　障害別リハビリテーションの常識非常識

1. 運動障害
    山口　淳　大阪市立総合医療センターリハビリテーション科

2. 内部障害
    室谷嘉一　東北大学病院内部障害リハビリテーション科
    上月正博　東北大学病院内部障害リハビリテーション科

3. 排尿障害
    鈴木康之　東京慈恵会医科大学泌尿器科

4. 摂食・嚥下障害
    武原　格　東京都リハビリテーション病院リハビリテーション科

5. 高次脳機能障害
    橋本圭司　国立成育医療センターリハビリテーション科

6. 廃用症候群
    松瀬博夫　久留米大学リハビリテーションセンター
    植田浩介　久留米大学病院泌尿器科
    志波直人　久留米大学病院リハビリテーション部

7. 褥瘡
　神埜奈美　和歌山県立医科大学リハビリテーション科
　田島文博　和歌山県立医科大学リハビリテーション科

第3章　連携・教育における常識非常識

1. リハビリテーション医から
　小林一成　東京慈恵会医科大学附属第三病院リハビリテーション科
2. 理学療法士から
　中山恭秀　東京慈恵会医科大学附属第三病院リハビリテーション科
3. 作業療法士から
　山口　昇　群馬大学医学部保健学科作業療法学専攻
4. 言語聴覚士から
　立石雅子　目白大学保健医療学部言語聴覚学科
5. 心理士から
　中島恵子　帝京平成大学健康メディカル学部臨床心理学科
6. 職業訓練士から
　泉　忠彦　神奈川リハビリテーション病院職能科
7. 看護師から
　寺山みのり　近森リハビリテーション病院看護部

第4章　リハビリテーション関連領域の常識非常識

1. 画像所見
　角田　亘　東京慈恵会医科大学リハビリテーション科
2. 耳鼻咽喉科
　伊藤裕之　神奈川リハビリテーション病院耳鼻咽喉科
3. 歯科・口腔ケア
　戸原　玄　日本大学歯学部摂食機能療法学講座
4. 眼科
　仲泊　聡　国立身体障害者リハビリテーションセンター眼科
5. 泌尿器科
　高坂　哲　東京都リハビリテーション病院泌尿器科

6．歩行分析
　　殷　祥洙　中伊豆リハビリテーションセンターリハビリテーション科
7．胃瘻
　　鈴木　裕　国際医療福祉大学病院外科
8．薬物治療
　　生駒一憲　北海道大学病院リハビリテーション科
9．病期に応じたリハビリテーション
　①急性期リハビリテーション
　　中島英樹　豊島病院リハビリテーション科
　②回復期リハビリテーション
　　菅原英和　東京都立大塚病院リハビリテーション科
　③維持期リハビリテーション
　　杉本　淳　城山病院リハビリテーション科

第5章　地域支援の常識非常識

1．障害者手帳
　①身体・知的障害者の手帳
　　船越政範　とちぎリハビリテーションセンターリハビリテーション科
　②精神障害者保健福祉手帳
　　菅原　誠　東京都立中部総合精神保健福祉センター保健福祉部生活訓練科
2．福祉機器・住宅改修
　①装具・（電動）車椅子・福祉機器
　　辰濃　尚　東京慈恵会医科大学附属柏病院リハビリテーション科
　②住宅改修
　　岡村英樹　有限会社サニープレイス・代表取締役
3．在宅支援・地域リハビリテーション
　　長谷川　幹　桜新町リハビリテーションクリニック

目　次

（　）内は項目リスト一覧掲載頁

項目リスト一覧……………………………………………………xi

第1章　疾患別リハビリテーションの常識非常識

1．脳損傷……………………………………………………2（xi）
　①脳血管障害………………………………………………2（xi）
　②脳外傷……………………………………………………5（xi）
　③蘇生後脳症………………………………………………10（xi）
　④脳腫瘍……………………………………………………14（xi）
2．脊髄損傷…………………………………………………18（xi）
3．神経筋疾患………………………………………………25（xii）
4．運動器疾患………………………………………………32（xii）
　①肩関節疾患………………………………………………32（xii）
　②手指関節疾患……………………………………………38（xii）
　③股関節疾患………………………………………………42（xii）
　④膝関節疾患………………………………………………45（xii）
　⑤足関節疾患………………………………………………51（xiii）
　⑥スポーツ疾患……………………………………………55（xiii）
　⑦上肢切断…………………………………………………59（xiii）
　⑧下肢切断…………………………………………………65（xiii）
5．小児疾患…………………………………………………69（xiii）

6．ポリオとポリオ後症候群……………………………80（xiv）
7．悪性腫瘍……………………………………………85（xiv）

第2章 障害別リハビリテーションの常識非常識

1．運動障害……………………………………………100（xv）
2．内部障害……………………………………………106（xv）
3．排尿障害……………………………………………112（xv）
4．摂食・嚥下障害……………………………………115（xv）
5．高次脳機能障害……………………………………122（xvi）
6．廃用症候群…………………………………………128（xvi）
7．褥瘡…………………………………………………136（xvi）

第3章 連携・教育における常識非常識

1．リハビリテーション医から…………………………148（xvii）
2．理学療法士から……………………………………152（xvii）
3．作業療法士から……………………………………156（xvii）
4．言語聴覚士から……………………………………159（xvii）
5．心理士から…………………………………………163（xvii）
6．職業訓練士から……………………………………170（xvii）
7．看護師から…………………………………………175（xviii）

第4章 リハビリテーション関連領域の常識非常識

1．画像所見……………………………………………180（xix）
2．耳鼻咽喉科…………………………………………183（xix）

3．歯科・口腔ケア················188（xix）
4．眼科················191（xix）
5．泌尿器科················195（xix）
6．歩行分析················204（xix）
7．胃瘻················207（xx）
8．薬物治療················211（xx）
9．病期に応じたリハビリテーション················214（xx）
　①急性期リハビリテーション················214（xx）
　②回復期リハビリテーション················219（xx）
　③維持期リハビリテーション················223（xx）

第5章　地域支援の常識非常識

1．障害者手帳················228（xxi）
　①身体・知的障害者の手帳················228（xxi）
　②精神障害者保健福祉手帳················234（xxi）
2．福祉機器・住宅改修················240（xxi）
　①装具・（電動）車椅子・福祉機器················240（xxi）
　②住宅改修················247（xxi）
3．在宅支援・地域リハビリテーション················256（xxii）

常識非常識項目リスト一覧

1章 疾患別リハビリテーションの常識非常識

1 脳損傷

①脳血管障害
1. リハビリテーションを施行する前に ……………………………………………… 2
2. 運動麻痺の評価 …………………………………………………………………… 2
3. 脳卒中患者の変化 ① ……………………………………………………………… 3
4. 脳卒中患者の変化 ② ……………………………………………………………… 3
5. シームレスな脳卒中リハビリテーションの提供 ……………………………… 4

②脳外傷
1. 脳外傷の予後予測に絶対はない ………………………………………………… 5
2. 脳外傷は長期間回復が続く ……………………………………………………… 6
3. 脳外傷のリハビリテーションプログラムは脳内出血・脳梗塞後のリハビリテーションとは異なる …………………………………………………………… 6
4. 記憶障害のある脳外傷患者に安易にメモをとるように勧めるのは正しい対応ではない … 7
5. 病識の回復は, 受傷後すぐには難しい ………………………………………… 8

③蘇生後脳症
1. 蘇生後脳症とは …………………………………………………………………… 10
2. リハビリテーション病院で把握可能な蘇生後脳症の予後予測因子 ………… 10
3. 蘇生後脳症の後遺障害の特徴 …………………………………………………… 11
4. 蘇生後脳症の予後 ………………………………………………………………… 12
5. 蘇生後脳症における在宅復帰への工夫 ………………………………………… 12

④脳腫瘍
1. 急性期から脳腫瘍のリハビリテーションをしよう！ ………………………… 14
2. 脳腫瘍のリハビリテーション効果に影響する因子を考えよう！ …………… 14
3. 髄膜腫だから安心！とはかぎらない …………………………………………… 15
4. えっ？ 脳梗塞だと思っていたのに……は要注意！ ………………………… 15
5. 術前から治療計画に参加しよう！ ……………………………………………… 16
6. 脳腫瘍のリハビリテーションではこんなリスクも見直そう！ ……………… 17

2 脊髄損傷
1. 脊髄損傷のレベルの表現は複数ある …………………………………………… 18
2. 脊髄損傷の ADL 評価に FIM が一番よいとはかぎらない …………………… 18
3. 機能残存レベルは, 左右異なることもある …………………………………… 19
4. 中心性脊髄損傷は必ずしも軽症ではないことがある ………………………… 19
5. 痙縮は ADL を阻害する面と助ける面の両面を持ち合わせている ………… 20
6. 自律神経過反射の発作の場合の降圧剤の使用には注意が必要である ……… 21
7. 早期からの肺理学療法が重要である …………………………………………… 22
8. 機能残存レベル C6（完全麻痺）でもトランスファーはできない場合もある … 22
9. 上肢機能の活用には, 過用や誤用にも注意を払う必要がある ……………… 23
10. 不全麻痺の歩行再建にはつり下げ式トレッドミル訓練は有効な手段である … 23

xi

11. 小児の脊髄損傷は成長に応じた継続的フォローアップが重要である …… 24

3 神経筋疾患
1. 神経筋疾患のリハビリテーションでは廃用症候群の予防が大切である …… 25
2. パーキンソン病のすくみ足には視覚刺激や聴覚刺激が有効である …… 25
3. パーキンソン病は認知症を呈しうる …… 26
4. オリーブ橋小脳萎縮症は特定疾患治療研究事業の対象疾患の書類上は脊髄小脳変性症ではなくなった …… 27
5. 脊髄小脳変性症に対する靴型装具の作製について検討が試みられる …… 27
6. Duchenne 型筋ジストロフィーは伴性劣性遺伝疾患であり男性患者がほとんどである …… 28
7. Duchenne 型筋ジストロフィーの脊柱へのアプローチは重要である …… 29
8. 多発性硬化症の訓練前の入浴は原則禁止である …… 29
9. 筋萎縮性側索硬化症に支給される重度障害者用意思伝達装置は補装具に移行した …… 30
10. ギランバレー症候群の重症例へのリハビリテーションは長期にわたる …… 31

4 運動器疾患

①肩関節疾患
1. Codman 体操 …… 32
2. 斜面台訓練 …… 34
3. 人工骨頭術後の外旋位固定 …… 35
4. 良肢位とは …… 36
5. 腱板断裂の手術後の機能訓練はいつから始めるべきか …… 36

②手指関節疾患
1. 屈筋腱縫合術後におけるハンドセラピーの重要性 …… 38
2. 最近の橈骨遠位端骨折の治療 …… 38
3. 指粘液嚢腫の治療方針 …… 39
4. 手根管症候群の治療 …… 39
5. 腱鞘炎のステロイド腱鞘内注射 …… 40
6. 手の外科専門医とハンドセラピスト …… 41

③股関節疾患
1. 歩行時の股関節に加わる力は体重のおよそ 3 倍である …… 42
2. 筋力増強訓練は変形性股関節症の病期によって効果が異なる …… 42
3. 変形性股関節症の消失した軟骨は，再生することがある …… 43
4. 大腿骨転子部骨折（外側骨折）術後は，早期荷重が勧められる …… 43
5. 大腿骨近位部骨折の手術は，早期に行われたほうが生命予後が良いとは限らない …… 44

④膝関節疾患
1. 変形性膝関節症に運動療法は有効である …… 45
2. 閉鎖性運動連鎖について …… 46
3. 装具療法は変形性膝関節症に有効である …… 47

4．変形性膝関節症に対してサプリメントが有効であるかは結論が出ていない ……………… **48**
　5．膝関節疾患に対するリハビリテーションの効果判定は筋力と関節可動域の測定だけでは
　　不十分である ……………………………………………………………………………………… **49**

⑤足関節疾患
　1．足関節外側靱帯損傷のリハビリテーション ……………………………………………… **51**
　2．足関節外側靱帯損傷における注意すべき合併症 ………………………………………… **51**
　3．アキレス腱断裂の保存療法の成績は手術療法に劣らない ……………………………… **52**
　4．アキレス腱の再断裂は2度ピークの時期がある ………………………………………… **53**
　5．後脛骨筋腱機能不全 ………………………………………………………………………… **53**

⑥スポーツ疾患
　1．アスレティックリハビリテーションとメディカルリハビリテーションの違い ……… **55**
　2．肉離れ（中等度損傷）後の早期ストレッチ開始は避けるべきである ………………… **55**
　3．Open kinetic chain（OKC）と Closed kinetic chain（CKC）の違い ………………… **56**
　4．投球肩障害に対するリハビリテーションは肩周囲だけでは不十分である …………… **57**
　5．足関節捻挫（GradeⅠ,Ⅱ）の再発予防に何が有効か ………………………………… **57**

⑦上肢切断
　1．前腕切断極短断端においても義手の工夫で肘屈曲角の不足を代償できる …………… **59**
　2．骨格構造型も義手の軽量化のために考慮されてよい …………………………………… **60**
　3．筋電電動義手の最も良い適応は片側前腕切断者である ………………………………… **62**
　4．筋電電動義手の使用・非使用に影響する最重要因子は義手操作の習熟度である …… **62**
　5．上肢切断者の多くは筋電電動義手を希望している ……………………………………… **63**

⑧下肢切断
　1．すべての下肢切断患者に義足が適応になるわけではない ……………………………… **65**
　2．義足歩行にはより多くのエネルギーを必要とする ……………………………………… **65**
　3．長い断端がよいとは限らない ……………………………………………………………… **66**
　4．大腿義足は歩行スピードを変化させるのが難しい ……………………………………… **67**
　5．高機能なパーツ，最新式のパーツが最適とは限らない ………………………………… **67**

5　小児疾患
　1．子どものリハビリテーションを行うには，正常児の成長と発達を知らなければいけない …… **69**
　2．子どもは大人の縮小版ではない …………………………………………………………… **69**
　3．家族の協力は小児リハビリテーションに必要！ ………………………………………… **70**
　4．子どもの脳の可塑性と脆弱性 ……………………………………………………………… **70**
　5．後天性脳損傷にみられる高次脳機能障害は小学校に入るまで判定すべきでない …… **71**
　6．家族が障害を受け入れるにあたっては，時間と納得が必要である …………………… **72**
　7．子どもの脳外傷では常に虐待を除外すること …………………………………………… **73**
　8．小児期の療育で重要なのは脳性麻痺である．危険因子がある子どもは注意して観察 …… **73**
　9．早産未熟児で脳性麻痺になった子どもでは視覚認知面に注意する …………………… **74**
　10．二分脊椎では早い時期に機能予後の予測が可能である ………………………………… **74**

11. 知的障害の子どもの心の発達に配慮 ……………………………………………… 75
12. 「ことばが遅いけれど，お父さんもそうだった」，に紛らわされない …………… 75
13. 小学校に入った後の熱性けいれんには脳波検査を行う ………………………… 75
14. てんかんの発作で恐いのは転落や怪我である …………………………………… 76
15. 脳波異常がみつかってもすぐに抗てんかん薬の投与適用とは限らない ………… 76
16. 新生児医療の進歩と脳性麻痺の有病率 …………………………………………… 77
17. 水頭症の子どもは口が達者で，ふざけているようにみられることが多い ……… 77
18. 学校の勉強ができないことが学習障害ではない …………………………………… 78
19. 注意欠陥/多動性障害は親のしつけが悪いから生じるわけではない ……………… 78
20. 自閉症の症状は年齢によって少しずつ異なる …………………………………… 79

6 ポリオとポリオ後症候群

1. ポリオの後遺症の人が中年以降，急に筋力低下が起こったらポリオ後症候群を疑う ……… 80
2. 主症状は新たな筋力低下・易疲労性・痛み（筋肉や関節部）であるが，鑑別診断が大切で，
   感覚障害を伴うときは他疾患を疑う ……………………………………………… 81
3. ポリオ類似の疾患や中高年に多い疾病の鑑別診断が大切 ………………………… 81
4. 対応は先ず"がんばり気質"を直し，生活指導を行う …………………………… 82
5. 装具作製には一に機能評価，二に実用性，患者の訴えを聞く事が大前提 ……… 83
6. 移動用具を上手に利用することも疲労を避けるためには大切 …………………… 84

7 悪性腫瘍

1. 悪性腫瘍（がん）患者の半数以上は治る時代になった ………………………… 85
2. 米国ではがんのリハビリテーションへの取り組みは 1980 年代に始まった …… 86
3. 抗がん剤の感受性はがんの種類によって異なる ………………………………… 87
4. がん患者のための身体機能評価法がある ………………………………………… 88
5. がんのリハビリテーションは予防から緩和まであらゆる病期に必要 …………… 89
6. 乳がん術後の関節可動域訓練は慎重に行う ……………………………………… 90
7. 周術期呼吸リハビリテーションの目的は，術前の肺機能を向上させることではない …… 91
8. 骨転移患者は予測される予後に基づき適切に治療され，QOL 向上を図るべきである …… 93
9. がん患者の身体活動の低下・体力低下には全身持久力トレーニングが効果的である …… 94
10. 化学療法中や放射線治療中は骨髄抑制を生じる可能性があるので，訓練を行う際には，
    常に血液所見に注意を払う ………………………………………………………… 95
11. 末期がん患者のリハビリテーションの目的は，「その時期におけるできるかぎり最高の
    ADL を実現すること」である ……………………………………………………… 96

常識非常識項目リスト一覧

2章 障害別リハビリテーションの常識非常識

1 運動障害

1. 運動機能は正常でも運動障害は生じ得る …………………………………………………… *100*
2. 関節拘縮と関節可動域制限は同義ではない ………………………………………………… *100*
3. 関節可動域制限は立体的（3次元的）に捉える ……………………………………………… *101*
4. 麻痺には運動麻痺と感覚麻痺がある ………………………………………………………… *101*
5. 両麻痺と両片麻痺の違い ……………………………………………………………………… *102*
6. 端座位が保持できないことの意義 …………………………………………………………… *103*
7. 転倒傾向（易転倒性）は基本動作障害として捉える ……………………………………… *103*
8. 運動器不安定症の診断では運動機能低下をきたす疾患に脳血管疾患は含まれない …… *104*
9. 歩行障害には歩容異常と歩行能力低下がある ……………………………………………… *104*
10. 独歩困難は機能障害ではなく能力低下である ……………………………………………… *105*

2 内部障害

1. 内部障害リハビリテーションについて ……………………………………………………… *106*
2. 心臓リハビリテーションとその効果 ………………………………………………………… *106*
3. 心臓リハビリテーションのプログラムの実際 ……………………………………………… *107*
4. 呼吸リハビリテーションとその効果 ………………………………………………………… *108*
5. 呼吸リハビリテーションのプログラムの実際 ……………………………………………… *109*
6. 腎臓リハビリテーションについて …………………………………………………………… *110*
7. 肝臓リハビリテーションについて …………………………………………………………… *110*
8. 小腸リハビリテーションについて …………………………………………………………… *111*

3 排尿障害

1. 前立腺肥大症（BPH）の診断はいい加減!! ………………………………………………… *112*
2. 放置できない排尿障害の見分け方 …………………………………………………………… *112*
3. 脊髄圧迫による神経因性膀胱かどうかは，ウロダイナミクス検査の結果からは
   判断できない …………………………………………………………………………………… *113*
4. 夜間頻尿の治療は排尿障害単独の治療のみでは効果がでないことが多い ……………… *114*

4 摂食・嚥下障害

1. ゼラチンゼリーが，嚥下障害患者に一番適した食物とは限らない ……………………… *115*
2. 嚥下誘発テストは，スクリーニング検査としてあまり使用されない …………………… *115*
3. 嚥下障害は，薬物療法だけでは改善しない ………………………………………………… *116*
4. 摂食訓練には，間欠的経管栄養法が望ましい ……………………………………………… *117*
5. 食べていなくても誤嚥性肺炎になる ………………………………………………………… *117*
6. 軽度の嚥下障害患者では，息こらえ嚥下の指導が有効である …………………………… *118*
7. 頚部を回旋して経管栄養チューブを挿入すると，嚥下を阻害しにくい ………………… *119*
8. 嚥下造影検査の結果が全てではない ………………………………………………………… *119*
9. 嚥下造影検査は，食べられないことを証明する道具ではない …………………………… *120*
10. silent aspiration（不顕性誤嚥）の患者でも食べられるようになる ……………………… *120*

XV

5 高次脳機能障害

1. 「高次脳機能障害診断基準」は行政的診断基準である ……………………………… 122
2. 高次脳機能に厳密な正常値は存在しない ……………………………………………… 122
3. 高次脳機能障害は精神障害として認定される ………………………………………… 123
4. 古典的高次脳機能障害の占める割合はあまり高くない ……………………………… 123
5. 高次脳機能障害のリハビリテーションは順序立てて行う必要がある ……………… 124
6. 包括的リハビリテーションとは，全人的にもらさず対応することである ………… 124
7. 高次脳機能障害は2年5年と改善する ………………………………………………… 125
8. 神経心理学的検査の結果が，必ずしも高次脳機能障害の改善を反映するわけではない …… 125
9. 高次脳機能障害者に，無理に障害を受容させてはならない ………………………… 126
10. 高次脳機能リハビリテーションの基本は，「できない」ではなく「できる」を伸ばすことである …… 126

6 廃用症候群

1. 廃用症候群は多種多様な症候を含む総称である ……………………………………… 128
2. 廃用性筋萎縮は量的変化だけではなく質的変化も起こる …………………………… 130
3. 廃用性骨萎縮は早期から起こる ………………………………………………………… 130
4. 廃用性骨萎縮は長期化する ……………………………………………………………… 131
5. 廃用症候群は長期臥床や安静に伴うものだけではない ……………………………… 132
6. セラピストは医療スタッフへの情報提供と指導も重要な役割である ……………… 133
7. 嚥下障害と廃用症候群 …………………………………………………………………… 133
8. 膀胱留置カテーテル長期留置による排尿困難に対する膀胱訓練効果は乏しい …… 134

7 褥瘡

1. 褥瘡は阻血性障害が病態の中核である ………………………………………………… 136
2. 脊髄損傷者の褥瘡は，他の疾患と異なる側面を持つ ………………………………… 137
3. 筋力低下と関節拘縮の予防と活動性の維持が褥瘡予防につながる ………………… 138
4. 全ての褥瘡が，皮膚表面から深部へ損傷が進行するわけではない ………………… 139
5. 褥瘡予防・治療には，個々の症例に合った体圧コントロールが必要 ……………… 141
6. 皮膚の観察のみでは褥瘡評価はできない ……………………………………………… 141
7. 褥瘡の早期発見には定期的なエコー検査が必要 ……………………………………… 142
8. 褥瘡の局所治療はガイドラインに沿って行う：ドレッシング法は開放性ウエットドレッシング療法で …… 143
9. 褥瘡の外科的治療について ……………………………………………………………… 144
10. 障害者の「かかりつけ医」であるリハビリテーション医の褥瘡管理に果たす役割は大きい …… 144

常識非常識項目リスト一覧

3章 連携・教育における常識非常識

1 リハビリテーション医から
1. リハビリテーション科医の視点 …… *148*
2. 経口摂取の開始と嚥下障害 …… *148*
3. 脳卒中早期リハビリテーションと高齢者 …… *149*
4. リハビリテーション医療とチーム医療の形 …… *150*
5. リハビリテーション医学教育 …… *150*

2 理学療法士から
1. 末梢性顔面神経麻痺に対する低周波治療は理学療法上は禁忌である …… *152*
2. T字杖に十分な免荷機能はない〜クラッチとの違い …… *152*
3. 可動域−10°（マイナス10度）としてもROMを表現する …… *153*
4. 急性期では治療上安静が存在するため，イコール動作能力とは限らない …… *154*
5. 自主トレーニングにおける筋力強化は"代償運動強化"に注意が必要 …… *155*

3 作業療法士から
1. 連携に必要とされる基本的能力は「振り分け能力」である …… *156*
2. 連携の出発点は各職種間の「相互理解」である …… *156*
4. 連携とは業務の「分担・分業」ではない …… *157*
5. 利用者教育の目標達成は「行動変化」で判断する …… *157*
6. 学生の専門教育は「伸び」だけでは評価できない …… *158*

4 言語聴覚士から
1. 失語症では障害に応じた適切なコミュニケーション方法を選択する …… *159*
2. 摂食・嚥下訓練には柔軟な思考が求められる …… *159*
3. 評価と聴取調整が高齢者の補聴器装用を促進する …… *160*
4. 「発音の誤り」では背景となる障害を確実に評価することが重要である …… *161*
5. 小児の吃音についても早期からの指導訓練が必要 …… *161*

5 心理士から
1. リハビリテーション医療分野における心理士の役割 …… *163*
2. 心理社会的問題をもつ慢性疼痛患者へのチームアプローチ …… *164*
3. よりよいカウンセリングのあり方 …… *165*
4. ストレスへの対処（コーピング行動） …… *167*
5. 神経心理学的検査の目的と役割 …… *168*

6 職業訓練士から
1. 職業訓練，職業準備訓練などの用語の使い方は機関によって違いがあるので確認しよう …… *170*
2. 就労支援機関を知ろう …… *171*
3. 医療機関と職業リハビリテーション機関との上手な連携はお互いに役割を知ることから始まる …… *172*
4. 就職の可能性は医療機関の予後予測とは合致しない …… *172*
5. 高次脳機能障害がある人への医療機関の復職支援 …… *173*

7 看護師から

1. リハビリテーションにおけるチームアプローチは「連携」から一歩進んだ「協働」である…*175*
2. リハビリテーションに関わる専門職の教育は，各専門職の管理者の協働により実現する……*176*
3. 看護の質を保証してはじめて，看護方針は協働の指針と成り得る………………………*176*
4. 協働する相手の行動を促すには，相手の心に問いかけ，相手の意思決定を導く………*177*

常識非常識項目リスト一覧

4章 リハビリテーション関連領域の常識非常識

1 画像所見
1. 脳血流評価のための acetazolamide 負荷 SPECT は，むやみに行わないほうがよい ……… *180*
2. 単純 CT で異常がなくても，T2*画像で陳旧性脳内出血が見つかることがある ……………… *180*
3. 拡散テンソル画像は，大脳白質の神経線維損傷を鋭敏にとらえることができる ……………… *181*
4. MRA で脳主幹動脈病変が示唆されても，必ずしも脳血管撮影を行う必要はない …………… *181*
5. 失語症回復期症例における失語症における言語機能代償部位は一様ではない ………………… *182*

2 耳鼻咽喉科
1. いわゆるスピーチ気管カニューレの問題点 ……………………………………………………… *183*
2. 気管カニューレのもたらすもの …………………………………………………………………… *184*
3. 嚥下障害に対する機能訓練に関する疑問 ………………………………………………………… *185*
4. マニュアルの弊害 …………………………………………………………………………………… *186*
5. 目に見えない身体障害 ……………………………………………………………………………… *187*

3 歯科・口腔ケア
1. 経口摂取していない患者も口腔ケアは必要 ……………………………………………………… *188*
2. 口腔ケアは清拭だけでは不十分 …………………………………………………………………… *188*
3. 歯がそろっているのに，患者が十分に噛めない理由 …………………………………………… *189*
4. 義歯が嚥下に及ぼす影響 …………………………………………………………………………… *189*
5. 噛むべきか噛まざるべきかは症例しだい ………………………………………………………… *190*

4 眼科
1. 眼筋麻痺での望ましい手術時期 …………………………………………………………………… *191*
2. 兎眼には眼軟膏よりも，頻回点眼とテープ閉瞼を ……………………………………………… *191*
3. うっ血乳頭からの視力低下に注意を ……………………………………………………………… *192*
4. 同名上 1/4 盲でも側頭葉損傷とはかぎらない …………………………………………………… *192*
5. 同名半盲の黄斑分割は半側空間無視の合併を精査する ………………………………………… *193*
6. 眼が見えなくなった患者のためのロービジョンケア …………………………………………… *194*

5 泌尿器科
1. 間欠導尿のカテーテル保存液について …………………………………………………………… *195*
2. バルンカテーテル留置の条件と膀胱瘻の意義 …………………………………………………… *195*
3. 長期尿道留置例の管理法（膀胱洗浄の適応と意義）……………………………………………… *196*
4. 障害者における尿路感染症予防のコツ …………………………………………………………… *197*
5. 間欠バルンカテーテル留置法の実際 ……………………………………………………………… *198*
6. 留置バルンカテーテル抜去のタイミング ………………………………………………………… *199*
7. 排尿障害治療における薬物療法の役割 …………………………………………………………… *200*
8. 夜間多尿例の排尿管理 ……………………………………………………………………………… *201*
9. 排尿自立に向けてのステップ ……………………………………………………………………… *201*
10. 障害者の尿路管理に関する外来経過観察のポイント …………………………………………… *202*

6 歩行分析
1. kinetic data（運動学的データ）と kinematic data（動力学的データ）………………………… *204*

2．関節モーメントと義足の調整·· **204**
3．重心線と歩行について·· **205**
4．歩行分析における計測時の留意点·· **205**
5．歩行分析による治療効果判定はテーマをしぼって行う···························· **206**

7 胃瘻
1．胃瘻にまつわる誤った見解·· **207**
2．胃瘻は手術だから危険だという断定は適さない·································· **207**
3．食べられなくなったとき，生きたいひとを餓死させる権利は医療者にはない········ **208**
4．胃瘻造設後の消毒は不要でシャワー，入浴も可である···························· **209**
5．胃瘻を造っても食べ物の制限はない·· **210**
6．胃瘻は一度造っても元に戻せる·· **210**

8 薬物治療
1．痙縮に対する薬物治療の考え方·· **211**
2．運動麻痺の改善に効果がある薬剤については見解が一致していない················ **211**
3．運動麻痺の改善を妨げる薬剤·· **212**
4．ドラッグチャレンジテストについて·· **212**

9 病期に応じたリハビリテーション

①急性期リハビリテーション
1．重症患者に対するリハビリテーションの考え方·································· **214**
2．積極的なリハビリテーションの開始は座位開始にある···························· **214**
3．ベッドアップは座位訓練にならない·· **216**
4．病棟 ADL 早期自立を目指したベッドサイド訓練として重要な立ち上がり訓練 ······ **216**
5．重要な早期からの下肢装具療法·· **217**
6．心房細動を併存疾患としてもつ脳卒中患者の運動時のモニタリングと適した運動······ **218**

②回復期リハビリテーション
1．回復期リハビリテーション病棟におけるリハビリテーション専門医の役割············ **219**
2．回復期リハビリテーションにおける病棟訓練の重要性···························· **220**
3．利き手交換訓練導入時における説明の重要性···································· **220**
4．患者・家族が持つ「自宅退院への不安」を軽減するための方法···················· **221**

③維持期リハビリテーション
1．維持期とは発症後 6 カ月以内のことではない ··································· **223**
2．維持期リハビリテーションは，基本的には日常生活の中で自分で行うものである······ **223**
3．筋弛緩薬の過剰投与で歩行が不安定になったり，転倒したりすることがある········ **224**
4．適時歩容のチェック，装具の適合性のチェックが必要である······················ **224**
5．廃用症候群の診断にてリハビリテーションの処方が可能である···················· **225**

常識非常識項目リスト一覧

5章 地域支援の常識非常識

1 障害者手帳

①身体・知的障害者の手帳

1. 15条指定医が記載するのは診断書・意見書である ……………………………… **228**
2. リハビリテーション科の15条指定医は音声・言語・そしゃく機能障害の診断書・意見書を記載できる ……………………………… **228**
3. 脊髄損傷による完全麻痺の場合には受傷後すぐに診断書・意見書を記載できる ……… **229**
4. 脊髄損傷は二分脊椎と同程度のぼうこう又は直腸の機能障害であっても，脊髄損傷の場合には認定できない ……………………………… **229**
5. 一下肢機能の全廃（3級の3）は国の通知では家族が運転する自動車税の減免にあたらない ……………………………… **230**
6. 身体障害者手帳の等級と年金の等級は異なる ……………………………… **231**
7. 知的障害に精神薄弱の用語が平成11年4月1日から改められた ……………… **231**
8. 知的障害者の手帳（療育手帳）は法律ではなく通知により判定されている ……… **232**
9. 療育手帳の障害程度はA，Bに分かれている ……………………………… **232**
10. 療育手帳の再判定は原則2年である ……………………………… **233**

②精神障害者保健福祉手帳

1. 精神障害者保健福祉手帳の対象 ……………………………… **234**
2. 精神障害者保健福祉手帳の等級判定の基準 ……………………………… **234**
3. てんかんや高次脳機能障害者の精神障害者保健福祉手帳の診断書は精神科医以外の現主治医が書いてもよい ……………………………… **235**
4. 精神障害者保健福祉手帳の申請から受け取りの流れ ……………………………… **236**
5. 精神障害者保健福祉手帳を取得するメリットとデメリット ……………………… **237**

2 福祉機器・住宅改修

①装具・（電動）車椅子・福祉機器

1. 装具の目的と役割 ……………………………… **240**
2. 脳卒中の下肢装具は急性期から必要である ……………………………… **240**
3. アームスリングによる固定は最小限にしよう ……………………………… **241**
4. 下肢切断者における義足の適応と交付について ……………………………… **242**
5. 車椅子が必要かは総合的に判断する ……………………………… **242**
6. 車椅子の種類と適応 ……………………………… **243**
7. 車椅子の支給と社会福祉制度について ……………………………… **244**
8. 身体状況・目的に合った車椅子を考えよう ……………………………… **244**
9. 介護保険で利用できる福祉機器 ……………………………… **245**
10. 杖を適切に使おう ……………………………… **245**

②住宅改修

1. 壁をたたいても，結局何もわからない ……………………………… **247**
2. トイレの床をかさ上げしても，便器の高さは変わらない ……………………… **247**
3. 合い見積もりの落とし穴 ……………………………… **248**

4．スロープの考え方	249
5．手すりの位置の指示の仕方	250
6．フローリングは滑りやすい！	251
7．図面は読めなくてもいい	251
8．見積り金額の高い，安いだけにとらわれてはいけない	252
9．バリアフリーにしすぎる心配はない	253
10．プランは「ピンポイント」ではなく「生活の流れ全体」から考える	254
11．制度にこだわりすぎるのはよくない	254

3 在宅支援・地域リハビリテーション

1．パーキンソン病者は現状維持か悪化とは限らない … 256
2．認知症者が大腿骨頚部骨折したら早期に家庭へ．片麻痺者が大腿骨頚部骨折したら
   長期にフォローを … 256
3．90歳代で脳卒中になってもあきらめない … 257
4．水はむせるが，アルコールはむせないと言う両片麻痺者 … 258
5．地域における高次脳機能障害者への援助は年単位で実践する … 258
6．脳卒中になっても飛行機に乗れる … 259
7．片麻痺になってもスポーツをしよう … 259
8．入院中に「屋外歩行が一人でできる」と言われても退院直後にできない場合が多い … 260
9．通所リハビリテーションでは利用者の主体性を引き出す … 260
10．中途障害者の主体的姿勢を取り戻す … 261

第1章
疾患別リハビリテーションの常識非常識

第1章 疾患別リハビリテーションの常識非常識

1 脳損傷：①脳血管障害

1 リハビリテーションを施行する前に

解説 急性期のリハビリテーション（リハ）の重要性などは，各項目に任せるとして，リハを施行する前に患者の情報をしっかりと収集しなければならないことは予後予測の意味からいっても重要である．特に，病前の詳細な ADL の状態把握は，大切である．また，趣味や性格もリハに難渋したときにプログラムの変更に役立つことがしばしばあるので，注意が必要である．

2 運動麻痺の評価

解説 脳血管障害による運動麻痺は，脳内で上位ニューロンが障害され，病巣と反対側の上下肢に麻痺を生じるのが特徴である．一般的に中枢性麻痺の回復は，弛緩性完全麻痺→連合反応の出現→共同運動の出現→共同運動の完成→分離運動の出現→巧緻性の向上　という過程をたどるが，少量で手術適応のない脳出血のように，数日の脳浮腫ならびに血腫の軽減にともない弛緩性完全麻痺から共同運動を経ないで分離運動ができるレベルまで改善する場合もよくある．

脳血管障害による運動麻痺の評価で，日本でよく使われているのが Brunnstrom stage による評価である．連合反応，共同運動，分離運動に着目した簡便な評価方法である．さらに，運動麻痺の評価ばかりでなく総合的な身体機能評価が必要な場合，Fugl-Meyer Assessment, NIH Stroke Scale, Japan Stroke Scale（JSS），Stroke Impairment Assessment Set（SIAS）を用いる．

3 脳卒中患者の変化 ①

解説 脳卒中は死因の第3位，寝たきりの原因疾患の第1位である．脳卒中死亡率は減少しているが，後遺症者数は増加している．
脳卒中データーバンク（JSSRS 2004）によれば脳卒中の73.6％が脳梗塞である．久山町研究でも同様，急速な高齢化による非弁膜症性心房細動の増加から心原性脳塞栓症の増加率が大きくなっている．東京都の統計では85歳以上の5人に1人が認知症患者である．80歳から指数関数的に増加するのは，アルツハイマー病である．今後，アルツハイマー病がベースにある脳卒中患者が増えるのは確実に予想されることである．
脳血管障害のリハにおいて避けては通れないことである．他科と協力しながら，予防的なリハの分野においても早期診断により認知症の発症を遅らせることは，重要なことである．

4 脳卒中患者の変化 ②

解説 脳卒中の修正できない危険因子は，年齢（55歳以上で10歳ごとにリスクは2倍に），性別（男性は女性よりハイリスク），脳卒中の家族歴，がある．修正できる危険因子は，高血圧，糖尿病，高脂血症，心房細動などの心疾患，慢性腎臓病（CKD），肥満，頚動脈狭窄，喫煙，運動不足，過度の飲酒，である．特に，「末期腎不全や心血管疾患の大きな危険因子」であるCKDを併存疾患としている患者が，リハの現場で急速に増えてきた実感がある．

5 シームレスな脳卒中リハビリテーションの提供

解説 平成18年度医療制度改革関連法案によると,平成24年3月を目処に介護療養型医療施設は廃止され,その後は,38万床ある療養型病床のうち,15万床程度が医療型の療養病床になり,23万床が介護老人保健施設やケアハウス等居住系サービスへ転換すると見通しを立てている.平成20年4月から回復期病棟の基準がⅠ,Ⅱになり,多くの療養型病床がまた,回復期病床へ転換をはかった.

回復期病棟の基準がⅠとⅡでは100床クラスの回復期病棟で年間約4千万程の収益差が出てくる.回復期病棟基準Ⅰを維持するための一番高いハードルは在宅復帰率である.急性期,維持期,回復期と顔の見える連携作りがこれからさらに必要になってくる.

1 脳損傷：②脳外傷

1 脳外傷の予後予測に絶対はない

解説 脳外傷患者を前にした際に，「どこまで回復するか？」ということは関心の高いところで，家族にもよく聞かれる疑問の一つである．

脳外傷の予後予測において，①重症度，②画像，②神経心理学的検査などがよく用いられる．しかし，いずれの方法にも限界があることを理解しておく必要がある．

重症度は，以前より脳外傷の予後との関連が報告されてきた．急性期の Glasgow Coma Scale（GCS）で重症度区分し，その後の予後と関連づける方法がよく知られる．しかし，この方法は生命予後との関連が強く，脳外傷による高次脳機能障害などの反映は十分になされない側面をもつ．

画像においては，損傷部位と症状が必ずしも対応しないことがよく見られる．びまん性の損傷が反映されにくいためと説明されることが多い．画像上広範な領域の損傷を認めるが症状が軽度である症例や，画像上ほとんど異常がないのに症状は重度である症例が経験されることもよくある．脳萎縮の程度や前頭葉内側面など詳細部位の検討が継続されているが，まだ十分な結果は得られていない．

神経心理学的検査は，注意障害や記憶障害などの評価には有用であるが，社会的行動障害（易怒性や対人技能の低下などが含まれる）を十分に評価できる方法がまだ開発されていない．実際の社会生活では，社会的行動障害が影響する部分も大きく，神経心理学的検査結果では異常がないのに社会生活が営めないということも起こる．

したがって，重症度や画像，神経心理学的検査の結果などから予後の善し悪しを絶対的に判断することは現時点では不可能である．どんなに重度に見える患者でも絶対に回復しないとはいえないし，どんなに軽度に見える患者でも問題が出ないとはいえない．現時点では，「よくなる（よくならない）可能性は高いが絶対ではない」ということが正解のようである．

2 脳外傷は長期間回復が続く

解説 脳外傷者の回復はいつまで続くのであろうか.
運動機能障害に関しては,歩行能力において受傷後1年で歩行不能であった患者の25％が,その後歩行可能になったとする報告がある[1]．高次脳機能障害に関しては,自然経過では1〜2年で機能回復がプラトーに達するとする報告が多い（これを根拠に後遺症の固定は受傷後2年前後であろうとする意見がある）．さらに,適切なリハビリテーション（リハ）介入ができればさらに回復がされるとする報告がみられる．ここでいう回復とは,機能そのものの回復と社会復帰の可能性との意味がある．機能そのものの回復に関しては現在議論が続いている．一方,社会復帰に関しては,受傷後2年以上を経ても,きめの細かいリハ・職業訓練をすることによって就業率が改善するとする報告が多くみられる．

いずれにしても脳外傷者の回復は数年間継続するといえる（脳梗塞・脳内出血よりも長期間であるといえよう）．したがって,脳外傷者に対しては,長期のリハ介入とフォローアップが必要であると考えられる．

1) 岡本隆嗣,橋本圭司：脳外傷―若年〜中年者を中心に．臨床リハ 15：831-839, 2006.

3 脳外傷のリハビリテーションプログラムは脳内出血・脳梗塞後のリハビリテーションとは異なる

解説 リハのイメージを聞くと,脳内出血・脳梗塞後のリハを思い浮かべる人が多いかもしれない．"なるべく早期にリハを開始するほうがよい","症状の回復はある時期に頭打ちになる","訓練室でリハを行う","症状を分けて訓練する（例えば歩行訓練は理学療法で,日常生活動作訓練は作業療法でというように)"等の事項は,脳内出血・脳梗塞後の一般的なリハのイメージである．

脳外傷のリハでは,いささか事情は異なる．初期には,意識障害やその後に多く見られる興奮状態・攻撃性などから,いわゆ

る療法士が訓練室で行う訓練はできないことが多い．無理に訓練を行うと不適応行動はかえって増大し逆効果となる．この期間はいわゆる訓練は無理をせず，状態の安定に努めるほうがよい．症状の回復は，前項で記載しているとおり数年間は継続する（社会復帰支援まで含めるとさらに長期間となる）．したがって，病院入院時期だけでなく退院後の対応にも考慮が必要となる．脳外傷者の場合は，訓練室では良い刺激を得られないことも多く，慣れた自宅での環境などを利用することが効果を発揮する．症状はそれぞれ関連するので，一つの症状を改善するプログラムだけでは十分ではない．それぞれの症状に少しずつアプローチして全体を改善する包括的アプローチが有効となる．このように，脳外傷のリハプログラムは脳内出血・脳梗塞後のリハとは異なるので，その理解が必要である．

4 記憶障害のある脳外傷患者に安易にメモをとるように勧めるのは正しい対応ではない

解説 記憶障害のある脳外傷患者にメモを使用してもらうことは，よく行われるリハの対応の一つである．しかし，安易にメモをとるように勧めるだけの対応は正しいものではない．

脳外傷患者は，記憶障害だけを持つ患者は稀で，多くの場合，注意障害や遂行機能障害など他の認知の障害を（軽度であることはあっても）併せて有している．

メモをとるという行為は，いくつもの認知の機能を合わせて使うことによって，初めて成り立つ行為である．情報を正しく聞き取り，その中からポイントと思われる情報を選び出し，状況に遅れないように書き出す，そしてメモの中から適宜必要な内容を選び出す，という一連の行為ができないとメモは有効に機能しない．そのため，何の準備もなく白紙のメモを有効に使いこなせる患者はむしろ少ないのである．

脳外傷患者の場合，メモをとれるようになるために段階的に訓練をしていくことが望ましい．少なくとも患者のとっているメモを見て，問題点がないか，ある場合にはその問題が起こる原因が何かを分析し，必要に応じてその原因を代償するような対応がなされるべきである．場合によっては，説明時にメモをとるように指示するだけでなく，内容を文書にして渡すなどのきめの細かい対応も必要になることがある．

障害者職業センターから，脳外傷などの高次脳機能障害を持つ患者に，段階的にメモをとれるようになるための訓練ノート

"メモリーノート"が紹介されている※(図1).

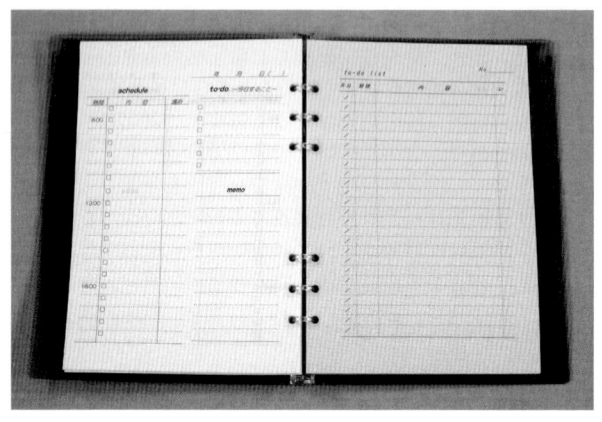

図1 メモリーノート
※(障害者職業総合センター研究部門 調査研究報告書 No.57 精神障害者等を中心とする職業リハビリテーション技法に関する総合的研究（最終報告書）が http://www.nivr.jeed.or.jp/research/report/houkoku/houkoku57.html よりダウンロードできる)

5 病識の回復は，受傷後すぐには難しい

解説 脳外傷患者の多くが持つ症状の一つとして，病識の欠如・低下がある（欧米では自己モニタリングの障害や自己の"気付き"の障害とも報告される）．この症状が強いと，患者は現実的な目標を目指すことができなくなり，就労支援などのリハプログラムを受けることを希望しなくなる．実際の社会生活をするうえで大きな困難をきたす症状の一つであるが，その対応は単純ではない．

病識に関しては，多層構造になっているとする報告が多い．正しい病識は正しい情報の処理や正しい記憶などの上に成り立つという[1]．したがって，重度の注意障害や重度の記憶障害がある状態では正しい病識の獲得は困難である．病識そのものも，知識として知るレベル，実際の場で気付くレベル，予測をして対応するレベルというように段階があるとする報告がある[2]．知識として知るレベルが最も初期段階に位置し，実際の場で気付くレベルを経て予測をして対応ができるようになるという．したがって，病識の低下した患者に，ただ単に本人の状態が間

違っていると指摘して病識を得ることを促しても，問題は解決しないことが多い．病識を獲得するために必要な機能の回復を図りながら，段階に分けて少しずつより正確な病識になるような過程をとることが望ましい対応であるといえる．

1) 立神粧子：ニューヨーク大学医療センター・ラスク研究所における脳損傷者通院プログラム「脳損傷者通院プログラム」における前頭葉障害の定義（前編）. 総合リハ 34：487-492, 2006.
2) Crosson B, et al：Awareness and compensation in post acute head injury rehabilitation. J Head Trauma Rehabil 4：46-54, 1989.

【関連項目】
第2章5.「5 高次脳機能障害のリハビリテーションは順序立てて行う必要がある」（124頁）

1 脳損傷：③蘇生後脳症

1 蘇生後脳症とは

解説 さまざまな原因で脳循環が低下し，これが遷延して神経症状をきたす場合，低酸素脳症（hypoxic encephalopathy）あるいは無酸素脳症（anoxic encephalopathy）と呼ばれる．また心肺蘇生後にしばしば認められることがあり，これらを特に蘇生後脳症（post-resuscitation encephalopathy）と呼ぶ．脳への酸素供給が低下する原因として，ショック，心筋梗塞，窒息，大量の貧血や出血，慢性貧血，一酸化炭素中毒，気道閉塞，肺炎，喘息発作，首吊り，溺水，などがある．厳密にはこれらの原因疾患や病態にて使い分けられるべきであるが，低酸素・無酸素・蘇生後の明確な区別が困難なこともあり，一般的に臨床の現場では統一されていない．リハビリテーション（リハ）の対象患者では，心肺停止症例の蘇生後脳症や一酸化炭素中毒，麻酔中の合併症（心停止や気道閉塞），痙攣重積発作などが多い．心拍再開後の蘇生後脳症では，早期の脳血流の過剰増加，その後の不再灌流現象，痙攣，高血糖，高浸透圧，高体温，アシドーシス，さらに虚血に陥った肝臓や腸管，白血球などから放出される細胞障害メディエーターなどが2次的障害因子として挙げられている．

2 リハビリテーション病院で把握可能な蘇生後脳症の予後予測因子

解説 一般に心肺停止で，低酸素状態が4〜6分続いた場合，生命的予後のみならず脳の機能的予後も悪いことは周知の事実である．神経症状の回復は一様でなく，障害の程度は軽症のものから植物状態や脳死のような重篤のものまである．重症度は，低酸素状態の程度・持続時間によって決定され，他の複合因子（心肺機能，頸動脈の閉塞性変化，Willis動脈輪の形態，年齢依存性の脳組織の可逆性など）と蘇生術によって脳損傷の程度が修飾される．予後予測因子についての検討は，これまでに，意識状

態や頭部画像検査などで行われているが，急性期の CT，脳波や脳血流検査ではなかなか特異的な所見はつかみにくく，これらの検査所見から早期に予後を推定するのは難しい．過去に筆者らが行った調査[1]によると，①急性期 JCS3 桁持続期間，②びまん性脳萎縮の有無，③入院時 MMSE の得点，が予後予測因子として有用であった．これらは特殊な検査を要さず，リハの現場で把握可能な情報である．急性期の JCS3 桁持続時間は 1 週間以内かどうかが参考になると思われるが，2 週間程度持続した場合でも復職に至った症例を経験する．またバルビツレート療法や低体温療法がしばしば行われ，これらが意識障害持続時間に影響を与えていることを考慮する必要がある．家族への情報提供に際しては，あくまでも可能性の提示にとどめるのがよい．

[1] 岡本隆嗣，橋本圭司，大橋正洋，宮野佐年：蘇生後脳症：機能予後と問題点．リハ医学　41：868-874, 2004.

3 蘇生後脳症の後遺障害の特徴

解説　蘇生後脳症では，低酸素状態に脆弱な大脳と小脳の皮質ニューロンから選択的層状に損傷される．特に大脳皮質（特に 3，4 層），視床，線条体，淡蒼球，小脳（プルキンエ細胞），海馬などが損傷されやすい．そのため，虚血時間により損傷の部位や範囲が異なり，脳卒中や脳外傷とは臨床像の相違がある．重度な症例では，複数の身体症状と高次脳機能障害を合併しており，問題行動が多い．身体障害では，運動失調，構音障害，筋緊張異常，パーキンソニズム，運動時ミオクローヌスなどが認められる．一方，高次脳機能障害では，海馬の選択的損傷により記憶障害が生じやすいことが有名であるが，びまん性損傷の場合は，知的障害，遂行機能障害，見当識障害，意欲・発動性の低下，欲求・感情コントロールの低下，などを認める．また意識障害が遷延し，昏睡，失外套症候群を呈していることがある．特に，離院・離棟の危険性やスタッフへの暴力行為がある場合，心筋梗塞後に定められた運動負荷量を守れるだけの判断能力が欠如している場合，自殺企図による受傷で再発の危険性があり損傷の原因を本人に伝えづらい場合などには，入院リハを行うのに非常に難渋する．このような場合には，家族に情報提供を行い，家族の協力を仰ぐ場合が多い．

4 蘇生後脳症の予後

解説 蘇生後脳症の機能・能力障害は，脳卒中や脳外傷と比べ，改善することが難しい印象がある．これは，心肺停止症例では，脳が酸素摂取率を高め，側副血行路で対応するなどの代償が効かないからといわれている．2004年に東京医科歯科大学によって実施された日本脳外傷友の会に対する脳外傷後遺症実態調査[1]によると，脳外傷および脳卒中の発症後5年間の推移は，2年，5年と，共に右肩上がりの改善を示していた．一方，蘇生後脳症患者の予後は，発症後6カ月を経過したあたりで1度頭打ちになり，脳外傷および脳卒中より悪いという結果であった．しかし，2年を過ぎてからさらなる改善を認めており，生活レベルにおいて，特に介護者である家族などが実感している高次脳機能障害の改善は長期経過後も現実に存在しているといえる．
一般的に高次脳機能障害者のCT・MRI所見や脳血流検査の所見，神経心理学的検査の成績などは，発症後2年までに固定することが多い．しかし，長期経過後の改善とは，必ずしも医学的，神経心理学的な改善ではなく，あくまでも生活レベルでの改善のことを指している．

[1] 東京医科歯科大学難治疾患研究所被害行動学研究部門：脳外傷後遺症実態調査報告書．2004．

5 蘇生後脳症における在宅復帰への工夫

解説 1989年に行われた1万例以上の全国調査の結果では，社会復帰をなし得たのはわずか1.1％であり，特に15分以上の心停止が続いて社会復帰をした症例は非常に少ない．しかし，重度障害であっても，工夫次第で在宅復帰・社会復帰が可能になる症例を数多く経験する．一定の知的能力やある程度の障害の認識がある場合は，神経心理学的検査を行い，どの能力が保たれていて，どこが苦手になっているのかを把握する．メモやスケジュール表などの代償訓練，また家庭環境整備として，鍵置き場・服薬カレンダーの設置，電気・火の管理チェック表の作成，注意を喚起するメモを部屋中に貼る，などを行い，さらに家族に症

状と対応法を伝え，在宅復帰を目指す．一方，重度障害の場合は離院・離棟の危険性，感情コントロール低下によるスタッフへの暴力，欲求コントロール低下により大声をあげる，など病棟生活に多くの問題を認めるケースが多い．検査は不可能である場合が多く，チームで対応し多角的に詳細な行動観察を行い，対応法を検討・実践する．在宅復帰に向けては，重度障害に対する介護指導，訓練への参加および指導，障害に対する情報提供，家族講座を通した対応法の指導・障害理解の促進などを図り，家族の介護負担を少なくするための社会資源の確保，施錠などの住環境整備を行う．帰宅欲求が強く暴言・暴力が見られる場合であっても，在宅に帰るとそれらの行動が激減する症例を経験する．入院中の環境により，その行動がなぜ引き起こされているかを家族へ伝え，在宅復帰に意欲を見せる家族の不安を軽減してあげられるとよい．

1 脳損傷：④脳腫瘍

1 急性期から脳腫瘍のリハビリテーションをしよう！

解説 入院リハビリテーション（リハ）の効果は，入退院時の Functional Independence Measure（FIM），Karnofsky Performance Scale や Disability Rating Scale を用いて証明されている[1]．

また脳腫瘍と脳血管障害および脳外傷との比較については，急性期リハ施設入院中患者の FIM および FIM 効率の検討から，脳腫瘍と脳血管障害患者および脳腫瘍と脳外傷患者の両群間ともに差がなかったことが報告されている[2]．

つまり脳腫瘍は，手術で全摘出できなければ進行性の疾患にもなり得るが，急性期からの適切なリハを行うことで，脳血管障害や脳外傷と同様に，その機能的帰結の向上が得られることが期待される．

1) Huang ME, Cifu DX, Keyser-Marcus L：Functional outcome after brain tumor and acute stroke：a comparative analysis. Arch Phys Med Rehabil 79：1386-1390, 1998.
2) 上久保毅，本田哲三，宮野佐年：原発性脳腫瘍入院患者の機能的帰結について．リハ医学 42：721-725, 2005.

2 脳腫瘍のリハビリテーション効果に影響する因子を考えよう！

解説 腫瘍容積が大きければ QOL が不良なことは容易に推測できるが，その容積について Salo らは 25 m*l* 以上としている[1]．また放射線療法による FIM の改善度の検討では，放射線療法施行群で高いとする報告がある一方，行わなかった群で高かったとする報告もあり，意見は分かれている．

原発性脳腫瘍と転移性脳腫瘍との比較はどうであろうか？ Mukand らのリハ施設における検討では両者に FIM 総点の改善に有意差はなかったとしている[2]．

脳腫瘍におけるリハのかかわりで大事なことは，特に悪性度の高い腫瘍では再発，浸潤，髄液播種などをしばしばきたし得ることから，神経所見や画像診断での経過観察が必須であること

である．また機能回復だけを目標にするのではなく，時には維持的や緩和的なリハの介入も視野に入れることである．

1) Salo J, Niemela A, Joukamaa M, et al：Effect of brain tumour laterality on patient's perceived quality of life. J Neurol Neurosurg Psychiatry 72：373-377, 2002.
2) Mukand JA, Blackinton DD, Crincoli MG, et al：Incidence of neurologic deficits and rehabilitation of patients with brain tumors. Am J Phys Med Rehabil 80：346-350, 2001.

3 髄膜腫だから安心！とはかぎらない

解説 腫瘍病理組織別によるリハ効果については，FIM の点数が良い条件は髄膜腫である[1]，FIM の運動項目点の向上は髄膜腫が星細胞腫に比べて高い[2]という報告がある．しかし一部の髄膜腫は悪性度が高く，摘出後にも再発を繰り返すこともある．また脳深部や頭蓋底部の髄膜腫では手術による全摘出はしばしば困難であり，腫瘍残存による患者の不安感は時にとても大きく，心理的サポートを必要とすることも少なくない．
またこんなエピソードもある．
「小さい髄膜腫がありますが，高齢ですし，脳梗塞直後なので，このまま手術しないでリハをお願いします．」……しかし，時には腫瘍内出血し，急激な神経症状を伴うこともあれば，稀ではあるが，髄膜腫かと思われていたが実は転移性脳腫瘍なんてこともあるのだ．

1) O'Dell MW, Barr K, Spanier D, et al：Functional outcome of inpatient rehabilitation in persons with brain tumors. Arch Phys Med Rehabil 79：1530-1534, 1998.
2) Marciniak CM, Sliwa JA, Heinemann AW, et al：Functional outcomes in persons with brain tumors after inpatient rehabilitation. Arch Phys Med Rehabil 82：457-463, 2001.

4 えっ？ 脳梗塞だと思っていたのに……は要注意！

解説 一部の神経膠腫は脳梗塞として発症することがある．安保らは，左片麻痺で発症した右中大脳動脈領域の脳梗塞の原因が悪性神経膠腫であった1例を報告している[1]．病理所見から急速に増大した腫瘍が脳血管に浸潤し，閉塞したようだ．また悪性リンパ腫には血管内発育する特殊なタイプ（血管内悪性リンパ腫）

があり，脳梗塞のような画像所見を呈する場合もある．

時にこのような症例は，急性期医療機関にて脳梗塞と診断され，早期にリハ施設に紹介される．初期の段階での鑑別診断は容易ではないが，脳梗塞と診断されていても，急激な神経症状の変化には要注意である．

初期の画像診断にて「なにか画像と神経所見が合わないな？」「なにか血管支配と一致しないな？」などの疑問がある場合には，このような腫瘍があることを忘れてはいけない．

1) 安保雅博，宮野佐年，荒川わかな，竹川　徹，殷祥洙，大熊るり，長谷川千恵子，植松海雲：脳腫瘍により脳梗塞を発症した一例．臨床リハ　4：379-381，2001．

5 術前から治療計画に参加しよう！

解説　Eloquent area（脳組織の機能的重要部位）の神経膠腫の手術アプローチは，画像診断によるグレードや浸潤範囲の予想，電気生理による機能診断，年齢や身体機能，神経症状に応じて綿密に検討されたうえで切除範囲が決定される．通常この時点ではリハ科への依頼は稀であろう．しかし，このような手術では，時として余儀なくなんらかの神経症状の出現をきたし得る．また手術での摘出度や病理診断に応じて放射線や化学療法を行うことになるであろう．生命予後と機能予後および社会的背景を考慮し，起こり得る後遺障害の予想と機能回復の予後予測も，術前検討の段階での重要な位置にあろう．片麻痺などの身体機能障害については局在が比較的容易に把握できるが，高次脳機能障害については腫瘍自体の影響のみならず，腫瘍が引き起こすてんかんの影響，手術・放射線・化学療法など治療法による影響，心理的ストレスの影響，およびこれらの組み合わせなどで起こり得る[1)2)]ことから，リハスタッフは術前から積極的に脳外科チームに加わり，総合的に治療計画を立てることができれば理想である．

1) Taphoorn MJB : Neurocognitive sequalae in the treatment of low grade gliomas. Semin Oncol　30：45-48, 2003.
2) Taphoorn MJB, Klein M : Cognitive deficits in adult patients with brain tumours. Lancet Neurol　3：159-168, 2004.

6 脳腫瘍のリハビリテーションではこんなリスクも見直そう！

解説 ①**薬剤投与**：化学療法時の骨髄抑制に伴う易感染性に注意することは当然であるが，脳浮腫の治療で使用されるステロイド製剤の長期投与による，易感染性，胃潰瘍，精神症状，糖尿病の誘発，ステロイドミオパチーや骨粗鬆症にも注意が必要である．また，脳腫瘍の治療開始後には抗てんかん薬を処方されることが多く，骨髄抑制や肝機能障害の他に眠気・めまい・ふらつきなどをしばしばきたすので，転倒のリスクに対する指導と配慮についても見直す必要がある．

②**水分バランス**：心不全や腎不全を患っている患者に対して飲水量のコントロールをすることは当然であるが，下垂体腫瘍をはじめとするトルコ鞍近傍の腫瘍でも注意を要することがある．これらの腫瘍は術後に尿崩症や SIADH をきたし得ることから，水分制限や抗利尿ホルモンの投与にて体内水分量のコントロールを行っていることが少なくない．安易な水分補給の勧めは禁忌ともなる．

③**V-P シャント**：くも膜下出血後に生じる正常圧水頭症や特発性水頭症の治療法に V-P シャントがあることはよく知られているが，脳腫瘍でも小脳腫瘍や松果体付近の腫瘍により，中脳水道や第四脳室に閉塞をきたした場合には治療法の一つとして V-P シャントを選択することがある．小児例では成長発育速度とチューブ位置の確認は不可欠であり，また運動療法や介護場面での過剰なストレッチ，デバイス部分の圧迫による破損や褥瘡には注意が必要である．

② 脊髄損傷

1 脊髄損傷のレベルの表現は複数ある

解説 脊髄損傷のレベルは現在も複数の表記が使用されていることが多いので，注意が必要である．最初に神経学的に異常を示す髄節を表記する"損傷レベル"，正常な機能を示す一番尾側の髄節を表記する"機能残存レベル"，骨折や脱臼した椎体で表記する"骨傷レベル"などがある．リハビリテーション（リハ）の領域では"機能残存レベル"が利用されている．これらの表記の混乱をさけるには，"機能残存レベル第5頚髄節"のようにきちんと明示するのが望ましい．

近年は，米国脊髄損傷学会（American Spinal Cord Injury Association；ASIA）が作成し，国際脊髄障害医学会（ISCoS）が承認した国際標準分類（Standard Neurological Classification of Spinal Cord Injury）が，世界的に多く利用されている．ここでの神経学的レベルは，正常な機能を持つ最も尾側の髄節と定義され，機能残存レベルが採用されている．現在のASIAの国際標準分類は2006年度版がWeb*に掲載されている．

＊：www.asia-spinalinjury.org/publications/2006_Classif_worksheet.pdf

2 脊髄損傷のADL評価にFIMが一番よいとはかぎらない

解説 以前は，ADLの評価として，簡易につけられるBarthel indexがよく使用されていたが，近年，より客観的に広く評価できる方法としてFIM（functional independence measure）が世界的に使用されるようになってきた．ASIAの国際標準分類においても，1992年度版では，能力障害の評価方法としてFIMを採用していた．しかしながら，FIMのコミュニケーションや社会的認知の項目は脊髄損傷者の評価には直接関連が少ないことが指摘され，FIMのスコアとASIAの運動機能スコアが必ずしも相関しないことが報告された．ASIAの国際標準分類の2000年度版からは，能力障害の評価を行うのに最適である根拠が薄いと

して，FIM が削除されている．しかしながら，実際には FIM を使うことも多く，FIM の評価項目のうち，運動項目のみを抜粋した Motor FIM で評価する場合もある．

最近，脊髄損傷者の機能評価尺度として，SCIM（Spinal Cord Independence Measure）が注目されている[1]．17 項目の運動項目を評価し，その項目の活動を行うために必要な介助量や調整で段階づけられている．今後の普及が期待される．

1) 間川博之, 黒川真希子, 出田良輔, 里宇明元：脊髄損傷患者のための新しい ADL 評価尺度－SCIM. 臨床リハ 15：952-957, 2006.

3 機能残存レベルは，左右異なることもある

解説 脊髄損傷の麻痺の状態を表現する形式として，"機能残存レベル C5 完全麻痺"という機能残存レベルを用いて表現する場合が多い．教科書等では，左右の機能残存レベルが同じ場合での機能残存レベルと ADL を記載した表が掲載され解説されていることが多い．しかしながら，左右の機能残存レベルが異なっているケースに遭遇することが多い．Mario らは，完全麻痺の 50％において運動レベル，感覚レベルで異なっていると報告している[1]．ASIA の国際標準分類の神経学的レベル（感覚および運動）の記入欄は左右別々の項目として存在している．

では，この機能残存レベルに左右差がある場合の最終的な ADL の到達点をどのように考えればよいか？　たとえば，機能残存レベルが右 C5 と左 C7 ならば，平均の C6 レベルの ADL は確保できるであろうか．残念ながらそれほど単純ではない．実際には，麻痺の重症な側に大きく影響されるようである．

1) Mario RJ, Rider-Foster D, Maissel G, et al：Superiority of motor level over single neurological level in categorizing tetraplegia. Paraplegia 33：510-513, 1995.

4 中心性脊髄損傷は必ずしも軽症ではないことがある

解説 中心性脊髄損傷（central cord syndrome；CCS）は，多くが頚髄損傷で見られ，下肢に比べ，上肢に重度な麻痺が出現する不全麻痺としてよく知られている．脊髄損傷の約 10％に見られ，神

経機能の回復は比較的良い予後をとると記述されていることが多い．

McKinley らは，clinical syndrome（CCS, Brown-Sequard, anterior cord, posterior cord, conus medullaris, cauda equina）の入退院時の motor-FIM と self-care FIM を比較検討している[1]．CCS は，退院時の FIM Score の伸びは著しいが，入退院時のどちらもこれら群のなかで一番低いことを報告している．CCS で FIM が低い理由としては，両手が障害されると日常生活動作が困難になりやすく，歩行器などの歩行補助具を使用することも難しくなることが挙げられる．臨床現場でも，上肢麻痺が重篤であると歩行ができても，ADL の向上が困難な症例を経験する．脊髄損傷では，全般に高齢者では回復が悪いことが知られているが，CCS が高齢者に多いことは FIM Score が低いことと関連があるともいえる．

1) McKinley W, Santos K, Meade M, et al：Incidence and outcomes of spinal cord injury clinical syndromes. J Spinal Cord Med 30：215-224, 2007.

5 痙縮は ADL を阻害する面と助ける面の両面を持ち合わせている

解説 痙縮のコントロールは，脊髄損傷のリハを進めていくうえで重要である．過度な痙縮は，痛みや拘縮を発生し，残存筋の動きや代償動作を阻害して，ADL を著しく低下させる．かなり強い痙縮では車いすから落ちる原因になることもある．外尿道括約筋の痙縮が強くなると排尿障害を生じ，体幹の痙性が強くなると呼吸運動を妨げ，呼吸困難の症状が出現することもある．しかしながら，痙縮は身体や ADL に有利に働く場合もある．痙性麻痺は，弛緩性麻痺に比べて，筋萎縮が少ない傾向にある．痙縮が褥創や深部静脈血栓症の予防に関連しているとする報告がある．下肢の伸展筋の痙縮は，移動動作の支えになり，ADL の助けになることもある．また，麻痺領域に痛みがある場合，痙縮が強くなることが多く，身体の異変に気がつくきっかけになることもある．

痙縮は時間的な変動があり，1 回限りの評価では，十分実像をとらえるのは困難である．抗痙縮薬の内服やフェノール神経ブロックを行う場合には総合的な判断が必要である．バクロフェンは，痙縮のコントロールに有効であるが，血液脳関門を通りにくいため，その投与量が多くなりすぎることが問題であった．近年，体内埋め込みの薬剤注入装置を用いて少量を持続的に髄

6 自律神経過反射の発作の場合の降圧剤の使用には注意が必要である

解説 自律神経過反射は，機能残存レベル T5―6 より高位の脊髄損傷において，侵害刺激（膀胱充満，褥創，創傷，便秘，手術侵襲等）が加わると，自律神経の過剰な反応により生じる．交感神経刺激により，血圧が急激に上昇し，代償的な副交感神経活動により顔面の紅潮，頭痛，発汗，鼻閉，徐脈の症状を示す．高位頸髄損傷であるほど，完全麻痺であるほど症状は重くなる傾向にある．

2002 年に発表されたガイドライン[1]に従うと，まず血圧を 2～5 分おきに確認，衣服をゆるめ，安楽坐位をとる．原因検索として，尿カテーテルの詰まりや尿の貯留量等を確認する．尿路が原因でなく，依然，血圧が高い場合（収縮期血圧 150 mmHg が判断ポイント）には，降圧剤（ニフェジピンや硝酸塩）の使用も検討をする．次にキシロカインゼリーを使用して便の貯留を確認し，以降，他の原因を順に検索していく．しかしながら，麻痺域の臨床症状は，感覚障害によりマスクされることが多い．腹部病変や骨折などが原因のこともあり，検査を含めた総合的な判断が必要になることもある．

原因になっている侵害刺激を取り除けば，血圧は低下し，症状は治まる．降圧剤をあまり多く使用しすぎると，今度は，逆に重度の低血圧になる．その場合は仰臥位にして，下肢を挙上する．それでも改善しない場合は，輸液や昇圧剤（adrenergic agonist）の使用を考慮することになる．

1) Consortium for Spinal Cord Medicina：Acute management autonomic dysreflexia：individuals with spinal cord injury presenting to health-care facilities. J Spinal Cord Med 25：S67-88, 2002.

7 早期からの肺理学療法が重要である

解説 本邦では，脊髄損傷の死因の第一位は肺炎であり，特に頚髄損傷が8割を占めている．呼吸筋に関連する筋（横隔膜，肋間筋，斜角筋・胸鎖乳突筋・僧帽筋などの補助呼吸筋，腹筋）の麻痺は，換気量の減少と咳嗽力の低下をもたらす．また，急性期には，交感神経が遮断され，気道分泌物が多くなる．

病態としては，無気肺，肺炎，胸水，膿胸等の形をとり，無気肺の部位に肺炎が起きやすい．予防・治療には，肺の拡張（間歇的陽圧呼吸，胸郭可動域訓練，エアロゾルによる気管支拡張など），気道分泌物の流動化（体位ドレナージなど），気道分泌物の喀出（徒手的介助排痰，Mechanical Insufflator-Exsufflatorの利用など）が行われ，早期からの肺理学療法の介入が，重要な役割を果たすこととなる．薬物療法としては，粘液溶解薬や去痰薬が投与される．また，適切な水分のコントロールも重要である．改善しにくい無気肺では，気管支鏡，気管挿管，気管切開の適応になる場合もある．

頚髄損傷では，慢性期であっても，気道感染症が重症化しやすく，早期の無気肺では，症状が顕在化しにくいことが多い．適切な排痰法の習得や日頃から残存呼吸筋の維持強化を図る必要がある．

8 機能残存レベルC6（完全麻痺）でもトランスファーはできない場合もある

解説 脊髄損傷（完全麻痺）の機能残存レベルと可能なADLの関係を示した表が，多くの教科書等に掲載されている．これらの表によると，一般に機能残存レベルC6の場合，車いすとベッドの移乗は可能である．しかしながら実際には，Zancolliの分類C6A～C6B1ではできないこともある[1]．また逆に機能残存レベルC5の場合でも年齢やバランスなどの条件が整うと，少数ではあるが移乗が可能な場合もある．機能残存レベルと自立可能なADLは，年齢や性別，合併症の存在に大きく左右される．レベル別のADL表はあくまでも標準的な目安であり，個々の症例での残存機能を十分考慮してゴールを設定し，訓練プログ

ラムを組む必要がある．近年，増加している不全麻痺は，症状が多彩であり，画一的に到達できる ADL を区分することは困難である．

1) Mizukami M, Kawai N, Iwasaki Y, et al：Relationship between functional levels and movement in tetraplegic patients：A retrospective study. Paraplegia 33：189-194, 1995.

9 上肢機能の活用には，過用や誤用にも注意を払う必要がある

解説 上肢機能の有効な活用は ADL の確保につながるため，機能残存レベルに合わせて，1) 残存機能の回復・確保，2) 代償動作の習得（装具，自助具を含めた），3) 環境調整，をうまく組み合わせて訓練を進めることになる．

食事や整容などの上肢動作のみが関わる動作は比較的負担が少ないが，プッシュアップやトランスファーなどの体重を支える動作や車いす駆動などの大きな力を必要とする動作は，残存筋に無理がかかることが多く，痛みを訴えることも少なくない．

肩ではインピンジメントや腱板断裂が，肘や手ではその過用が問題になることが多い．またトランスファーや車いす駆動では，手根管症候群や肘でのエントラップメントニューロパチーを生じることが指摘されている．

これらの二次的障害は，獲得した ADL を失う結果にもつながるため，適切な動作を無理なく行うことが重要である．特に高齢者の脊髄損傷の場合には，上肢を単に鍛えるだけでなく，保護をする視点をもつようにする必要がある．

10 不全麻痺の歩行再建にはつり下げ式トレッドミル訓練は有効な手段である

解説 完全対麻痺の歩行再建は，外側股継手を持つ骨盤帯長下肢装具（advanced reciprocating gait orthosis；ARGO など）や内側股継手を持つ長下肢装具（Walkabout®，Primewalk®）が開発されたことにより，通常の長下肢装具と松葉杖を併用した方法に比べ，格段に安定した歩行が得られるようになった．歩行効率の向上には，機能的電気刺激（functional electrical stimulation；FES）

を併用する Hybrid FES (hybrid assistive system；HAS) の応用が行われている．また，impairment 自体を対象とした歩行訓練として，つり下げ式（体重免荷式）トレッドミル (body weight support treadmill training；BWSTT) が注目されている．トレッドミル上で足を交互に他動的に振り出すと CPG (central pattern generator) を刺激し，歩行パターンと同様の筋電信号を引き出すことができ，神経の可塑性の観点からも有利と考えられている．特に不全損傷での歩行訓練で効果があることが報告され，そのエビデンスが蓄積されつつある．下肢の振り出しにロボット技術を用いた機械（Lokomat®）の導入も試みられている．

11 小児の脊髄損傷は成長に応じた継続的フォローアップが重要である

解説 小児の脊髄損傷は，骨傷の明らかでない場合 (spinal cord injury without radiologic abnormality；SCIWORA) が多いことでよく知られているが，成長に伴う特有の問題が発生しやすいことも特徴的である．骨関節では，麻痺による筋の不均衡や痙縮により，脊柱の変形（側弯，前弯，後弯）や股関節の脱臼，拘縮，膝や足部の変形をきたしやすい．いずれも発生すると対処が困難であるため，予防が重要となる．車いすやベッド上での姿勢，クッションの選択，補装具の着用を適切に行う必要がある．

排尿，排便のコントロールは，二次的合併症の予防や学校生活を円滑に進めていくうえで重要である．自己導尿が自立できる手指機能が身につくのは5～7歳ごろといわれている[1]．

また，学童期の肥満も大きな問題となっている．その原因として，運動量が少ないことや食事量を適切にコントロールすることが難しいことが挙げられる．この肥満が進むと移動能力を含め生活動作が制限され，将来的にメタボリックシンドロームの発生につながる危険性がある．

以上のように小児の脊髄損傷では，成長に伴い継続的なフォローアップが必要であるが，学業・スポーツ等との兼ね合いでなかなか定期的な受診が難しくなることも少なくない．

1) McLaughlin JF, Murray M, Van Zandt K, et al：Clean intermittent catheterization. Dev Med Child Neurol 38：446-454. 1996.

3. 神経筋疾患

1 神経筋疾患のリハビリテーションでは廃用症候群の予防が大切である

解説 神経筋疾患の多くは，厚生労働省の定める特定疾患，いわゆる神経難病であり，適切な予後予測と，症状に合わせて早期から，症状・障害の進行に合わせて障害の変化に応じたリハビリテーション（リハ）が必要となる．

本人・家族が診断，病状，進行して起こる機能障害，生命予後などの理解状況を把握したうえで，医師の側にも長期にかかわっていく姿勢が重要となってくる．リハ処方の中心をなすのは，廃用症候群による障害へのアプローチである．過用性筋力低下（Overwork weakness）は神経筋疾患のリハを考えるうえで大切なことで，ギランバレー症候群，筋萎縮性側索硬化症，多発性筋炎，筋ジストロフィー，多発性硬化症などで見られることを念頭に置いておけば，やはり大切なのは廃用症候群へのアプローチとなる．

さらに進行した場合は短期的に集中的なリハが適応となるわけであるが，介護保険の16疾患に入っている筋萎縮性側索硬化症（ALS），パーキンソン病（PD），脊髄小脳変性症（SCD），多系統萎縮症（MSA）に関しては介護保険による通所リハと，短期入院リハを含めた医療リハの適用関係に留意しながらも，積極的に急性増悪としてリハを行う必要がある．

2 パーキンソン病のすくみ足には視覚刺激や聴覚刺激が有効である

解説 パーキンソン病（PD）の運動症状は振戦，筋強剛，動作緩慢の三大主徴に進行すると姿勢反射障害が加わり四大主徴と呼ばれている．なかでもPDの中核症状は動作緩慢で，あらゆる動作の開始，遂行が遅くかつ乏しいのが特徴であり，主に緩徐さを表現する用語として寡動（bradykinesia）と運動量の減少として無動（akinesia）が用いられるが，両者を区別するのが難しいため無動と記載されることが多い．

無動の部分症状としてすくみ現象（freezing phenomenon）があるが，代表的なのはすくみ足であり，会話や上肢の変換運動に出現したときにはすくみ言語，すくみ手とも呼ばれる．すくみ足は，歩行の開始や歩行中にも足底が床に張り付いたようになって歩けなくなる状態であるが，視覚刺激（例：床にテープをはる）や聴覚刺激（例：1, 2, 1, 2の掛け声をかける）によってすくみ現象が回避されることもありリハビリテーションに応用されている．L字型杖をまたぐ目標とする方法やレーザーポインターを利用した視覚刺激を利用したり，小型のリズム発生器やメトロノームなど聴覚刺激を利用する方法もある．

2002年に日本神経学会から開発されたガイドラインにも，Wearing off現象のoff時に，パーキンソン症状の悪化に伴ってすくみ足がでることがしばしばあり，これは抗パーキンソン病薬の不足を示す症状であるから，wearing off現象の治療に準じた治療を行うが，視覚の目印はoff時のすくみにも有効であると記されている．

3 パーキンソン病は認知症を呈しうる

解説 パーキンソン病（PD）は当初，認知機能障害をきたさず，運動機能障害を呈する疾患と考えられてきたが，薬物療法の進歩もあり寿命が延びたことから，自律神経障害や認知症を含めた非運動性症候も呈することがよく知られてきている．PDの認知症は進行期に見られ，年齢的にもAlzheimer病（AD）の好発年齢でもありADとの合併も多いとされているが，PDの病理学的特徴であるLewy小体の関与がPDの認知機能障害では注目されてきている．

PDの病理診断では形態学的背景として黒質の神経細胞脱落の所見と，一部の家族性PDを除く脳幹部のLewy小体の存在は必須の所見である．一方で1996年に診断基準が出されたLewy小体型認知症（DLB）では認知機能障害が先行するか，パーキンソン症状発現1年以内に出現するとされており，Lewy小体が大脳皮質を中心に発現している．多数の剖検例を報告しているBraakらの仮説に従うと，Lewy小体を構成するα-シヌクレインがPDでは下部脳幹から蓄積が始まり上行して皮質に達し認知症状を呈し，DLBでは大脳皮質から脳幹部に下降してパーキンソン症状が後から出現していることになる．PD, DLBは一連の疾患とも考えられており，DLBも含めてPDに伴った皮

質下性認知症とも呼ばれる,精神機能の緩慢化と皮質機能の利用障害特徴を理解してかかわっていく必要がある.

4 オリーブ橋小脳萎縮症は特定疾患治療研究事業の対象疾患の書類上は脊髄小脳変性症ではなくなった

解説 脊髄小脳変性症(SCD)の分類では,孤発性群7割,遺伝性群3割にまず大別される.孤発性群のなかで,変性が小脳に限局する皮質性小脳萎縮症(CCA)と小脳のみならず大脳基底核系や自律神経系に及ぶ多系統萎縮症(MSA)に分けられ,その頻度は CCA が 1/3,MSA が 2/3 を占めている.

従来,小脳系による症状で発症し主な徴候となる病型はオリーブ橋小脳変性症(OPCA),大脳基底核系によるものは線条体黒質変性症(SND),自律神経系によるものは Shy-Drager 症候群(SDS)と別々に記載されていた.特定疾患としては SCD と SDS が指定されてきたところに,平成 15 年の特定疾患制度改定では SDS に OPCA と SND を加えて,新たに MSA として指定された.同様に介護保険においても以前は SCD と SDS の 2 つが特定疾病とされていたが,平成 18 年に 15 疾患から 16 疾患に増えた時に,SCD と MSA の 2 つに変更され OPCA が SCD から,SND がパーキンソン病から MSA に移動している.介護保険の意見書記載時に特に OPCA を SCD と記載しないようにしたい.

5 脊髄小脳変性症に対する靴型装具の作製について検討が試みられる

解説 脊髄小脳変性症は小脳性運動失調を主症状とする進行性の疾患である.小脳症状の治療としては TRH 誘導体の内服や,経頭蓋的磁気刺激を用いた試みなどがあるが,根治的な治療法ではないため長期的な継続リハが必要となる.軽症例では自立歩行が可能であるが,進行に伴い立位・歩行が不安定となり,転倒の危険性が高くなり,容易に廃用症候群をきっかけとして車いすに依存した生活にいたる危険もある.生活指導として在宅でできる自主訓練の指導は必要であり,生活の中でできるかぎり

安全に歩行を継続できるような補装具・自助具の検討や環境整備の検討も必要である．

小脳性運動失調では，下肢末端への重量負荷をすることで失調性歩行が改善するのは古くから報告されており，その応用として歩行器への重錘負荷，先端に重錘をつけた松葉杖，錘を入れた整形靴などが試みられ，重量可変靴型装具についての報告もある．

一方で厚労省研究班によって行われた中枢神経系疾患における靴型装具の開発では，重心投射域の拡大によって立位・歩行の安定化を図ることができたと報告されている[1]．

症例によって，病状の推移によって利用できる時期は限られるかもしれないが，脊髄小脳変性症のリハにおいては靴型装具に対する工夫も念頭に置く必要がある．

1) 厚生労働省精神・神経疾患研究委託費・中枢神経疾患のリハビリテーション機器の開発と応用に関する研究班：平成15年度研究報告．

6 Duchenne型筋ジストロフィーは伴性劣性遺伝疾患であり男性患者がほとんどである

解説 Duchenne型筋ジストロフィー（DMD）は小児発症の筋ジストロフィーのなかで最も多く，男児出生3,500人に1人とされている．伴性（X染色体）劣勢遺伝形式をとり男性の患者が大部分であり，女性でもTuner症候群の女性やX染色体の転座のある女性で発病の可能性があるが，保因者である母は症状がないことがほとんどである．母方の叔父が若い時期に亡くなっている場合も多い．一方でDMDの原因となるジストロフィン遺伝子はX染色体短腕（Xp21）にあり，1987年に発見されたが，79個のエクソンからなる巨大遺伝子であり，母が保因者ではない突然変異によるものが1/3といわれている．ジストロフィン遺伝子の異常によってジストロフィン蛋白が完全欠損したものがDMDであり，異常なジストロフィンが発現した場合にはBecker型筋ジストロフィー（BMD）となる．

肢体型筋ジストロフィーの中でジストロフィン関連蛋白であるサルコグリカンの異常であるLGMD2C〜2Fは常染色体劣性遺伝形式であるが，小児期発症でDMD/BMD型ときわめて類似する病像を示すため，孤発例では遺伝子診断によらなければわからない．これは極端な例ではあるが，筋ジストロフィーは進行性疾患であり，患者家族に対して十分なリハビリテーションとしての見通しを与えておく必要もあり，遺伝子診断も確かめて

おく必要もある．

7 Duchenne型筋ジストロフィーの脊柱へのアプローチは重要である

解説 1980年代までは Duchenne 型筋ジストロフィー（DMD）の死因の第一位は呼吸不全であり，平均死亡年齢は約20歳であった．1990年になり人工呼吸器療法の導入以降は，平均で10年寿命が延長している．死因の7割を占めていた呼吸不全や呼吸器感染症が4分の1程度に減り，かつては2割に満たなかった心不全が半分を占めるようになっている．

10年間の寿命の延長に伴い，摂食・嚥下・排痰に対するアプローチ，QOLを高める電動車いす・座位保持装置の導入などサポートしなくてはいけないことも多く，1960年代から70年代に装具をつけた起立歩行訓練がADLの改善と脊柱変形の予防に実績をあげたにもかかわらず，以前のようには行われなくなっている．

DMDの脊柱変形（側弯・後弯など）は，歩行不能となる10歳前後から進行することが多い．脊柱変形に対する手術に関しても，厚労省研究班から平成16年3月に出されたマニュアルの中で予防的に行われるべきものとされているが[1]，全ての地域で脊柱変形の矯正手術が問題なく行える状況にはない．重要なのは毎日の積み重ねであり，本人・家族・小学校の先生へ背筋を伸ばし，左右対称なまっすぐな姿勢を繰り返し指導する．そして歩行可能期間の延長，歩行不能となった後の在宅での毎日の起立訓練の重要性についても指導を継続することである．

1) 厚生労働省精神・神経疾患研究委託費・筋ジストロフィーの治療と医学的管理に関する臨床研究班：筋ジストロフィーにおける脊柱変形の治療・ケアマニュアル．2006．

8 多発性硬化症の訓練前の入浴は原則禁止である

解説 疲労，精神的ストレス，発熱などが増悪因子となり，気温上昇，温熱療法は，患者を著しく疲労させるので好ましくなく，訓練前の入浴は原則禁止である．筋骨格系の痛みや痙性に対する物

理療法としては，局所寒冷療法の適応となり症状によっては効果があるので，温熱療法を一般的に避けるのが通常である．また補助診断として温度上昇により，脱髄線維内の伝導をブロックする温浴テストがある．実際の症状としては「お風呂に入ると手足に力が入らなくなる」「運動するとふにゃふにゃになる」など，体温が上がると神経線維の伝導速度が遅くなり，一時的に症状が増悪したり，別の症状が出てくることがあり，「ウートフ（Uhthoff）徴候」または「温浴効果」と呼ばれ，体温が下がれば症状は回復する．

再発の引き金としてストレス，過労，風邪などが挙げられており，多発性硬化症のリハを行うときには廃用症候群に留意しながら，運動量・体温上昇・心理的ストレスの管理も重要となってくる．

9 筋萎縮性側索硬化症に支給される重度障害者用意思伝達装置は補装具に移行した

解説 筋萎縮性側索硬化症は基本的には一次運動ニューロン障害の症候として，痙縮，腱反射亢進，手指の巧緻運動障害，病的反射の出現がみられ，二次運動ニューロン障害の症候として，筋力低下，筋萎縮，筋弛緩，線維束性収縮が認められる．発語，嚥下に関与する筋を支配する運動ニューロンが障害されると，構音障害，嚥下障害をきたし，呼吸筋を支配する運動ニューロンが障害されると呼吸障害を起こす．非侵襲的補助呼吸（NIPPV）・気管切開・人工呼吸器装着後でも，体や目の動きが一部でも残存していれば，適切なスイッチを選ぶことにより重度障害者用意思伝達装置にてコミュニケーションが可能である．

この装置は平成18年10月より日常生活用具から補装具に移行されたが，補装具支給事務取扱指針では支給対象者について，日常生活用具で示されていた両上下肢全廃・言語喪失のような厳しい制限は示されず，重度の基準・困難なレベル等については身体障害者更生相談所における判定によることとなっている．平成20年3月に日本リハビリテーション工学協会から導入ガイドラインが発行され公正・適切な支給がなされるようになってきており，特に筋萎縮性側索硬化症は疾患の進行が早いことが多いため，リハ科医師は知っておきたいことである．

10 ギランバレー症候群の重症例へのリハビリテーションは長期にわたる

解説 ギランバレー症候群（GBS）は脱髄型 GBS と軸索障害型 GBS の2つに大別される．脱髄型は急性炎症性脱髄性多発ニューロパチー（AIDP）と呼ばれ，軸索障害型は，運動神経の軸索が障害される急性運動性軸索型ニューロパチー（AMAN）と，感覚神経の軸索も障害される急性運動・感覚軸索型ニューロパチー（AMSAN）の2つに区別されている．

軸索型 GBS では四肢筋の筋萎縮が発症初期から出現し，回復が遷延し，ADL 能力に重篤な障害をきたすことが多い．報告されている予後不良因子は，早期に適切な治療がなされない場合や年齢を除いては軸索型の症状であり，呼吸筋麻痺や進行が早い例である．

GBS のリハにおいては，急性期のうちから回復期での阻害因子となる手指の関節拘縮に対するアプローチが求められる．軸索型 GBS の場合にも2年程度の長期に筋力改善する場合があり，起立台，下肢装具を用いた立位訓練・歩行訓練を継続し拘縮を予防する必要がある．また筋力改善が停止した後も，ADL 向上は見られるため長期的視野に立ったアプローチが必要となり，医療リハの期間的な制約を考えて，身体障害者手帳の再認定を条件で記載することも大切である．

4 運動器疾患：①肩関節疾患

1 Codman 体操

解説 腰を前屈して健側上肢で体幹を支えて患側上肢を前後左右に振り子運動をする訓練は Codman 体操といわれている．肩関節の最も標準的な機能訓練である．Codman が歴史的名著といわれる「The Shoulder」(1934) の中に, stooping exercise, pendulum exercise として報告している（図 1）．原著は負荷を加えていないが，Calliet が Management of Pain (1968) の中で手にアイロン（図 2）を，Moseley が Shoulder Lesions (1969) で，金属性の disc（図 3）を持たせた振り子運動を紹介してから，アイロン，砂嚢を持たせて行う方法は肩峰下滑液包を開大し，肩峰下のインピンジメントを解消するので，愛用され今日に至っている．どちらが Codman 体操かという議論を生んだこともあるが，手術直後で筋力が回復していないときは無負荷で行い，筋力があるときは負荷を加えたほうが効果的であるので，どちらも Codman 体操と呼んでいいものと思われる．Codman 体操は前挙/後挙運動，内転/外転運動，円転運動は可能であるが，回旋運動はできない．

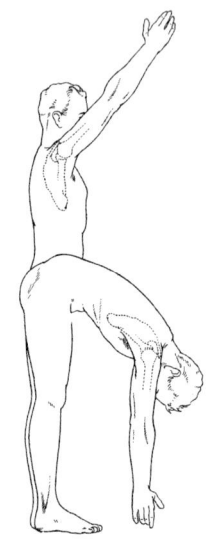

図 1 Codman の Original Stooping/Pendulum Exercise

4. ①肩関節疾患

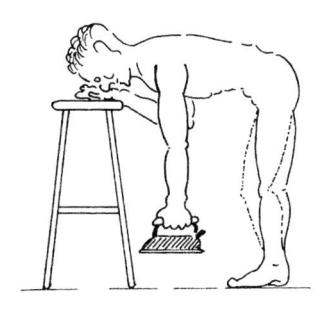

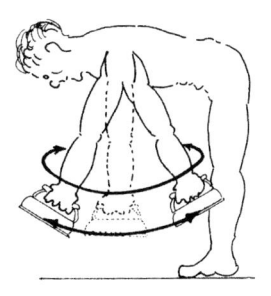

図 2 Calliet によるアイロンを持たせた Codman 体操

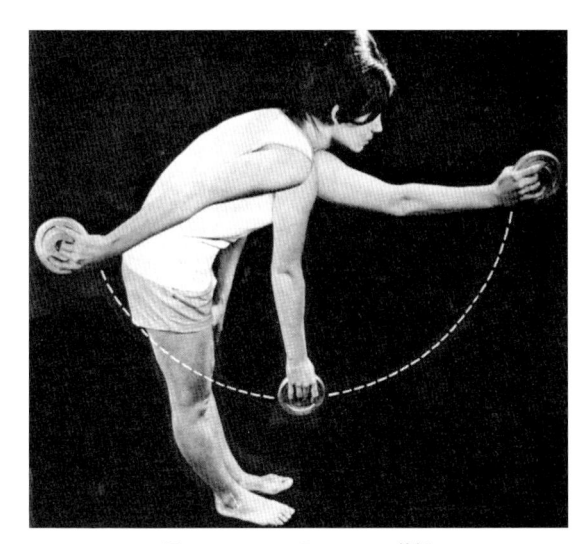

図 3 Moseley の Codman 体操

2 斜面台訓練

解説 肩関節疾患の手術後の訓練で介助運動，半介助運動と進み，自動運動を行うときに，立位，座位の自動運動がなかなかできないことがある．多くは仰臥位での挙上は可能であるので，筋力テスト3⁻までは回復しているのであるが，3にする行程によい方法がない．筆者の方法は30年前に国立病院療養所総合医学会で共同演者の松村が報告したものであるが，斜面台（図1）を使用するものである．斜面台の角度を10°にして前挙させる．まず可能である．15°にして前挙できないときは，棒運動で行う．棒を持てば，挙上可能である．棒をもつ巾を拡げていくと抵抗が増して挙上ができなくなる．その手前の巾で繰り返し挙上していると，棒なしで15°傾斜の前挙が可能となる．いまひとつは前挙可能な傾斜角度で少し負荷を加えていく方法である．こうして少しずつ角度を上げて同様の訓練を続けていけば，いつか60°傾斜角の前挙が可能となり，立位の挙上も可能となる．少しずつ負荷を加えていくところがこの方法に妙味があるが，筋力低下の著しい症例には限界があると思われる．

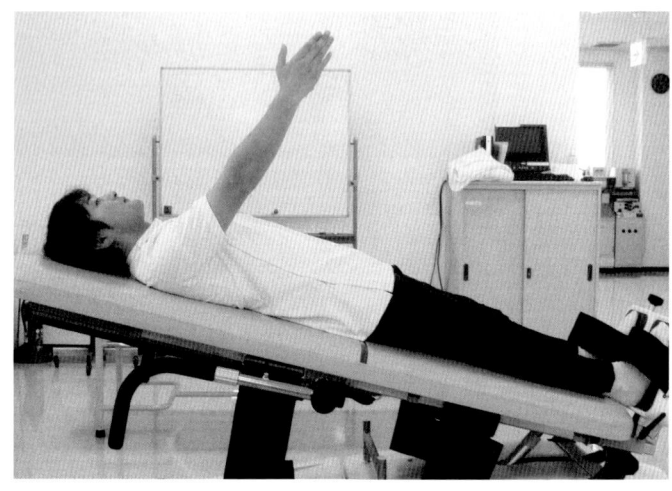

図1 斜面台挙上運動

3 人工骨頭術後の外旋位固定

解説 4-part 骨折に対する人工骨頭置換術の術後を骨癒合がおこるまで内旋位固定すると，当然のごとく，腱板疎部と CH 靱帯が内旋位に癒着して外旋と外転の回復が悪くなる．この解決法として，Neer は術後 6 日目から内外旋運動をすることを提唱し，それにより術後外旋の可動域が増した．ただ，6 日目までは，Velpeau 固定と sling 固定を行っており，多少内旋位に癒着することは避けられない．そこで，その間を外旋位に固定できないかと考えてみた．大小骨折骨片と骨幹部骨片を wire，エチボンド糸でしっかりと固定できた場合には，軽度外旋位に固定しても骨接合部にはほとんど負荷はかからないので，外旋位固定は可能であると思われる．ただ，外旋位固定装具は高価であるので，網シーネ，stockinette を使用した外旋位装具（**図 1**）を作る必要がある．まだ，実際に人工骨頭の術後で外旋位に固定したことはないが，今後外旋位に固定するつもりである．

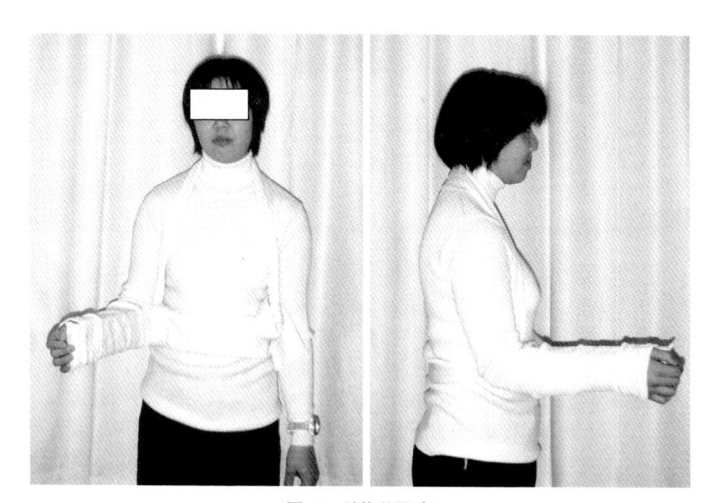

図 1 外旋位固定

4 良肢位とは

解説 歴史的な話になるが，骨関節結核が多かった時代には，病巣の安静を求めるときに，ギプスなどで関節を良肢位に固定していた．この場合，良肢位とは，その肢位で関節が癒合しても，ADLに不自由が少ない肢位をいい，肩関節の良肢位は外転70°，外旋50°，内分回し30°であった．その後，骨関節結核も減り，外傷の時代となると，Sahaのzero position（scapular plane155°挙上位）の概念が導入されて，上腕骨近位端骨折，腱板断裂の術後に，zero positionに固定することが信原により提唱された．信原によれば，上り坂より下り坂の方が楽であると．このように，良好な機能が期待できるという肢位が良肢位となった．最近では，肩関節脱臼の整復後の外旋位固定も機能的良肢位といえる．さらに，内視鏡手術の時代となり，三角筋，肩関節内，外の組織の損傷による癒着が少なくなり，早期のリハビリが可能となった．そうなると，術後Sling固定でも良好な結果が得られるようになり，患者にとって楽な肢位が良肢位となった．

5 腱板断裂の手術後の機能訓練はいつから始めるべきか

解説 腱板断裂の直視下手術を長らく行ってきた整形外科医から見ると，最近の鏡視下手術の後療法が早いのが気になっている．術後1週間以内で介助運動を始める医師もいるようであり，自動運動も3週以内で行う医師が多くなっているようである．確かに鏡視下腱板修復術では，三角筋を切離，縫合しない，縫合糸がエチボンド糸，fiberwire糸となり，糸の強度が増した，腱板縫合をdouble row fixationをする，などの直視下手術にない利点があることは認めざるをえない．三角筋にほとんど損傷を加えない術式は術後早期に介助運動をすることを可能としたが，腱板の縫合部は，縫合糸がいくら強度になったとしても，腱板の強度は骨とは違うものであるので，訓練中に縫合部に緊張が加わることは避けられない．腱板がfootprintに生着するには最低4週間かかることを考えると，介助運動は2週後，半自動運動4週間は必要であると考える．古い世代は早く動かすことで

腱板縫合部が離開することを恐れ，新しい世代は早く動かさないと肩の拘縮がおこることを恐れるという違いがある．いずれにしても，より早期にリハビリテーションが可能となる術式を開発する必要がある．

4 運動器疾患：②手指関節疾患

1 屈筋腱縫合術後におけるハンドセラピーの重要性

解説 指屈筋腱損傷は，部位によりⅠからⅦに zone 分類（Verdan）される．断裂した腱は原則として全て縫合し，同時に損傷した神経・動脈も修復する．腱縫合法は，Kessler 変法，津下法など多数報告されているが，現在では吉津法に代表される 6-strand-suture が主流である．屈筋腱手術後のリハビリテーション（リハ）は術後成績に大きく影響する．Kleinert 法に代表される早期運動療法は，屈筋腱の滑走が維持され良好な機能回復が期待できる．早期運動療法はハンドセラピストが大きな役割を担っており，各施設で作成したプロトコールを基本に行うが，損傷腱の状態，縫合法，縫合腱の緊張度，合併損傷，早期運動療法に対する患者の理解力などを考慮したうえで，術者とハンドセラピストの良好なコミュニケーションの中で総合的に判断しつつ行っていく．良好な術後成績を得るためには，高度な手術手技と熟練したハンドセラピストのチームワークが不可欠である．

2 最近の橈骨遠位端骨折の治療

解説 橈骨遠位端骨折は，日常診療で最も頻繁に遭遇する骨折の一つである．手をついて転倒した際に前腕骨長軸に沿う軸圧と手関節背屈力が介達外力として作用した結果骨折が生じる．骨折のタイプにより，Colles 骨折，Smith 骨折，掌側・背側 Barton 骨折などに分類され，治療上，関節内骨折に対し AO 分類，斉藤分類などが用いられる．前腕回内位，手関節掌屈・尺屈位である cotton-loder 肢位での徒手整復後のギプス固定が従来行われてきたが，この肢位は手の機能にとって不良肢位であり，関節拘縮や手根管症候群の発生を助長する危険性があり奨励すべきでない．これまでは徒手整復し保存的に治療することが主流であったが，最近の橈骨遠位端骨折の基本的な治療方針は，関節面の正確な整復と整復位保持を重視する立場であり，不安定型

骨折に対して手術的治療が積極的に行われる．手術は，経皮的鋼線刺入固定，創外固定器を用いた固定（bridge 型，non-bridge 型など），プレート固定などが症例により選択される．近年，掌側ロッキングプレートが開発され不安定型橈骨遠位端骨折の良好な治療成績が報告されている．骨欠損を伴う粉砕骨折では人工骨の移植が併用される．ロッキングプレート固定例では，術後早期からハンドセラピストがプロトコールに沿って訓練を開始する．最終機能評価は日本手の外科学会橈骨遠位端骨折治療成績判定基準によりなされる．

3 指粘液囊腫の治療方針

解説 指粘液囊腫（digital mucous cyst）は爪根部，DIP 関節背側の橈側または尺側に発生し，粘調な内容液を有する囊腫であり，50～60 歳代の女性に多く，Heberden 結節（DIP 関節の変形性関節症）に併発することが多い．本症に対し穿刺吸引，切開，凍結療法などが行われるが，再発率が高い．穿刺により感染を生じ，指骨骨髄炎を併発する例もある．腫瘍の増大に伴い腫瘤直上の皮膚が菲薄化し，腫瘤の内容が透見される．多くの症例では腫瘤の増大により疼痛を訴える．腫瘤が爪母を圧迫し爪甲変形を見ることもある．
根治的治療の原則は手術であり，囊腫の完全摘出と摘出後の皮膚欠損に応じて，皮弁などによる再建を行う．DIP 関節に茎をもつものは関節包を含めて囊腫を摘出し，骨棘は鋭匙鉗子で咬除する．皮弁は指背側皮膚の回転皮弁を用いることが多い．
木下行洋，他：手指 Mucous Cyst の症例の検討．日形会誌 10：750-759，1990．

4 手根管症候群の治療

解説 手根管症候群は，手根管内における圧迫により生じる正中神経麻痺で，最も頻度が高い絞扼性神経障害である．特発性手根管症候群は，約 70％が 50～60 代の女性で約 20％が両側性に発症する．症状は，正中神経領域の知覚異常，夜間痛，短母指外転筋筋力低下による母指対立運動の障害である．手根管入口部で

の Tinel 様徴候陽性，Phalen test・逆 Phalen test による疼痛・しびれの増強，圧迫テスト陽性など臨床症状・理学的所見により診断が可能であるが，補助診断として電気生理学的検査を用いることもある．手指のしびれ感の訴えに頚椎牽引など頚椎症の治療が漫然と行われている場合が少なくない．除外すべき疾患として手根管より近位での神経障害の合併，double crush syndrome などがある．3 カ月以上の保存的治療で症状の改善をみない例や筋萎縮を認める例は，手根管開放術や母指対立運動再建術までの外科的治療適応となる．

5 腱鞘炎のステロイド腱鞘内注射

解説 成人腱鞘炎は手の疼痛の原因として頻度の高い疾患である．保存療法として副腎皮質ステロイド剤の腱内内注入が有効であり，そのほか軟膏療法，高周波治療，超音波治療，マッサージなどが行われるが，それらの有効性には疑問がある．注入するステロイド剤はトリアムシノロン・アセトニド（TA）が広く用いられている．TA2〜5 mg と 1％リドカイン 0.5〜1 m*l* の混合液を，確実に腱鞘内に注入することにより治療成績を向上させることができる．注射は 2〜3 回にとどめるべきで再発例は腱鞘切開術の適応となる．糖尿病患者は腱鞘炎の合併頻度が高く，保存療法として TA 腱鞘内注入が一般の患者と同様に行われている．糖代謝異常はステロイド剤副作用の代表的なものの一つで，インスリン分泌の低下，インスリン抵抗性の増加，肝における糖新生を増大させ，筋・脂肪組織でのブドウ糖取り込みを抑制し，その結果，血糖が上昇する．眼科領域では，TA 局所投与後に術後血糖は上昇し，とくに空腹時より食後血糖が有意に上昇すると報告されている．インスリン療法を行っている症例に TA 腱鞘内注入を行う場合，血糖，とくに食後血糖が上昇する可能性があり，血糖コントロール不良例では十分な注意が必要である．血糖上昇の悪影響を考慮し手術的治療を第 1 選択とすべきであると考える．

内田 満，他：トリアムシノロン注入によるばね指の治療と遠隔成績．形成外科 35：39-44，1992．

岡本史樹：ステロイド注射後の血糖への影響．眼科プラクティス 7 糖尿病眼合併症の診療指針．pp126-127，文光堂，2006．

6 手の外科専門医とハンドセラピスト

解説 手の外科専門医は平成19年より施行された日本手の外科学会専門医制度である．手の外科専門医は整形外科または形成外科専門医の資格を有し，肩甲帯から指尖部までを対象とした手の外科を専門とする医師で，外傷，急性疾患から慢性疾患，さらにリハまで，手の外科領域のあらゆる疾患に対し専門的な知識と高度な手術技術を駆使して治療を担当する．手の外科領域のリハは作業療法士であるハンドセラピストが担当する．術前から術後まで症例の経過を評価しリハ計画を立てる．リハ医療は評価に始まり評価に終わるといわれている．測定・検査，評価から計画の見直しを繰り返しハンドセラピーが行われる．手の外科医とハンドセラピストは1つのチームとなり協力して治療にあたる．そこではお互いの信頼関係が不可欠である．

4 運動器疾患：③股関節疾患

1 歩行時の股関節に加わる力は体重のおよそ3倍である

解説 両足で立った時，両方の股関節には，上半身全体の重さがかかる．上半身の重量を体重の60%とすると，体重50 kgの人では片側の股関節に約15 kgの荷重がかかることになる．片脚立位では，上半身の体重と対側下肢の重量の合計約40 kgが股関節に加わることになるが，実際には，もっと多くの荷重がかかっている．

Pauwelsは，歩行時の立脚時には，骨盤を平行に保つために外転筋が緊張するため，体重の約3倍の合力が大腿骨頭に加わると述べている[1]．Bergmannらは，人工股関節にセンサーを取り付け，歩行時に骨頭へ加わる荷重を測定したところ，通常の歩行で体重の2.5～3倍の合力が骨頭に加わっていることを証明している[2]．しかし，健側に杖をつくことにより，片側起立時の合力は体重の4分の3程度に減少する．

1) Pauwels F：Biomechanics of the Locomotor Apparatus. Springer-Verlag, 1980, pp76-105.
2) Bergmann G, et al：Hip contact force and joint patterns from routine activities. J Bionech 34：859-871, 2001.

2 筋力増強訓練は変形性股関節症の病期によって効果が異なる

解説 変形性股関節症の保存的治療として，筋力増強訓練を勧めることが多い．わが国では運動療法に関する研究は少ないが，大橋らの症例研究の結果を以下に示す．股関節疾患270例に対して，運動療法（スクワット，踏み台昇降，片脚起立，腹筋運動）を指導し，110例が1年以上，継続可能であった．その110例のうち，約65%に効果が認められたが，進行期股関節症や末期股関節症では，効果があまりなかったと報告されている．股関節症に対する筋力増強訓練では，外転運動を指導することが多いが，外転筋（中殿筋）力が強くなると，股関節に対する合力が増加するため，股関節痛が増加する要因となる．したがって，

進行期以上の症例に対して,外転筋訓練を過度に行うことは控えたほうがよい.前股関節症,初期股関節症など程度の軽い症例では,筋力増強訓練により跛行が軽減すると考えられる.

大橋弘嗣,他:変形性股関節症に対する運動療法の中期成績.Hip Joint 29:663-669, 2003.

3 変形性股関節症の消失した軟骨は,再生することがある

解説 基本的に,変形性関節症によって失った軟骨(硝子軟骨)が,自然経過で再生することはない.しかし,関節裂隙が消失した末期変形性股関節症の症例でも,関節裂隙が拡大してくる場合がある.①大腿骨外反骨切り術を行った場合,②両側変形性股関節症で,一方に人工股関節置換術を行い,対側の負担(荷重)が軽減した場合,③体重が著しく減少し,股関節に対する負担(荷重)が軽減した場合などに,単純 X 線像上,関節裂隙が拡大する場合があり,疼痛は著しく減少する.そのような現象は,骨頭が大きく変形し扁平である場合がほとんどであり,さらに,骨棘形成が著しく骨増殖性変化の強い症例ほど,関節裂隙の拡大が期待できる.一方,骨頭が円形のまま関節裂隙が狭小化したような骨頭変形の少ない股関節の場合には,ほとんど生じない.しかし,あくまでも再生した軟骨は線維軟骨と呼ばれる本来の軟骨細胞を有さない軟骨であり,荷重が増加するなどの力学的環境の悪化で,容易に消失する.

4 大腿骨転子部骨折(外側骨折)術後は,早期荷重が勧められる

解説 歩行能力の低下を防止するために,大腿骨転子部骨折の骨接合術後,できるだけ早期にリハビリテーションを開始することは重要である.本症の骨接合術には,ラグスクリューを用いた sliding hip screw やガンマネイルが用いられることが多く,強固な固定が得られた場合には,早期荷重を行うことが多い.早期荷重を行った場合のラグスクリューのカットアウト(スクリューが骨頭外に突出する)の発生率は 3%程度と報告されている.整復不良・ラグスクリューの位置不良や刺入不足などは,固定

力の破綻を生じやすく，カットアウトの原因となる．カットアウトした場合は，通常，人工股関節置換術や人工骨頭置換術が行われ，患者の負担は増大する．したがって，骨接合術後，術者から術中の状況や固定性などの情報を十分に得て，早期荷重を開始したほうがよい．

5 大腿骨近位部骨折の手術は，早期に行われたほうが生命予後が良いとは限らない

解説 大腿骨近位部骨折（頚部/転子部骨折）の手術は，機能予後・生命予後を向上させるために，できるだけ早期に手術を行うことが多い．欧米では受傷後 48 時間以内が標準的であるが，わが国で欧米並に早期手術を行うのは，体制上，困難であることが多い．したがって，わが国の大腿骨頚部/転子部骨折診療ガイドラインでも，できるかぎり早期（少なくとも 1 週間以内）の手術を推奨している．しかし，早期手術（受傷後 48 時間以内）とそれ以後の手術を受けた患者の生命予後を比較すると，有意差がないという論文が多数報告されている．本骨折は，高齢者に多く，合併症のために，受傷後 1 週以上経って手術を行う場合も多い．しかし，わが国での本骨折後の生命予後は，決して欧米に劣っていないようである．

4 運動器疾患：④膝関節疾患

1 変形性膝関節症に運動療法は有効である

解説 変形性膝関節症（膝 OA）に対する保存的治療において，運動療法の有効性は多くの RCT で認められている[1)2)]．運動療法としては，筋力訓練，関節運動，ストレッチング，歩行，自転車エルゴメーターによる有酸素運動や水中運動などがあり，単独運動よりもいくつかの運動の組み合わせ効果が高いとされている．膝 OA 患者では，加齢に伴う筋量および筋力の低下に加えて関節痛や関節炎，関節水症による反射性抑制の影響や不活動により大腿四頭筋などの下肢筋機能はより一層低下する．大腿四頭筋訓練は多くの RCT で有効性が認められており[3)]，まず初めに行うべき運動療法と考えられる．等尺性筋収縮を用いた大腿四頭筋セッティングや下肢伸展挙上（straight leg raising；SLR）運動，等張性筋収縮を用いた膝関節自動伸展運動が一般的に行われている．大腿四頭筋訓練の目的は歩行時の膝関節の安定化や衝撃に対する緩衝機能を改善とされているが，臨床的には筋量や筋力が増大する前に疼痛，機能障害の改善を認めることが多く，大腿四頭筋収縮による膝関節内圧の変化が滑膜代謝，骨代謝，軟骨代謝，骨髄内血行動態，関節包の伸張性など関節構成体の代謝に好影響をもたらしたのではないかと報告されている[4)]．膝 OA の進行度との関連では運動療法は軽度から中程度までの OA でより症状の改善が見込まれるとされているが，単調な訓練では継続率が少ないとの報告[5)]もあり，温熱療法，装具療法，薬物療法や生活指導との併用が重要である．また，高齢者では高血圧，心疾患などの合併症を有することが多く，運動療法の適応・禁忌・注意事項を理解したうえで治療を進めなければならない．

大腿四頭筋セッティング―仰臥位または長坐位で大腿四頭筋を収縮させる運動で，たとえば膝窩部に置いたタオルを押しつけるようにして行う[6)]．

下肢伸展挙上（straight leg raising；SLR）運動―仰臥位で下肢を 10〜45°挙上し，3〜5 秒保持する運動を 10〜30 回繰り返して行う．腰痛予防のため反対側の股，膝関節を屈曲させて行うとよい[6)]．

1) 千田益生：変形性膝関節症に対する保存的治療―運動療法に関する EBM．MB

2) 田中正栄：第4章　変形性膝関節症の保存療法の実際　D 理学療法　4. 運動療法. 古賀良生・編：変形性膝関節症　病態と保存療法. pp153-158, 南江堂, 2008.
3) 黒澤　尚：変形性膝関節症の治療としてのリハビリテーション―運動療法ホームエクセサイズの効果. Jpn J Rehabil Med 42：124-130, 2005.
4) 池田　浩, 他：変形性膝関節症に対する保存的治療―運動療法の実際. MB Orthop 20：106-113, 2007.
5) 戸田佳孝：運動療法―継続してもらうための工夫を中心に. NEW MOOK 整形外科 No.17　整形外科プライマリケア. pp226-232, 金原出版, 2005.
6) 米倉暁彦, 他：変形性膝関節症のリハビリテーション. 関節外科　25：654-658, 2006.

2　閉鎖性運動連鎖について

解説　閉鎖性運動連鎖（closed kinetic chain；CKC）とは，四肢遠位端が床や対物と接して，その動きが抵抗により抑止されている状態をいう．CKC 訓練は，大腿四頭筋とハムストリングの共同収縮によって膝関節が安定し保護されるということで，前十字靱帯再建術後のリハビリテーション（リハ）として広く行われるようになった[1]．その他の利点として関節固有受容器への刺激や複合関節運動の学習などがいわれている．日常的な運動である歩行，走行，ジャンプ，階段昇降，椅子からの立ち上がりなどの活動はすべて CKC 運動で，CKC 訓練では日常生活動作に即した運動療法が可能となる．実際の訓練手段としては，レッグプレス，壁もたれスクワット，水中歩行，固定自転車こぎ，トレッドミル，ボート漕ぎ，重量挙げ，不安定板訓練，起立位での外乱付加などが挙げられる[2]．前十字靱帯再建術後には，膝周辺の腫脹が引き始めた時期（術後3～6週）から CKC 訓練を取り入れ，膝筋力強化の時期（術後7週～4カ月）から本格的に行う[3]．変形性膝関節症では，関節構成体への負荷軽減を目的とした神経運動器協調能を改善する運動として CKC 訓練は有用である．河村は CKC によるホームエクササイズとして入浴時に浴槽の壁を利用してレッグプレスを行う入浴エクササイズを紹介している[4]．方法は両足底を浴槽の前方の壁にあてて，足部からの反力が膝関節と股関節に均等にモーメントを生じるようにして，等尺性にリズミカルに蹴りの動作を30回程度繰り返すというもので，とくに片側の内側型膝 OA の場合には浴槽の対角線を利用してかどの部分を蹴る動作が適していると述べている．

1) Baratta R, et al：Muscular coactivation：The role of the antagonist musculature in maintaining knee stability. Am J Sports Med 16：113-122, 1988.
2) 河村顕治：Closed Kinetic Chain Exercise の理論と臨床応用．リハビリテーション科診療 7：23-25，2008．
3) 福林 徹：膝関節外傷後のアスレティックリハビリテーション．整形外科 56：1035-1041，2005．
4) 河村顕治：Closed Kinetic Chain Exercise の臨床応用 変形性膝関節症における入浴エクササイズ．臨床リハ・7：544-547, 1998.

3 装具療法は変形性膝関節症に有効である

解説 膝 OA に用いられる装具としては，足底挿板，膝軟性装具や膝硬性装具がある[1]．膝 OA 患者では健常者に比べて関節位置覚が低下しているため，足底部固有受容器からの情報は姿勢調整機能の安定化には非常に重要である．足底挿板は一般的には足底板と呼ばれ，外側を楔状に高くした外側楔状型が一般的に用いられている．その他にもアーチサポート型や外側楔状板とアーチサポートを組み合わせたもの，外側楔状板に距骨下関節を固定するためのバンドを組み合わせた足関節固定型[2] などがある．外側楔状板の高さには装着時の使いやすさや生体力学的な作用機序の点から 7〜10 mm が一般的である．外側楔状型足底板の効果としては，立脚期初期の thrust 運動が低減すること[3] や足底板装着時には立脚期の膝内反モーメントのピーク値が減少することが証明されている．中嶋らは立脚期の膝内反モーメントのピーク値の減少について，その効果は楔状板にアーチサポートを組み合わせたものでより大きいと報告している[4]．足関節固定型の足底板では，FTA の改善と内反モーメントの減少が報告され，従来の足底板では認められなかった下肢アライメントの矯正が認められた．足底板の適応としては，軽度〜中等度の膝 OA とされている[5]．作成にあたっては，脚長差や履く靴などにも配慮しなければならない．また，突然に高い外側楔状板を装着すると，バランスをくずしたり，痛みを訴えたりする場合があるので徐々に矯正する必要がある．

軟性膝装具は一般的には膝サポーターと呼ばれるもので，簡単な支柱やストラップが追加されているものもある．膝軟性装具の力学的な作用機序は明らかではないが，固有感覚・位置覚を改善することにより効果を発揮するとの報告もある[5]．

膝硬性装具は機能的膝装具ともいわれ，効果として膝関節の安定性の向上，内反（または外反）アライメントの矯正，病的関

節面への荷重軽減があげられる．適応としては，足底板とは異なり軽度〜中等度の膝 OA のみならず重症の症例に対してもある程度の効果が期待できる[5]．

1) 戸田佳孝，他：変形性膝関節症に対する装具療法—2001 年以降（21 世紀）の国際雑誌掲載論文からの考察．MB Orthop 20：128-134，2007．
2) 戸田佳孝，他：高齢女性の変形性膝関節症患者に対する足関節固定付き足底板の臨床効果．臨整外 39：1397-1402，2004．
3) 大森　豪，他：変形性膝関節症の装具療法と足底板．臨床リハ 8：399-404，1999．
4) 中嶋耕平，他：変形性膝関節症に対する足底板療法．リウマチ科 30：114-119，2003．
5) 大森　豪：第 4 章　変形性膝関節症の保存療法の実際　C 装具療法．古賀良生・編：変形性膝関節症　病態と保存療法．pp135-146，南江堂，2008．

4　変形性膝関節症に対してサプリメントが有効であるかは結論が出ていない

解説　グルコサミンおよびコンドロイチン製剤は欧州を中心に約 30 年前より広く膝 OA 患者に使用されている．グルコサミンとコンドロイチンは軟骨基質を構成するアミノ糖で，基礎実験ではグルコサミンおよびコンドロイチン硫酸の軟骨変性抑制効果が報告されている．グルコサミンでは種々の好中球機能を抑制することにより炎症に伴う組織障害を防ぎ抗炎症作用を発揮すると考えられている．これらは欧州では処方箋薬として用いられているのに対し，米国や本邦では健康補助食品として用いられている．現在，本邦で販売されているグルコサミンは甲殻類，鮫のキチンより抽出され，そのほとんどがコンドロイチン硫酸との合剤となっている．さまざまな企業から供給されているが，製品による品質，組成に違いがあり摂取に際しては注意が必要である[1]．

グルコサミンとコンドロイチンについて米国の NH を中心とした前向き研究では中等度異常の痛みに対して症状を改善する効果があると報告されたが，欧米において行われた 2 つの大規模臨床試験（GUIDE 試験[2]，GAIT 試験[3]）ではその有効性についての結論はでなかった[4]．軟骨保護作用についても不明な点もあり，これまでの報告も含め慎重に解釈しなければならない．

OA に対する薬物療法としては，従来から非ステロイド性抗炎症剤（nonsteroidal anti-inflammatory drugs；以下，NSAIDs）が用いられている．近年，消化性潰瘍の発症を有意に減少させるとして COX-2 選択性 NSAIDs が注目されているが，鎮痛効果が不十分，心血管系への影響などの副作用が報告され，動向が

注目される．

その他の薬剤として，漢方薬がある[5]．東洋医学では，人体を1つの機能体として統合するために体中に張り巡らされたネットワーク（経路）の流れが外邪（風，寒，湿などが代表）や内因（加齢，全身衰弱，血液中循環障害などが代表）によって阻害されることによって痛みが発生する．外邪の防御と内面の充実により経路の流れを改善すれば疼痛が軽減する．膝 OA では，外邪の防御として防已黄耆湯が有名で，疲れやすく，雨・高湿度により悪化する遊走性の痛み（風湿痺）が良い適応である．その他にも，症状に応じて越婢加朮湯（風湿熱痺），桂枝加朮附湯・薏苡仁湯（寒湿痺）などが用いられる．内因の改善には，加齢による新陳代謝の低下を改善する補腎剤として八味地黄丸，牛車腎気丸，食欲を増進し元気をつける補気財として補中益気湯，六君子湯，末梢循環を改善する駆瘀血剤として桂枝茯苓丸，疎経活血湯や補血剤として大防風湯，四物湯が用いられる．

膝窩の痛みやこわばり感には芍薬甘草湯がよいが，血清カリウム値の低下に注意が必要である．漢方薬とグリチルリチン製剤，利尿剤，交感神経刺激剤との併用には注意を要する．副作用として，重篤なものではごく稀に間質性肺炎がある．

1) 速水正：サプリメント．古賀良生・編：変形性膝関節症　病態と保存療法．p129, 南江堂, 2008.
2) Herrero-Beaumont H, et al：Effects of Glucosamine Sulfate on 6-month control of knee osteoarthritis symptoms vs placebo and acetaminophen：Results from the Glucosamine Unum in Die Efficacy (GUIDE). Arthritis Rheum 52：S460, 2005.
3) Clegg DO, et al：Glucosamine, Chondroitin sulfate, and the two in combination for painful knee osteoarthritis. N Engl J Med. 354：795-808, 2006.
4) 角野隆信ほか：変形性膝関節症に対する保存的治療—グルコサミン療法．MB Orthop 20：120-127, 2007.
5) 松村崇史：膝関節疾患への漢方医学の応用．MB Orthop 20：149-153, 2007.

5　膝関節疾患に対するリハビリテーションの効果判定は筋力と関節可動域の測定だけでは不十分である

解説　膝関節周囲筋力と膝関節可動域の測定は，最も一般的な機能評価であるが決して十分な膝関節機能の評価とはいえない．リハの効果を判定するためには，膝関節機能だけでなく運動能力や日常生活の内容なども評価しなければならない．簡便な運動能力の評価としては，10 m 歩行速度，片脚立位時間（静的バランス能力評価），timed up and go（TUG）テストや functional reach テスト（動的バランス能力評価），6 分間歩行テスト（全身持久

力評価)などがあげられる[1].

生活の内容を評価する方法としては Functional Independence Measure (FIM)[2] や Barthel Index (BI)[3] があげられるが,これらの方法で膝関節疾患患者の日常生活を評価することは難しい.我々は,生活の広がりを評価する Life Space Assessment (LSA)[4] を膝関節疾患患者の日常生活を評価する指標として用いている.LSA は生活の広がりを評価する方法で,1 カ月の間に自宅から出かけた距離,頻度やその自立の程度などを調査する.具体的には,生活空間レベルを 5 領域に分類して 120 点満点で評価して,得点が高いほど生活空間が広いことを示している[5].

その他には,我々は転倒予防などに用いられている Fall Efficacy Scale (FES) を膝関節疾患患者に対して施行している.Self efficacy は自己効力感と訳され,ある状況において必要な行動を効果的に遂行できるという確信を意味している.Tinetti らは,転倒に対する自己効力感の測定方法として Fall Efficacy Scale (FES) を開発した[6].FES は,10 項目の動作遂行について自信の程度に応じて 10 段階に評価する方法であるが,芳賀らは,各動作遂行項目について自信の程度に応じて 4 段階に評価する方法に改変して日本語版として発表した[7].日本語版 FES では合計点は 10〜40 点で,点数が低いほど日常生活の遂行に対する自己効力感が低いことを示している.我々は,この自己効力感がリハ効果にも影響していると考えている.

疾患別評価として代表的なものは,膝 OA について疼痛や身体機能を総合的に評価した日本整形外科学会変形性膝関節症治療成績判定基準 (JOA score),Western Ontario and McMaster Universities Osteoarthritis Index (WOMAC),Japan Knee Osteoarthritis Measure (JKOM) などがある[8].

1) 岩谷 力:Ⅵ活動と参加 A. 運動・移動. 岩谷 力,他・編:障害と活動の測定・評価ハンドブック. pp97-113, 2005, 南江堂.
2) Granger CV, et al:Guide for the use of the uniform data set for medical rehabilitation. Uniform Data System for Medical Rehabilitation Project Office. Buffalo General Hospital, New York, 1986.
3) Mahoney FI, et al:Functional evaluation:The Barthel Index. Md State Med J 14:61-65, 1965.
4) Baker PS, et al:Measuring life-space mobility in community-dwelling older adults. J Am Geriatr Soc 51:1610-1614, 2003.
5) 日下隆一,他:介護予防における総合的評価の研究―運動機能,活動能力,生活空間の相互関係から. 理学療法学 35:1-7, 2008.
6) Tinetti ME, et al:Falls efficacy as a measure of fear of falling. J Gerontol, 45:239-243, 1990.
7) 芳賀 博:北海道における転倒に対する意識・態度の尺度化. 平成 7〜8 年度科学研究費補助金基盤研究 A [1] 研究成果報告書地域の高齢者における転倒・骨折に関する総合的研究. 51-70, 1997.
8) 大森 豪:第 5 章 変形性膝関節症の各種評価. 古賀良生・編:変形性膝関節症病態と保存療法. pp178-183, 南江堂, 2008.

4 運動器疾患：⑤足関節疾患

1 足関節外側靱帯損傷のリハビリテーション

解説 急性期においては RICE（Rest, Icing, Compression, Elevation）の徹底と，損傷靱帯へのストレス予防，機械的安定性の再獲得を目的に足関節の固定が必要である．足関節の固定法にはギプス固定と機能的装具固定によるものがある．ギプス固定法とは，はじめの 4 週程度を強固に固定した後，装具固定に移行するもので，また機能的装具固定法とは当初より装具による固定を行うものである．両者とも装具固定期間はトータル約 4 カ月が妥当とされる．

リハビリテーションにおける訓練内容として，①足関節の可動域訓練，②大腿四頭筋，ハムストリングスの筋力訓練，③タオルギャザーによる足趾筋力訓練，④ゴムチューブなどを用いた腓骨筋訓練，⑤また昇降台を用いた下腿三頭筋訓練，などが処方される．荷重は靱帯治癒に悪影響を及ぼさないとされるので，荷重は疼痛範囲で許可する．

スポーツ復帰は，装具装着下に受傷後 2 カ月前後でジョギング程度から許可し，コンタクトスポーツへの復帰は 3 カ月が経過し，下腿周囲径差と可動域制限が消失した時点を目安として許可する．

2 足関節外側靱帯損傷における注意すべき合併症

解説 足関節外側靱帯損傷には知っておかねばならない合併症が存在し，足関節の痛みが遷延する場合には注意を要する．

①三角靱帯損傷

単独で損傷することはまれであるが，足が回内位で距骨に外旋あるいは外反力が加わった際に生じる．

②足根洞症候群

足根洞とは足外側に大きな開口部を有する漏斗状の溝である．足部の内がえし強制などの外傷で足根洞周辺の靱帯に損傷を受

けると，足根洞内で出血が起こる．その血液の凝固が足根洞内の靱帯，脂肪，滑膜の変性，線維化を引き起こし，それが距踵間の運動時に滑らかな運動を阻害して痛みの原因になるとされる．足根洞への局麻剤，ステロイド注入が有効なことで鑑別される．また足根洞の安静目的にて UCBL 足装具や果上式短下肢装具が用いられるが，痛みが遷延し手術適応になることも少なくない．

③距骨下関節不安定症

足関節外側靱帯損傷後，足関節には不安定性が認められないにもかかわらず，不安定性，疼痛が残存するものの中に，距踵骨間靱帯損傷による距骨下関節不安定症を生じている可能性を念頭に入れる必要があるが，診断はきわめて難しい．

④軟骨損傷

外側不安定性のために距骨滑車や脛骨に骨軟骨損傷が生じることがある．

⑤裂離骨折

外果遠位の前距腓靱帯付着部の裂離骨折が見逃され，外側不安定性が残存することがあるので注意する．骨片が大きい時には骨接合術，小さい場合には，骨片摘出後靱帯再縫着術を行う．

3 アキレス腱断裂の保存療法の成績は手術療法に劣らない

解説 手術療法後の再断裂発生頻度 3.1％に対して，保存療法後の再断裂発生頻度は 5.5％と高く，また以前の保存療法では 4～5 週間のギプス固定後，徐々に ROM 訓練を開始し，十分な背屈が獲得される 7～8 週より全荷重を行うのが一般的で，長期にわたる固定のため，筋力低下や関節拘縮が生じやすく，特にスポーツ選手などには適さないとされていた．しかし最近では装具を用いた保存療法が見直され，成績も手術療法と遜色がなくなってきている．これら装具を用いた保存療法の利点には①早期からの全荷重，②早期からの自動運動による腱修復の促進，③下腿筋の廃用性萎縮の予防，などがあげられ，最近の報告では治療成績のみならず，現職復帰，スポーツ復帰時期に関しても差が見られず，1 年以上経過後には，手術療法，保存療法に疼痛，機能において差を認めないとするものが多い．

装具を用いた保存療法は機能的療法ともいわれ，受傷後，足関節最大底屈位での膝下ギプス固定を 2～3 週間行った後，15°～20°の足関節底屈位で，背屈制限角度を関節可動域に合わせて

調整することのできる装具（踵部くさび状パッドや足関節部ロック付き背屈制限装具など）を装着させ，部分荷重を開始，5〜6週間で全荷重を許可する．底屈運動は直後より，自動背屈運動はギプス除去後より許可する．4週以降は他動背屈運動も許可する．

4 アキレス腱の再断裂は2度ピークの時期がある

解説 再断裂の時期は，ギプスや装具を除去されてからの2〜3週目が多く，それらの多くは足関節の背屈強制や前足部への急激な体重負荷とされている．受傷機転としては，①日常生活における不慮の事故/転倒，②理学療法中の過度の負荷，③つまずき，などがあげられる．ギプス固定や免荷歩行後2〜3週間は，筋力低下や拘縮により歩行も不安定になりやすく，また，腱組織の成熟や癒合が不十分な時期であるため，危険性が高い時期で，特に注意が必要である．また一般的に3カ月くらいから徐々にジョキングや自転車こぎなどを許可することが多いが，運動量の急激な増加により，この時期の再断裂報告も少なくない．運動負荷量はあくまで症状を観察しながら徐々に増加させるべきで，何週目だからこれといった指示は避けるべきである．またMRI-T2強調画像におけるアキレス腱内の高信号は，不十分な癒合の所見であるともされ，この時期，アキレス腱に対する負荷を上げるか否かの一判断材料になりうる．

5 後脛骨筋腱機能不全

解説 後脛骨筋腱は足関節後方，距骨下関節軸内側を走行し，舟状骨から中足骨底側に付着する腱である．足関節の底屈，距骨下関節を回外し，また前足部を内転させることにより，内側縦アーチを形成する．この腱が腱鞘炎や腱断裂（肥満中年女性に多い）により機能不全に陥ると，拮抗筋の作用やアーチ構造の破綻から，前足部は外転・回内，後足部は外反する，いわゆる扁平足となり，足部の外在筋や腱の炎症を惹起することになる（扁平足障害）．除痛には鎮痛剤投与の他，踵部を内反させることを

目的に，内側楔やアーチサポートなどの足底装具を用いる．後脛骨筋腱鞘炎に対する局所注射は，断裂を惹起するため禁忌とされる．運動療法としては足の内在筋，外在筋の筋力強化を図る．両側の踵をつけたまま，つま先立ちをさせたり，足趾によるタオルギャザーの訓練などが頻用される．症状が頑固で，若年の活動性が高いものには，腱移行術などの手術が選択されることもある．また高齢で活動性の低いものには関節固定術（距舟関節あるいは踵立方関節）も選択される．

4 運動器疾患：⑥スポーツ疾患

1 アスレティックリハビリテーションとメディカルリハビリテーションの違い

解説 アスレティックリハビリテーション（アスレティックリハ）とはスポーツ選手に対して，傷害後に，元の競技レベルに復帰することを目的として行うリハのことで，日常生活動作の回復や社会復帰を目的としたメディカルリハビリテーション（メディカルリハ）に対して用いられる．選手が外傷あるいは手術後に行うリハは，初期の段階では，局所の腫脹などの炎症を抑え，筋萎縮の予防，さらに関節に負荷のかからないような可動域訓練などが中心になり，その後，筋力や筋持久力などの強化訓練を行う．ここまでのリハは，一般的にスポーツ選手以外に対しても病院で行われることが多く，メディカルリハと呼ばれる．スポーツ選手は競技復帰を最終目標とするため，通常のメディカルリハでは不十分であり，持久力，筋力，反応性，協調性，瞬発力などを回復させることも要求される．そこで，選手個々の能力や競技種目，傷害の種類，程度に応じてこれらの要素に対する段階的トレーニングを行うことがアスレティックリハである．これには理学療法士やトレーナーの介在のもと，フィールド，筋力強化トレーニング器などの設備，機具も必要であるため，病院でこれを行うことはなかなか困難である．

福林 徹：アスレティック・リハビリテーションの基本的知識．整・災外 48：431-438, 2005.

2 肉離れ（中等度損傷）後の早期ストレッチ開始は避けるべきである

解説 肉離れは筋腱移行部の筋膜損傷であることが多く，大腿後面ハムストリングスや前面の大腿直筋，下腿後面の腓腹筋に好発する．受傷機転は遠心性の収縮によるものとされている．すなわち，筋肉が収縮しているにもかかわらず，筋が伸長される時に発生することが多い．例えば疾走中のハムストリングスの肉離れは患肢が接地前の膝関節が伸展された時に発生する．また，

大腿直筋は，患肢の振り出し開始時の股関節が伸展され，膝関節が屈曲された時に発症することが多いとされている．受傷後，1〜2週の急性期あるいは回復初期からストレッチを開始することは，逆に損傷部の回復を遅延させることになるので避けるべきである．ストレッチ動作による局所の疼痛が消失し，健側と同様なストレッチ感覚が得られる時期になってから積極的に開始する．中等度損傷の場合，通常，回復中期となる3〜4週頃から積極的なストレッチを開始する．同時に行うアスレティックリハに際しても損傷筋の伸長性収縮に注意しつつ行っていくことが重要である．

奥脇　透：筋損傷（特に肉離れ）の病態．整・災外 48：409-416, 2005.

3 Open kinetic chain (OKC) と Closed kinetic chain (CKC) の違い

解説　OKCかCKCかはトレーニングに際し，その末梢側が接地（固定）しているか否かで決定する．すなわち，末梢側が接地していなければOpen kinetic chainで，接地していればClosed kinetic chainとなる．例えば，膝関節伸展筋の筋力強化訓練を行う際，座位にて下腿を下垂し，抵抗をかけながら膝を伸展する訓練はOpenとなる．一方，足を地面に接地，すなわち立位でスクワットなどを行う訓練はClosedとなる．また，肩関節周囲筋，あるいは上腕の筋肉に対するClosedでは，手を地面や机の上に固定するもので，いわゆる腕立て姿勢による訓練もClosedである．Openでは荷重負荷がかからず，逆にClosedでは荷重負荷をかけながらのトレーニングとなる．そのためClosedでは，目的とする筋以外の筋力も同時に強化訓練になること，他の筋との協調運動やバランス訓練にもなること，競技特異性をも加味することができることなど，荷重による影響が問題なければ利点が多い．膝前十字靱帯再建術後においては，近年では早期荷重が行えるようになっており，術後早期からのClosed kinetic chainによるリハを行うことによって，その後に続くアスレティックリハへのスムーズな移行を可能としている．

4 投球肩障害に対するリハビリテーションは肩周囲だけでは不十分である

解説 投球肩障害にはさまざまな肩関節内の病変があげられているが,一般的に,これらは繰り返される投球動作により肩関節の不安定性を生じることによって発生することが多いとされている.発生した関節内病変に対しては内視鏡による手術的治療を要することもあるが,それをきたした原因を治療することが重要である.投球動作は下半身から始動し,体幹,さらに上半身へと動きが伝わっていく一連の運動連鎖から成り立ち,下半身から蓄え始めた力をボールリリース時に最大限に発揮してボールを放っている.これが効率よく行えないと,肩,肘に頼った投げ方,いわゆる手投げとなって肩関節への過負担がかかり,傷害発生につながりかねない.したがって,リハにあたっては,肩甲上腕関節と肩甲骨の連動性の獲得やモビライゼーション,内在筋の強化訓練など肩関節周囲のみならず,効率的でかつ肩関節に負担のかからない投球動作の習得へのリハビリ介入が必要である.そのためには,下半身,特に股関節の柔軟性の獲得,スムースな体重移動と体幹の回旋運動,さらに,投球時の scapular plane 上での肩甲上腕関節運動の習得が重要である.

5 足関節捻挫(GradeⅠ,Ⅱ)の再発予防に何が有効か

解説 スポーツ競技中に発生する捻挫の中でも足関節外側靱帯損傷が最も頻度が高い.足関節が内がえしを強制されることにより生じ,前距腓靱帯が損傷を受け,さらに外力が強くなると踵腓靱帯にも損傷が波及し重症度が決定される.GradeⅠ,Ⅱは踵腓靱帯が完全に断裂していないものである.受傷後,安静,固定を経てリハを開始するが,適切な再発予防のリハをしないで競技復帰すると再発を繰り返すことが多いとされている.その要因として挙げられているのが,足関節可動域の低下,固有感覚受容器の機能低下である.すなわち,足関節の背屈制限や周囲筋力の低下,バランス機能低下が再発のリスクファクターとなる.したがって,足関節捻挫の受傷後のリハに際しては,自動背屈可動域訓練,ゴムバンドなどを用いた足関節周囲の筋力訓

練（OKC），つま先立ちを行うカーフレイズや片足立ちを組み合わせたバランス，筋力訓練（CKC）を行うことが再発予防に有効である．

加藤晴康，他：足関節靱帯損傷・三角骨傷害．整形外科 58：963-971, 2007.

4 運動器疾患：⑦上肢切断

1 前腕切断極短断端においても義手の工夫で肘屈曲角の不足を代償できる

解説 前腕切断では肘関節機能が残存していることが最大の利点である．とりわけ，長〜中断端長の場合，肘屈曲とある程度の回内・回外機能が保たれており，対象物へ手先具を近づける動作（リーチ）において不利益は少ない．しかしながら，短〜極短断端長の場合は回内・回外機能はほぼなく，最大肘屈曲角も著しく制限される．このような場合に有用なのが，倍動肘ヒンジ継手である（図1）．これは構造的にソケット部分と前腕部分とに分かれており，その間をリンク機構によって結合し肘の屈曲角を増幅させるものである．また，屈曲用手継手を使用することによっても肘の屈曲角を代償できる（図2）．必要に応じてこれら2つのパーツを同時に使用することも可能である．この対処方法を知っておくことは，前腕切断者において肘の屈曲角を担保し，ADLを促進するうえで重要である．

陳　隆明：リハビリテーション治療学　義肢．NEW MOOK 整形外科　No. 20　リハビリテーション．pp119-145，金原出版，2007．

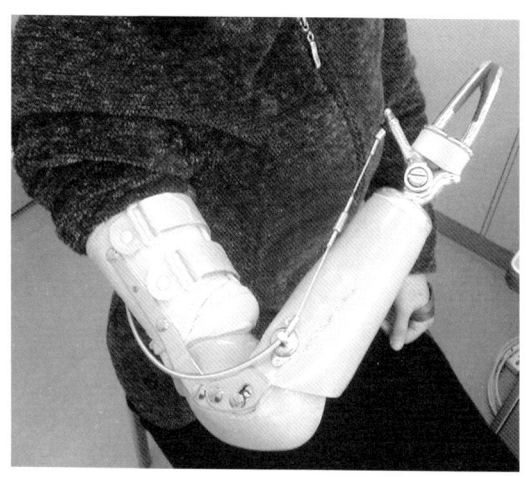

図1　極短断端例に対して倍動肘ヒンジ継手を使用．ある程度の屈曲角度を得られている．

第 1 章 疾患別リハビリテーションの常識非常識

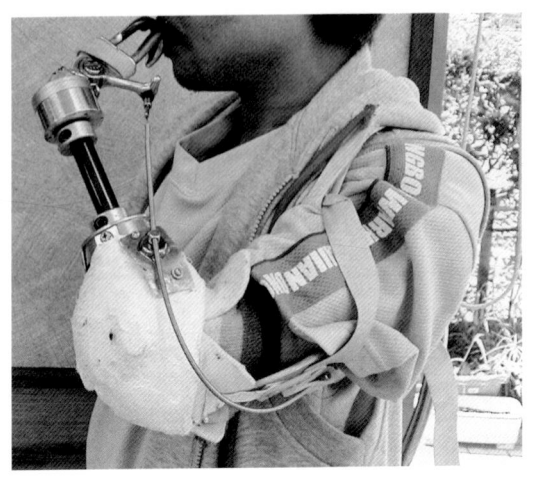

図 2 極短断端例に対して屈曲用手継手を使用．顔面へのリーチが得られている．

2 骨格構造型も義手の軽量化のために考慮されてよい

解説 骨格構造型は義足において広く普及しているものである．機械的強度は内部の金属の支持によって得られ，外観はフォームカバーなどで整えられる．モジュラータイプとなっており，何よりも軽量であることが最大の利点である．一方，殻構造型は甲殻類のような外観で，機械的強度をその外側の殻で担い，さらに外観も整えるものである．義手といえば殻構造型が主体であった（図3）．これは従来から存在する肘継手などのパーツに対応するためであったと思われる．高位上肢切断者（上腕切断，肩離断，肩甲胸郭離断）において，義手の軽量化は骨格構造とすることで可能である．ただし，肘継手の機能が制限されることは否めない．能動式肘継手のような機能はなく，肘の位置決めはマニュアルロック式によらねばならない．しかし，手先具は従来のハーネス・ケーブルシステムにより能動的な使用は可能である．図4は肩甲胸郭離断者に対して作製した骨格構造型義手である．ユーザの生活スタイルとニーズに配慮した軽量な骨格構造型義手は，ADL 促進のためには考慮されてよい．

陳　隆明：リハビリテーション治療学　義肢．NEW MOOK 整形外科　No. 20　リハビリテーション．pp119-145，金原出版，2007．

陳　隆明：実践！　義肢講座　義手，臨床リハ 13：968-973，2004．

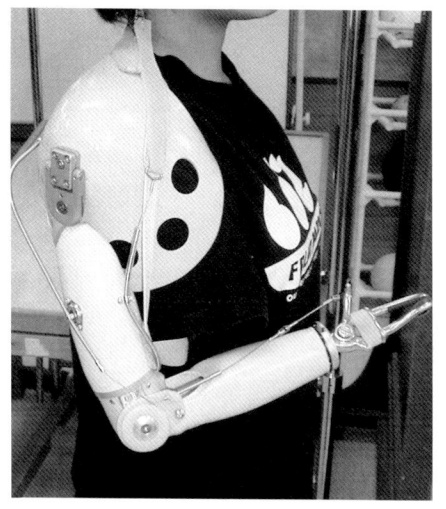

図 3　上腕切断極短断端に対する典型的な殻構造型能動義手である．

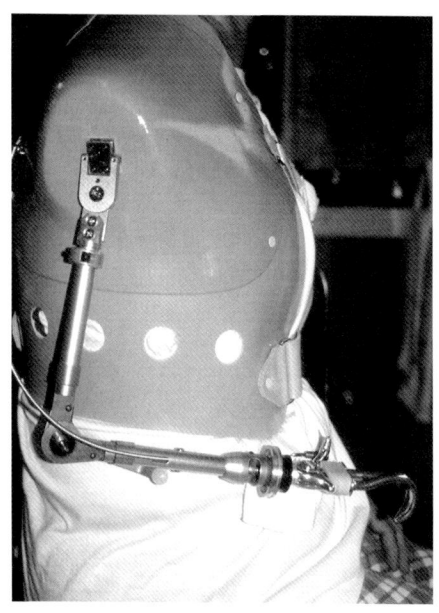

図 4　肩甲胸郭離断に対する骨格構造型義手である．能動フックの機能を有するが，肘の位置決めはマニュアルである．

第1章　疾患別リハビリテーションの常識非常識

3 筋電電動義手の最も良い適応は片側前腕切断者である

解説　筋電電動義手（以下，筋電義手）は，手先具や継手を体外力源によって駆動するものである．筋電信号は力源の制御に使われるだけである．したがって，切断端から適切な筋電信号を検出することができなければ，筋電義手の操作は不可能である．どのような上肢切断者が適応であろうか．十分に確立した臨床訓練体制に基づいた適応の基準は過去に示されていないといってよい．われわれは十分な臨床経験に基づいた基準を提案した．適応の判断は2段階に分けて行う必要がある．第1段階（義手訓練を始めてよいと思われる）の好ましい条件は，①片側の前腕切断者，②前腕断端長は10 cm以上，③近接関節の著しいROM制限を認めない，④訓練方法を十分に理解できる知的能力がある，⑤意欲的である，⑥非切断側の片手動作が自立している，である．片側の手関節離断や手部切断においては，近年では長さ（残存スペース）に対応したハンドが利用可能であり，適応と考えてよい．第2段階では，第1段階の基準を満たした者において筋電信号の検出・分離の評価を行う．2週間にわたる適切な訓練にもかかわらず，十分な筋電信号の検出と分離が不可能であれば訓練の継続は困難であると判断する．当然のことではあるが，以上の条件は訓練を提供する側のスキルがある一定レベルであることが前提である．経験を積み重ねることにより，上記適応は少しずつ拡大してよい．兵庫リハセンターでは，極短断端例や断端皮膚移植例などにおいても訓練に成功している．

陳　隆明：義肢装具のEBM　筋電義手処方の判断基準．日本義肢装具学会誌 21：166-170，2005．
陳　隆明：筋電義手への取り組み─片側前腕切断者を対象として．臨床リハ 12：270-275，2003．

4 筋電電動義手の使用・非使用に影響する最重要因子は義手操作の習熟度である

解説　迷信とでもいうべき常識がいまだに医療従事者の間に存在する．ユーザが筋電義手を諦める理由についてである．従来からいわ

れてきた理由は，①筋電義手は故障時のメンテナンスが大変であり，時間がかかる，②筋電義手は作業性に劣る（重労働に向かない，正確性に欠ける，作業速度が遅い），③重い，④高価であるのに公的支援制度が不十分，である．これらは大きな誤解である．現在市販化されている筋電義手の多くはオットボック社製であるが，これらはモジュラー化されたパーツの組み立てが主であるため，故障時のトラブルシューティングは容易である．重作業用に対応した手先具も存在するし，ハンドの開閉速度が従来の約2倍のものも利用可能である．公的支援制度は確かに不備ではあるが，自立支援法による特例補装具として申請可能である．現在労災法における筋電義手研究支給が3年間の予定で行われており，その有効性が認められれば，労災法が改正され，筋電義手がより身近なものとなるだろう．われわれが行った臨床研究では，筋電義手を使用するための最重要因子はユーザの義手操作の習熟度ある．つまり，上手なユーザは重さが気にならないし，操作の正確性も向上する．大切なことは，ユーザに対して適切な訓練を提供できる医療サイドのスキルであり，訓練体制である．筋電義手を使わなくなった原因を切断者と義手のハード面だけに求めるのは，厳に慎むべきである．

陳　隆明：義肢装具のEBM　筋電義手処方の判断基準．日本義肢装具学会誌 21：166-170, 2005.
陳　隆明，他：筋電義手の有用性と実用性―実際の症例から．日本義肢装具学会誌 17：243-248, 2001.

5　上肢切断者の多くは筋電電動義手を希望している

解説　日本において筋電義手が普及していないのはなぜか．日本における義手の支給状況を調査した文献によると，装飾義手が全義手の約90％を占めており，筋電義手はわずかに2％程度であった．一方，欧米諸国において，筋電義手の占める割合はアメリカで25～40％，ドイツで70％，イタリアで16％であった．この差はなぜか．上肢切断者が筋電義手を希望しないために，このような状況になってしまったのであろうか．そうではない．近畿地区の調査では，上肢切断者の実に70％以上が筋電義手を希望していたと報告している．すなわち，上肢切断者の多くは筋電義手を希望しているのである．医療サイドが筋電義手についての十分な知識を持っておらず，訓練体制も整っていないために，ユーザに情報提供を行ってこなかったことが最大の原因

である.もし仮に医師が,「片側上肢切断者の場合,健側手でADLの約90％が可能であり,日本では上肢切断者の約90％が装飾義手を使用している.さらに,最近ではシリコン素材を使用した外観の素晴らしい装飾義手が利用可能である.」と説明した場合,当然ユーザは装飾義手を強く意識するであろう.つまり,医療サイドからのバイアスにより,ユーザは能動義手や筋電義手の選択肢を最初から失いかねないのである.自施設が義手についての十分な経験がなければ,他の専門病院の協力を仰ぐことも考慮するべきである.

中島咲哉,他:義手の処方,製作状況から見た実態―10年間で何が変わったか.日本義肢装具学会誌 15:349-353,1999.

川村次郎,他:上肢切断者の現状と動向―近畿地区におけるアンケート調査から.リハ医学 36:384-389,1999.

川村次郎,他:諸外国における筋電義手の公的新制度.日職災医会誌 49:501-508,2001.

4 運動器疾患：⑧下肢切断

1 すべての下肢切断患者に義足が適応になるわけではない

解説 かつて下肢切断にいたる原因は，交通事故などによる外傷と骨肉腫などの悪性腫瘍が多数を占めていた．原病治癒後，これらの患者のほとんどが切断のほかはさしたる問題を持つことが少なく，患者は義足歩行が自立して退院するのが常であった．しかし現在，下肢切断の主要因は糖尿病を合併する閉塞性動脈硬化症（ASO）へと変化している．特に，コントロール不良の糖尿病合併例では，虚血性心疾患合併による運動制限の必要性，腎不全に対する人工透析導入，末梢性神経障害により断端皮膚に創傷をつくりやすい，創の治りが悪い，真菌等に感染しやすいなど，あまたの問題が存在する．そのため，切断術後に断端の創が癒えない，義足歩行に必要な運動負荷が十分かけられないなどの理由で，義足作成の適応から外れる症例も増加している．さらに，上記の問題をクリアーできたとしても，血管原性下肢切断の場合は高位切断ほど平均余命が短い傾向にあり，義足作製や訓練のためだけに残された時間をいたずらに費やすべきでない．認知症のため義足の安全な使用や管理が困難な症例も増している．下肢切断や義足に関わる医師は，切断肢だけでなく心肺機能，認知機能等を含め，総合的に義足の適応判断を行う必要がある．

2 義足歩行にはより多くのエネルギーを必要とする

解説 糖尿病を合併する血管原性下肢切断が増加している．ということは，心臓や脳の血行障害を有する切断症例が増えているということでもある．心筋梗塞などにより心左室機能が低下している症例では，その切断レベルに必要な義足を装着しての生活が可能か，また現実的かという判断が術前から必要となる．正常歩行は 3METs（1METs は安静座位時の酸素消費量で，おおよそ 3.5 ml/kg/min）の運動強度であるが，下腿切断では 4METs（正

常歩行の約1.3倍)，大腿切断では5METs（同約1.7倍）と運動強度は増加する[1]．また，一般的な狭心症発作時には典型的な胸痛の出現を見るが，糖尿病患者では無痛性心筋虚血（silent angina）をきたすケースが通常よりも多い．それゆえ，患者の訴えだけを指標に義足訓練を行うのはリスク管理上，大きな問題があるし，本来このようなリスクを有する患者はスクリーニングにより重点観察患者のリストに載せる必要がある．負荷心電図により心筋虚血の有無や耐用運動能を知ることが重要であるが，下肢切断患者ではトレッドミルやマスター検査が実施困難である．そのため，ホルター心電図や薬剤負荷心筋シンチグラムを通じて心筋虚血存在の有無を確認して，義足適応を検討し訓練に臨む必要がある．松葉杖歩行は4.8METsと大腿義足歩行の運動強度に近いので，松葉杖歩行が体力的に困難な場合，大腿義足歩行は不可能であると考えられる．

1) 三上真弘・編：下肢切断者リハビリテーション．pp20-21, 医歯薬出版, 1995.

【関連項目】

第5章2. ①「4 下肢切断者における義足の適応と交付について」（242頁）

3 長い断端がよいとは限らない

解説 下肢切断においては，かつて「断端は長ければ長いほどよい」とする外科系の教科書もあった．確かにBoyd切断やGritti-Stokes切断では断端加重が可能であるので義足なしで屋内歩行や膝歩きが可能となることや，残存筋も多いので断端コントロールがよりしやすい，短断端に比べ屈曲拘縮が起きにくい，というメリットがある．しかし，義足作成・使用の面から考えると，長すぎず，短すぎずという好ましい断端長が存在するのは確かである．ソケットだけでなく下腿切断ならば足継手，大腿切断であれば膝継手やターンテーブルを組み入れるスペースが必要であるので，断端が長すぎる場合は外観良好な義足を作成するのが困難となる．また，内外顆や内外果が先端に残っていると義足装着がしやすい先細りの断端にならず，通常のソケット使用が困難となる．逆に断端が短すぎると，ソケットの吸着や懸垂が難しくなる．大腿切断では断端が短くなるにつれて内転筋群の切断量が増すが中殿筋や腸腰筋は温存されるため，短断端ほど股関節の屈曲・外転拘縮を生じやすい．下腿切断で短断端の場合は，二関節筋であるハムストリングの作用，遠位部の重みがなくなり膝を伸ばす外力が減るなどの原因で膝関節の屈曲

拘縮が生じやすくなり，義足装着は困難となる．

4 大腿義足は歩行スピードを変化させるのが難しい

解説 健常者の下肢の遊脚期の運動は，股関節と膝関節を回転中心とする二重振子運動であり，膝関節周囲筋の主な役割は，膝関節の過屈曲や過伸展を抑制するブレーキ作用である[1]．下腿義足であれば膝関節の随意コントロールは完全でないにしろ可能であるので，歩行スピードを状況に応じて変化させられる．しかし，大腿義足や股義足では，股継手や膝継手は振子の支点となり，義足の動きは振子の運動法則に支配される．振子の周期は回転中心から重心までの長さにより決定され，重い・軽いは周期に関係しない．早く歩こうと大きな駆動力を膝継手にかけても，振れが大きくなるだけで周期を変化させることはできない．継手の運動周期はパイロンの長さや重心位置などの力学特性により決まり，歩行スピードが制限される．このような問題に対処するため，これまで遊脚期の膝関節運動をコントロールするために，バネやゴム，空圧や油圧による制御機構を持った膝継手が開発されてきた．さらに，内蔵されたマイクロコンピューターで遊脚期制御を行うインテリジェント膝継手や，遊脚期のみならず立脚期の制御も行うC-Legも実用化されているが，高価である．

1) 臨床歩行分析研究会・編：関節モーメントによる歩行分析．pp121-125，医歯薬出版，1997．

5 高機能なパーツ，最新式のパーツが最適とは限らない

解説 コンピューター制御により立脚期や遊脚期制御を行い，より生理的で効率的な歩行をアシストしてくれる膝継手も，水や衝撃には弱い．エネルギー蓄積足部は運動時にその高反発能力を発揮するが，ゆっくりした歩行時にはその性能を発揮できない．下腿切断で広く使われるようになったシリコンライナーを用いたTSB（Total Surface Bearing）ソケットも，ハードソケットが円筒型の筒状に近いため義足が回旋しやすい．シリコンライナー

は下腿切断だけでなく大腿切断にも用いられるようになったが，細菌や真菌繁殖予防のため毎日の洗浄が必要であり，また冬場の履きはじめは冷たくつらい．シリコン劣化に伴う定期的な交換が必要だが高価である．懸垂をピンで行うタイプでは装着時にピンでシリコンライナーを破損することがあるし，定位置にピンがくるようにしないとピンが入らないのでソケット装着ができず，ライナー装着をし直す必要がある．坐骨収納式ソケット（IRC ソケット：ischial ramal containment socket）は義肢装具士の採型・修正技能により適合が大きく左右され，四辺形ソケットに比べ断端容積の変化に対処しにくく，窮屈な装着感を使用者が訴えることもある．以上，継手やソケット，パーツの欠点ばかり述べたが，当然それぞれ利点も数多く有しているので，利用者の断端性状だけでなく心肺機能，非切断側機能，認知機能，経済状況，義足使用目的などを総合的に検討したうえで作製する義足を選択する必要がある．場合によっては差し込み式大腿ソケットに固定膝というシンプルな選択がベストな症例もあるし，骨格構造でなく殻構造義足による軽量化を選択するべき症例，義足なしでの生活再建を選択する症例もあり，柔軟な対応が重要である．

5 小児疾患

1 子どものリハビリテーションを行うには，正常児の成長と発達を知らなければいけない

解説 訓練のオーダーを出す時には，その子どもの異常所見を知っているだけでなく，正常児の成長と発達を知らないと処方箋を書くことができない．正常な子どもでは，神経発達のレベルに応じた反射がみられる．新生児では原始反射がみられるが，原始反射は生後3〜4カ月頃には消失し，4〜5カ月頃には中脳レベルの立ち直り反射がみられてくる．平衡反応は6〜9カ月頃に出現する．

例えば体重の増加が非常に悪い子どもでは，機能訓練に先立って栄養指導が必要であろう．生後1歳になる子どもだが，原始反射である非対称性緊張性頸反射が消失しかけている時期であれば，その子どもの脳の成熟度は生後4カ月相当であり，寝返りの訓練が適切である．立位のパラシュート反応が出るようになってから歩行訓練をはじめるなどが典型例である．

2 子どもは大人の縮小版ではない

解説 子どもは大人と大きさが小さいというだけでなく，呼吸，循環，内分泌，代謝，疾患分類，薬の使い方それぞれが成人とは大きく異なっている．年齢が低ければ低いほどその異なりは大きい．年齢が低いほど，呼吸数や心拍数は多く，代謝が高いため，許容量が狭いと考えるとよい．リハを行うにあたっては，訓練をする時間帯，訓練の継続時間，負荷のかけ方などについて，年齢に応じた配慮が必要であり，具体的には家族からの情報収集が役に立つ．

3 家族の協力は小児リハビリテーションに必要！

解説 大人のリハでも家族の協力は欲しいが，子どもにおいては家族の協力がなければ円滑なリハは行えない．なぜならば，

① リハの評価やプログラムについてムンテラをする相手は子どもではなく，親である．

② 子どもというものは日々成長発達していくものであり，機能訓練を受けて習ったことを，朝起きてから寝るまでの生活のなかに上手に取り込んで身につけていくことが，リハ効果のポイントであり，そのためにも家族の協力が不可欠である．

③ リハを毎日の生活のなかで生かしていくためには，家族がリハの目的と施行方法を理解し，リハチームの一員としての役割を果たしていくことが重要である．

④ 子どもが怖がらずにリハを受け，またリハの成功のためにやる気を出させるには家族の参加が有効である．

といった理由が挙げられる．

家族との関係づくりにおいては，

① ムンテラの際には，それなりの覚悟と準備がいること，親の立場を思いやったことば選びと主旨の一貫が重要であること，

② 親の話には十分に耳を傾けること，が欠かせない．

一方，しっかりと一線を引き，ほどよい距離感を持つことも，客観的理解のためには必要である．

また，障害をもった子の兄弟姉妹もリハの強力な味方である．親が障害をもった子にかかりっぱなしで取り残されてさびしい思いをしていることが少なくないので，忘れずに配慮をしてあげるとともに，年齢が低くてもリハチームの一員となれるよう，年齢に応じた働きかけをしてあげたい．

4 子どもの脳の可塑性と脆弱性

解説 子どもの脳には可塑性があるため，大人では考えられないほどの回復を示すことが多い．3〜4歳以下の低年齢で著明であるが，小学校に行く年齢になってからでも，さらには中学生でさえも成人に比べると回復がみられるのが一般的である．子ども

の脳がもつ可塑性に期待してリハを行えるのが，子どものリハの醍醐味である．

子どもの後天性脳損傷では，脳の可塑性があるために大人と比較して著明な回復を示すことが多いが，それとは反対に，脳全体への悪影響が前面に出ることもある．特に年齢が低い場合には，可塑性よりも脆弱性が主体になることがある．

5 後天性脳損傷にみられる高次脳機能障害は小学校に入るまで判定すべきでない

解説 高次脳機能障害は，社会生活をおくるにあたって問題となる眼に見えにくい障害である．年齢が低い子どもでは，生活そのものが大人によって守られているので，問題が表面に出にくく，高次脳機能障害が実際に問題となるのは，小学校に行ってからのことが多い．小児では，生まれつき注意障害（注意欠陥/多動性障害など）や認知障害（学習障害など）をもっている場合も少なくない．生まれつきにせよ，後天性にせよ，生活上困っている症状に対して対応法を考えていくのがポイントである．また高次脳機能検査のほとんどは大人用であり，子どもではごく一部が用いられるにすぎない．子どもでは，標準化されているWISC-Ⅲ知能検査やK-ABC心理・教育アセスメントバッテリーの下位項目の分析が高次脳機能の評価に有用である．

高次脳機能障害が存在していても，小学校に入るまではそれがみえてこない症例をしばしば経験する．幼稚園や保育園といった保護された社会のなかでは，高次脳機能障害は担当保育士などによってカバーされてしまうことが多いからである．小学校は，幼稚園や保育園ほど保護された環境でないため，高次脳機能障害が表面化するのである．したがって自賠責の判定書類などは，最低限小学校に入ってから書くようにしたい．

栗原まな：小児脳外傷―乳幼児期に受傷した症例の検討．神経外傷 30：53-60, 2007.

6 家族が障害を受け入れるにあたっては，時間と納得が必要である

解説 先天性であれ後天性であれ，家族は障害のある子どもをもった時には，ショック→否認→悲しみと怒り→適応→再起という経過をたどっていく．Dorotar は先天性障害の子どもをもった家族の反応を報告し，図1に示すような経過で2年くらいの間に再起していくと述べた．われわれは先天性障害をもつ子どもの家族と，後天性障害をもつ子どもの家族の両方のリハにかかわっているが，両者の反応は少し異なっていると感じている．どちらもつらく悲しい時期を経て再起していくのだが，後天性障害をもつ子どもの家族のほうが反応が激しい（図2）．そのことを知っておくことは，家族を支援していく際に役立つであろう．障害を受け入れていくにあたっては，専門職からの適切な支援とともに，同じような障害をもった子どもの家族との交わりは大きな助けになっている．

Drotar D, et al：The adaptation of parents to the birth of an infant with a congenital malformation：a hypothetical model. Pediatrics 56：710-717, 1975.
栗原まな：障害の受容．眼で見る小児のリハビリテーション．診断と治療社．pp169-171，2007．

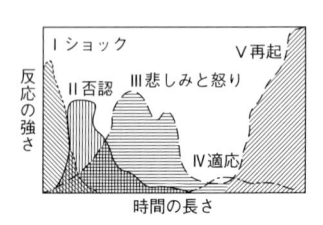

図1 先天性障害をもった家族の反応
（Drotar らの文献より引用）

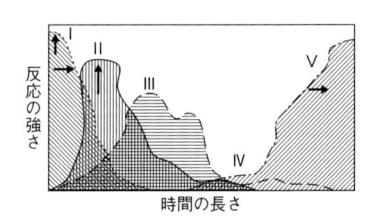

図2 後天性障害をもった家族の反応
（Drotar らの文献より引用，栗原改変）

7 子どもの脳外傷では常に虐待を除外すること

解説 子どもと大人の脳外傷で異なることの一つは，子どもの脳外傷の原因に虐待によるものが含まれるということである．受傷機転があいまいであったり，家族の態度に不審な点が感じられるときには，虐待の可能性があることを念頭に，体の他の部分にも傷がないかなどを診察する必要がある．子どもの体をくまなくチェックできるのは医師と警察官しかいないといっても過言ではない．身体的虐待の対象となるのは圧倒的に低年齢の子どもである．shaken baby syndrome は外的所見が乏しいので，疑わしいときには眼底のチェックが重要である．2000 年 11 月から施行されるようになった児童虐待防止法では，虐待の早期発見に努めることと，虐待が疑われる場合にはすみやかに通告する義務があることが述べられており，報告される虐待の件数は年々増加の一方である．虐待による脳外傷の対象年齢は 0～3 歳と低く，脳損傷のタイプは硬膜下血腫で，重度の障害を残すことが多いという特徴がある．

8 小児期の療育で重要なのは脳性麻痺である．危険因子がある子どもは注意して観察

解説 脳性麻痺は，小児期のリハの対象疾患として重要な位置を占めている．重度～中等度の障害レベルの脳性麻痺を見逃すことはないであろうが，軽度の場合にはなかなか気がつかれないことがある．軽度の片麻痺などでは歩行を開始してはじめて気がつくこともある．脳性麻痺では，胎生期ないしは周生期に危険因子を有していることが多いので，なんらかの危険因子を有している子どもについては，特に注意深く発達をみていくことが大切である．

9 早産未熟児で脳性麻痺になった子どもでは視覚認知面に注意する

解説 在胎 36 週以前の出産を早期産というが，在胎 28～32 週出生を中心とした側脳室周囲白質軟化を示す痙性両麻痺タイプの脳性麻痺の子どもでは，視空間認知などの障害を示すことが多い．幼児期には知的面に問題がないようにみえても，学習面で問題を生じることがあるので，就学後までフォローする必要がある．視覚認知面に問題が疑われる小児では，フロスティッグ視知覚発達検査やベンダー・ゲシュタルト・テストを行うとよい．

10 二分脊椎では早い時期に機能予後の予測が可能である

解説 胎生 2～4 週に神経管が完成されるが，脊髄後面での癒合不全が生じ（二分脊髄），囊胞性腫瘤（脊髄瘤）を形成して，二分脊椎・脊椎形成不全などを介して背部に突出する．二分脊椎では他の中枢神経奇形を合併することも少なくない．潜在性二分脊椎の好発部位は腰仙部または仙骨部で，皮膚に脂肪腫・血管腫・発毛・皮膚洞などが認められることが多い．顕在性二分脊椎のなかでは，脊髄髄膜瘤が大半を占める．脊髄の障害レベルにより二分脊椎を 6 群に分類した Sharrard の分類は，将来の移動能力を予測することができ，リハプログラムを作成するのに役立つ．リハを積極的に行うという目的から，ある程度早い時期に家族に将来の見通しを伝えたい．

Sharrard WJW：Posterior iliopsoas transplamtation in the treatment of paralytic dislocation of the hip. J Bone Joint Surg 46-B：426-444, 1946.

11 知的障害の子どもの心の発達に配慮

解説 知的に遅れた子どもの知恵の発達と心の発達はアンバランスであり，知的面の発達が遅くても，本能や感情面の発達は正常児とそれほど変わらないということをしばしば経験する．そのことを理解していないと，子どもや家族の心を不本意に傷つけ，信頼関係を築くことができず，リハを円滑に進めることができない．また感情のおもむくままに行動してしまう例では，社会的問題を生じることがあるので，注意がいる．例えば，思春期になった男の子が，道を歩いてきたきれいな女性に突然抱きついてしまうなどの行動は，周囲の大人が予防しなければいけない．

12 「ことばが遅いけれど，お父さんもそうだった」，に紛らわされない

解説 「ことばの遅れ」という主訴は発達障害の子どもで非常に多くみられる．原因により対応方法が異なるので，鑑別診断が大切である．ことばの遅れの原因は，聴力障害，知的障害，自閉症，育児環境の問題などさまざまであるが，「父親もことばが遅かった」という情報に紛らわされてはいけない．医師は，あくまでも最悪の状況を予測してフォローするべきで，なんらかの障害や問題が疑われる時には，その対応をすぐに開始する必要がある．

13 小学校に入った後の熱性けいれんには脳波検査を行う

解説 熱性けいれんは，主として生後 6 カ月～5 歳に起こる 38℃以上の発熱に伴うけいれんで，脳炎・脳症などの頭蓋内疾患や全身の代謝異常に基づくもの，著明な脱水や電解質異常を伴うものは除外する．無熱性のけいれんが先行したものも除外される．

したがって小学校に入学した後もみられる有熱性けいれんは熱性けいれんではなく，てんかんなどの疾患が疑われる．そのような場合には小児科や小児神経科を受診して，脳波検査を受けることをお勧めする．

14 てんかんの発作で恐いのは転落や怪我である

解説 てんかんの発作は部分発作・全般発作・未分類発作に分けられる．さらに部分発作は，単純部分発作・複雑部分発作・二次性全般化発作に，全般発作は欠神発作・ミオクロニー発作・間代発作・強直発作・強直間代発作（大発作）・脱力発作に分けられる．

発作が起きた時に危険なのは，①大発作や脱力発作が起きた時に怪我をする，②複雑部分発作のもうろう状態を制止された時に暴れて怪我をする，③いずれの発作でも転落や溺れを生じたりする場合である．てんかんの発作を見分けるのには熟練がいるので，平素から正しい知識の習得に努めたい．

てんかんは幼児期と高齢者年齢で初発が多い疾患である．てんかんは発症後の早い時期に適切な治療を開始すると治癒率が高くなるので，てんかんを疑った場合には，小児科医，小児神経科医，脳神経外科医，精神科医を受診してほしい．難治性の場合には，てんかん専門医の受診をお勧めする．

15 脳波異常がみつかってもすぐに抗てんかん薬の投与適用とは限らない

解説 てんかん性の脳波異常がみつかった場合でも，実際にてんかんの発作がない場合には，原則として抗てんかん薬の投与は行わない．さらに，てんかんの発作が起きても，初回の発作の場合は薬物治療を開始しないことが多い．一生に1回だけの発作という場合がかなり認められるためであり，また副作用の強い抗てんかん薬の服用を少しでも減らすためである．

16 新生児医療の進歩と脳性麻痺の有病率

解説 わが国における現在の脳性麻痺の有病率（人口 1,000 人に対する発生頻度）は 2〜3 である．脳性麻痺の有病率は，1970 年までは減少し，その後 1980 年台後半までは徐々に増加し，その後やや減少している．この傾向は満期産児より早期出生児に顕著に認められる．すなわち 1970 年以降に極低出生体重児から脳性麻痺になる例が増加したが，その後周生期医療の進歩により有病率が減少していったためである．出生体重別の脳性麻痺発生率をみると，1980 年台前半には 2,500 g 未満の例は 30％に過ぎないが，1990 年台に入ると 70％に増加し，なかでも 1000 g 未満の例が急増している．

Hagberg B, et al：The changing panorama of cerebral palsy in Sweden Ⅶ. Acta Pediatr Scand 85：954-960, 1996.
寺澤敬子, 他：姫路市における脳性麻痺発生の動向. 脳と発達 30：15-19, 1998.

17 水頭症の子どもは口が達者で，ふざけているようにみられることが多い

解説 水頭症の子どもでは，非言語性学習障害の形をとることが多い．言語能力や聴覚的記憶力は比較的良いが，視覚的な判断力や構成，抽象的・概念的・統合的な思考，算数が苦手で，多動・注意集中困難，社会的認知力（社会生活上のルールの理解など）の低下がみられやすい．ウェクスラー系知能検査では，言語性 IQ が動作性 IQ に比べて有意に高く，下位のプロフィールにばらつきがみられる．したがって水頭症の子どもは，実際に理解している以上にわかっているように思われ，一見ふざけているように見えることが多い．実際にはわかっていないこと，ふざけていないことを理解してあげないといけない．

18 学校の勉強ができないことが学習障害ではない

解説 学校に入学して,勉強ができないということで小児科の外来を受診するときの主訴として「学習障害」という用語がしばしば用いられる.しかし学習障害とは,アメリカ精神医学会の診断基準(DSM-Ⅳ)によると以下の3つの特徴をもつものである.①知的発達は正常であるにもかかわらず,②努力しても,読むこと,書くこと,計算することなど,ある特定の能力を身につけることが困難,または不可能,③中枢神経系に原因があると推測される.学習障害は,読み書きや計算をするようになってはじめてその問題点が見出されてくるもので,正しい評価に基づいた教育プログラムの作成が欠かせない.必要以上に訓練を行うのでなく,将来自分で生活していくために何が必要なのかということに基づいて,ワープロや電卓などの代償的手段を適切に導入していくことが大切である.

19 注意欠陥/多動性障害は親のしつけが悪いから生じるわけではない

解説 注意欠陥/多動性障害(Attention-Deficit/Hyperactivity Disorder:ADHD)は,不注意・多動性・衝動性といった問題を示す.親のしつけが悪いから生じると言われることがあり,親子共に傷ついていることが少なくないが,ADHDは脳の機能障害によって生じると推測されている.2002年の文部科学省の調査によると,学童の2.5%がADHDという結果であった.ADHDでは環境整備が重要であるが,子どものADHDの適応として2007年に発売になったメチルフェニデート(商品名:コンサータ)が有効な例も多い.ADHDをもつ子どもは学習障害,反抗挑戦性障害,不安障害などを併存していることが多い.ADHDの子どもでは,さまざまな問題を抱えていくなかで自分に自信をなくしたり,逆に反抗的になったりすることが多く,二次障害と呼ばれる.周囲の人は,本人の特徴を理解し,生活環境や友人関係を整えることによって,二次障害の発生を抑えていくように努めるべきである.

20 自閉症の症状は年齢によって少しずつ異なる

解説 アメリカ精神医学会の診断基準（DSM-Ⅳ）によると，①対人的相互反応における質的な障害（社会性の障害），②意志伝達の質的な障害（コミュニケーションの障害），③行動・興味および活動の限定・反復的で常同的な様式（想像性・思考の柔軟性の障害）の3つをすべてもっている疾患を自閉症と定義づけている．冷たい食べ物は絶対食べないとか，いつもクルクル回っているものばかり見ているなどで示される③の症状は一般に最もわかりやすい症状であり，③の症状がみられると「自閉症だ」と言われることが多いが，それは正しくない．自閉症の症状は年齢によって少しずつ異なっており，幼児期には上記3症状がしっかりとみられることが多いが，学童期になると①②の症状が軽くなることが多い．自閉症で問題となるのは，「パニック」とよばれている問題行動で，思春期に顕著になることが多い．このパニックを少しでも軽減することができるように，幼児期から対策を立てていきたい．

6 ポリオとポリオ後症候群

1 ポリオの後遺症の人が中年以降，急に筋力低下が起こったらポリオ後症候群を疑う

解説 ポリオ（脊髄性小児麻痺）は乳児期にポリオウィルスの経口感染で発症するが，多くは風邪様の症状で終わり，抗体産生する．しかし，その1～2%に麻痺症状を遺す．程度に差はあるが，下肢，体幹，上肢などに弛緩性麻痺を生じ，その症状は，発症時が最重度で，その後ある程度まで回復し，人によっては日常生活にあまり支障がない程度になる．その後安定した状態が数十年続き，ある人達（推定20～40%）は中年以後になって急激あるいは徐々に筋力低下や痛みを生ずる（図1）．それをポリオ後症候群（postpolio syndrome；PPS）と称し，新しい疾病とされている．

本症の病態はポリオウィルスが脊髄前角の運動ニューロンを冒し，支配下にある筋肉の麻痺を来し，重篤な症状を惹起する．しかし残った運動ニューロンからの新しい枝（sprouting）が生じ，再支配する結果，麻痺はある程度まで改善する．そこでは，一つひとつの前角細胞が支配する筋細胞（筋線維）数の増大があるため，通常より大きい働きを常に要求されている．年月を経て主にover load（過労）や老化，廃用などが原因で，拡大した神経筋単位が疲弊・劣化を来し，本症が発現すると解されている．

昭和36年（1961年）7月21日に全国一斉に経口生ワクチンの予防接種が始まった結果，それ以前の流行年には4,000人，5,000人と発症したポリオは激減し，年間10人以下の届出になった．現在，PPSに悩む患者は少なくないが，その多くに正しい対応がされていないのが現状である．

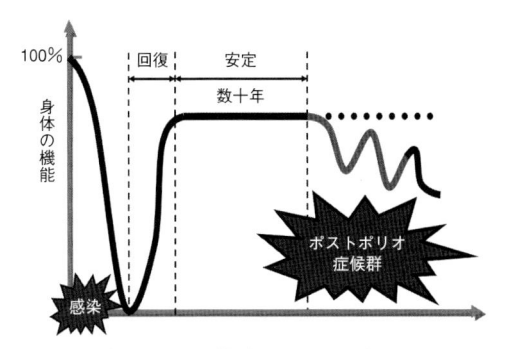

図 1 ポリオの経過（「ポリオ後症候群」Halsted L. S より）

2 主症状は新たな筋力低下・易疲労性・痛み（筋肉や関節部）であるが，鑑別診断が大切で，感覚障害を伴うときは他疾患を疑う

解説 PPS の症状は一様ではないが，新たに起こった筋力低下，疲れやすさ，痛み，シビレ感，筋萎縮などが主で，四肢・体幹の変形の進行や呼吸障害，嚥下障害，排泄障害なども生ずることがある．

診断に当たっては，十分な問診が必要で，既往症の聴取（ポリオの罹患）が重要である．ポリオ発症時に重篤な麻痺であった人，麻痺の回復が特に良好であった人は，PPS を発症しやすいので，その点をよく注意して聴く．母親が健在であれば，発症時とその後の経過を本人を通じ問い合わせるとよい．診察に際しては，内科的，神経内科的，整形外科的，リハビリテーション科的な理学的所見と評価を得る事でおおよその診断に到る．補助診断としては，筋電図検査は重要な意味を持ち，血液検査として CBC，FBS，CK，甲状腺機能，その他必要に応じて X 線，CT，MRI，肺機能検査を行う．

3 ポリオ類似の疾患や中高年に多い疾病の鑑別診断が大切

解説 ポリオは運動ニューロンを冒す疾患なので，感覚低下を見る場

合は，他の原因疾患の存在を疑う．MMT は全例に施行する．筋力の低下の原因が廃用に起因すると判断するのはなかなか難しいが，問診の際に日常の活動性の低下がある期間先行し，徐々に筋力低下が生じた場合には，廃用の可能性は大きい（運動指導の際の情報となる）．中高年に頻度の高い疾患である変形性脊椎症，椎間板症（椎間板ヘルニア），骨粗鬆症，脊椎辷り症（分離症）等は，X 線の所見や神経根症状の有無などが診断上重要である．変形性股関節症や変形性膝関節症は X 線や関節所見で診断し，それぞれ適切な治療を行う．

また，筋萎縮性側索硬化症（ALS），多発性神経炎（ギランバレー症候群），筋ジストロフィー症，その他の筋神経疾患も鑑別する．

4 対応は先ず"がんばり気質"を直し，生活指導を行う

解説 子どもの頃から身についている"がんばり気質"を直すところから始め，休養の大切さを教える．これはテキサス州立大の Walsh 教授も同意見であった．

自分の能力を超えた訓練は，神経―筋の酷使につながり，PPS には逆効果である．PPS 個人の能力は千差万別であるため，一律にベストな運動の回数，強度，期間等を設定する事は困難である．しかし，翌日に疲労感の増強や痛み等の症状が現れる場合，各人が前日の活動量が過剰であったと判断して，スローダウンするのが賢明と言える．中等度以下の障害では，補装具を用いて体の負荷を軽減しながらの生活活動で適切な場合が多い．無理をしないで体を動かし（軽い体操），全例にストレッチングは有益である．

肥満にならぬためには，毎朝デジタル体重計を用いて測定し，記録する事から始める．バランスの良い食事をし，カロリー控え目にするが，無理な減量は筋蛋白の減少につながるため避ける．

痛みに対しては温熱治療，マッサージ，湿布，必要に応じて鎮痛剤を処方する．杖の使用は体の負担をやわらげ，症状の軽減に役立つ．そして，補装具の利用だけでなく，ニードに応じ段差の解消など家屋改造をすすめ，生活環境全体の改善を行う．

5 装具作製には一に機能評価,二に実用性,患者の訴えを聞く事が大前提

解説 装具を処方,作製する際の注意としては,以下の点が挙げられる.

①筋力・関節可動域・拘縮・筋緊張・感覚機能・疼痛や脚長差等の機能評価に基づいた処方をする.

②実用性を重視し,患者の訴えを十分に聞き,残存する動きを損なわず,今までの慣れた歩行形態を大きく変えない.

③装具を使用している方は,その体験した感想が重要で,その処方を基本に考慮し,不都合な点は改善するが,良かった点は変更しない.

④脚長差があれば1/3~1/2程度を目安に補正し,2~3年をかけてゆっくり補正する.

⑤筋力低下した筋の過用を防ぎ,運動時のエネルギーを節約するため可及的に軽く作製する(図1).

⑥仮合せ状態で,しばらく使用してもらい,その結果で手直しをしながら良い適合になって初めて完成とする.

⑦足関節背屈が得られない(ドロップフット)場合に,大腿四頭筋筋力が維持され,足関節底屈筋力が残っていれば,足関節を固定したプラスチック製AFOより,その機能を残し,靴が履きやすいCEPA(図2)のような装具が喜ばれる.

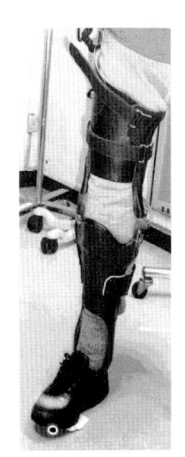

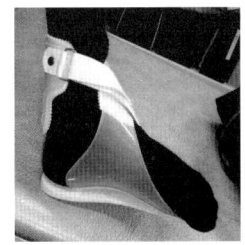

図2 CEPA(Clear Eight Plastic AFO)

図1 カーボン製長下肢装具は軽量

6 移動用具を上手に利用することも疲労を避けるためには大切

解説 PPSへの対応は,装具以外にも杖や車椅子などの使用により,筋の過用の防止し,生活・仕事で疲労を避ける工夫が必要である.移動能力(下肢の筋力低下)・上肢の能力・環境などの状況に応じて,①杖(一本杖・松葉杖・ロフストランドクラッチ・四点支持杖など),②歩行器(交互型四脚歩行器・キャスター付歩行器など),③普通型車椅子(自操型),④手押し型車椅子(介助用),⑤簡易電動車椅子,⑥電動車椅子などを適切に処方する.

その患者の体型,患肢側の骨盤の形状や大殿筋の萎縮による座位バランスの不良,脊椎の側弯に対し必要に応じて座位保持装置を考慮し作成する.そして車椅子は患者の駆動能力,移乗能力などの機能に適合したものでなければならない.

簡易型電動ユニットは手動車椅子に取り付ける動力で,電動車椅子同様に時速4kmで走ることができる.通常の電動車椅子より軽量で,折りたたみもできるため,車に載せることが比較的容易にできる(図1).

以上の補装具は,いずれも介護保険により市町村より貸与を受けるか,障害者自立支援法により給付を受けることができる.

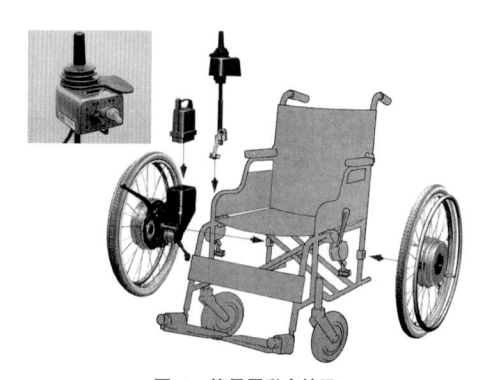

図1 簡易電動車椅子

Halstead LS・編著:ポストポリオ症候群,第2版.全国ポリオの会連絡会,2004.
米本恭三:総説(講演要旨).ポリオの会ニュース,10月(第4号):11-24,2005.
特集:ポストポリオ症候群のリハビリテーション.臨床リハ 16:113-146,2007.

7. 悪性腫瘍

1 悪性腫瘍（がん）患者の半数以上は治る時代になった

解説 1981年以来，がんは日本人の死亡原因の第1位となり，その後も人口の高齢化とともに，年々増加傾向にある．2000年にがんで死亡した人は約30万人で，年間死亡者数の約3分の1に達する．がんは人類を悩ます共通かつ最強の敵ともいうべき疾患であり，本邦でも疾病対策上の最重要課題として対策が進められ，早期診断・早期治療など医療技術の進歩もあり，がんの死亡率は年々減少傾向で，現在では少なくとも，がん患者の半数以上が治るようになってきている（**図1**，次頁）．がんの治療を終えた，あるいは治療を受けつつあるがん生存者は1999年末で298万人であるが，2015年には533万人に達すると予測されており（いわゆる"2015年問題"），がんが"不治の病"であった時代から，いまや"がんと共存"する時代になったといえる．

2006年に制定された「がん対策基本法」では，基本的施策として，がん医療の均てん化（どこでも高い医療の質を提供すること）の促進やがん患者の療養生活の質の維持向上を行うことが，国，地方公共団体等の責務であることが明確にされた．しかし，現実には"がん難民"という言葉に代表されるように，治癒を目指した治療からQOLを重視したケアまで，切れ目のない支援をするといった点で，今の日本のがん医療はいまだ不十分である．

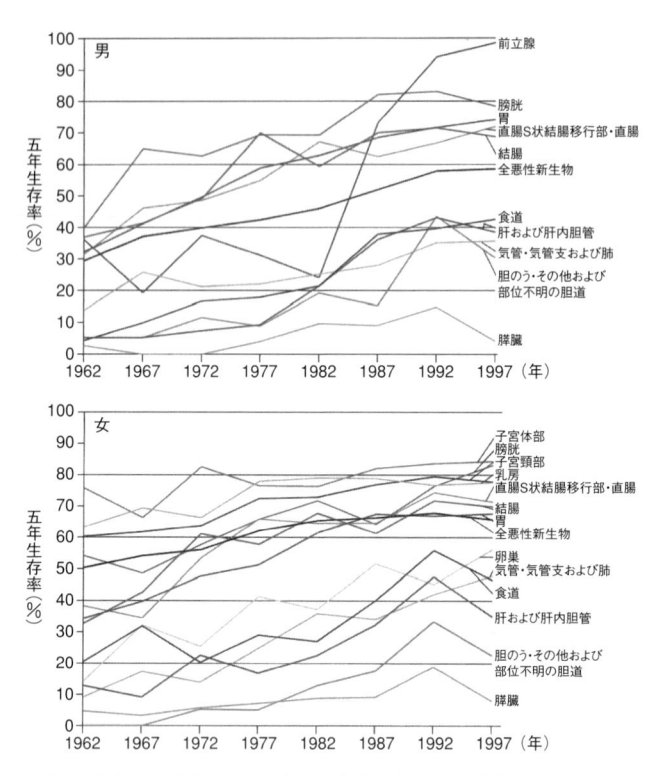

図1 初回入院患者の入院歴年別5年生存率の推移(%)
(資料:国立がんセンター中央病院院内がん登録／国立がんセンターホームページより)

2 米国ではがんのリハビリテーションへの取り組みは1980年代に始まった

解説 米国でがん治療における医学的リハの体系化が系統的に進められたのは、1970年代になってからである。この時代には、米国でもリハビリの必要性と実際に行うことのできるリハビリ治療との間には大きな隔たりがあった。この問題を解決するため、米国NCI (National Cancer Institute) により、がんを専門的に扱うための理学療法士・作業療法士・言語聴覚士などが養成され、米国内の主要な大学やがんセンターには乳がん術後や喉頭摘出後のプログラムのように、特定の機能障害に対応したリハプログラムが設置され、さらにはリハに関する患者教育やリハ

を必要とする患者のスクリーニング体制，がん治療チームへのリハ医の介入も始まって，今や，がんのリハはがん治療の重要な一分野として認識されるに至った．事実，米国有数の高度がん専門医療機関である米国 MD Anderson Cancer Center では，Blood & Marrow Transplantation Center, Brain & Spine Center, Breast Center など 18 のケアセンターの一つに，緩和ケアとリハビリテーション医学部門があり，がん治療の重要な柱の一つとなっている．

一方，本邦においては，がんそのもの，あるいは治療過程による身体障害に積極的な対応がされておらず，がんセンターなどの高度がん専門医療機関において，リハ科専門医が常勤している施設はほとんどなく，療法士もごくわずかという寂しい状況にある．療法士の養成校においても，がんのリハに関する系統講義や実習はほとんどなされていない．欧米と比較してその対応が遅れていることは否めない事実であり，がんの時代が到来しつつある現在，積極的な取り組みが必要とされている．

3 抗がん剤の感受性はがんの種類によって異なる

解説 抗がん剤はいずれのがんに対しても同じ感受性を示すものではなく，各種がんに対する化学療法の効果は，治癒，延命および症状改善（緩和）に分けられている[1]．感受性のあるがんに対しては，強化化学療法（intensive chemotherapy）によって完全治癒をねらう．しかし，感受性の低い難治性がんでは，強力な化学療法は副作用を強め，かえって死を招くことも少なくない．そこで近年では，患者の延命効果と QOL の維持を目的とし，抗癌剤の投与法の検討と副作用対策などを行った緩和的化学療法（palliative chemotherapy）が試みられている．

抗がん剤で治癒が期待できるのは，急性骨髄性白血病，急性リンパ性白血病，悪性リンパ腫，精巣（睾丸）腫瘍，絨毛がんである．また，延命が期待できるがんとしては，乳がん，卵巣がん，小細胞肺がん，大腸がん，多発性骨髄腫，膀胱がん，慢性骨髄性白血病，骨肉腫がある．症状改善が期待できるのは，軟部組織腫瘍，頭頸部がん，食道がん，子宮がん，非小細胞肺がん，胃がん，前立腺がん，膵がん，腎がんがある．効果が期待できないがんは，悪性黒色腫，肝がん，甲状腺がんである．

1) 国立がんセンター内科レジデント・編：がん診療レジデントマニュアル第 4 版. 東京, 医学書院, 2007.

4 がん患者のための身体機能評価法がある

解説 がん患者に対する身体機能の評価はがんのリハの効果の評価のみならず，生存期間の予測因子としても重要である[1]．世界的に用いられている代表的な身体機能の評価尺度には，ECOG の Performance Status (PS) 評価 (**表 1**) および Karnofsy Performance Scale (KPS) (**表 2**) がある．PS 評価は，主に化学療法など積極的治療期における全身状態の評価のために，わが国のがん医療の現場で一般的に用いられている．評定尺度は 5 段階で，がん患者の全身状態を簡便に採点できる．しかし，病的骨折や運動麻痺などの機能障害のために活動性が制限されている場合には，たとえ全身状態が良好であっても低いグレードになってしまい，必ずしも全身状態を示すことにはならないことに注意が必要である．KPS は 1948 年に初めて報告された評価法であるが，現在でも ECOG と並んで世界的に広く用いられている．11 段階で採点を行うため，ECOG よりも詳細な評価が可能である．現在の医療状況と矛盾しないように KPS を修正した Palliative Performance Scale (PPS) もしばしば用いられる．

ADL 評価法としては，他の疾患と同様に Barthel index や FIM (Functional Independence Measure：機能的自立度評価法) が用いられ，帰結予後についての研究報告がなされている．

1) 辻 哲也：臨床と研究に役立つ緩和ケアのアセスメント・ツール―がん患者のリハビリテーションの評価．緩和ケア 18 (増刊)：161-165, 2008.

表 1 Eastern Cooperative Oncology Group (ECOG) の Performance Status Score (Conill c, 1999)

Score	定義
0	全く問題なく活動できる． 発病前と同じ日常生活が制限なく行える．
1	肉体的に激しい活動は制限されるが，歩行可能で，軽作業や座っての作業は行うことができる． 例：軽い家事，事務作業
2	歩行可能で自分の身の回りのことはすべて可能だが作業はできない． 日中の 50％以上はベッド外で過ごす．
3	限られた自分の身の回りのことしかできない．日中の 50％以上をベッドか椅子で過ごす．
4	全く動けない． 自分の身の回りのことは全くできない． 完全にベットか椅子で過ごす．

表 2 Karnofsky Performance Status Scale (Conill c, 1990)

％	症状	介助の要, 不要
100％	正常, 臨床症状なし	正常な活動可能, 特別のケアを要していない
90％	軽い臨床症状があるが正常の活動可能	
80％	かなりの臨床症状があるが努力して正常の活動可能	
70％	自分自身の世話はできるが正常の活動・労働は不可能	労働不可能, 家庭での療養可能, 日常の行動の大部分に病状に応じて介助が必要
60％	自分に必要なことはできるが時々介助が必要	
50％	病状を考慮した看護および定期的な医療行為が必要	
40％	動けず, 適切な医療および看護が必要	自分自身のことをすることが不可能, 入院治療が必要, 疾患が急速に進行していく時期
30％	全く動けず入院が必要だが死はさしせまっていない	
20％	非常に重症, 入院が必要で精力的な治療が必要	
10％	死期が切迫している	
0％	死	

5 がんのリハビリテーションは予防から緩和まであらゆる病期に必要

解説 基本的なリハの方針, 内容は他の原因による障害と同様で, 機能回復を目指してリハを行うということは, がん以外の患者となんら変わることはない. ただし, 原疾患の進行にともなう機能障害の増悪, 二次的障害, 生命予後等に特別の配慮が必要である. また, 身体面にだけではなく, 心理面, 精神面, 社会面などにも同時にアプローチしていく必要がある.

がんのリハは, 緩和ケアにおいてのみ必要なわけではなく, 予防・回復・維持・緩和とあらゆる病期に役割がある. Dietzによるがんのリハの病期別の分類を表 (次頁) に示す.

第1章 疾患別リハビリテーションの常識非常識

表 がんのリハビリテーションの病期分類(Dietz, 1969)

(1) 予防的(preventive)リハビリテーション
がんと診断された後,早期に開始されるもので,手術,放射線治療,化学療法の前もしくは後すぐに施行される.機能障害はまだないが,その予防を目的とする.

(2) 回復的(restorative)リハビリテーション
治療されたが残存する機能や能力をもった患者に対して,最大限の機能回復を目指した包括的訓練を意味する.機能障害,能力低下の存在する患者に対して,最大限の機能回復を図る.

(3) 維持的(supportive)リハビリテーション
がんが増大しつつあり,機能障害,能力低下が進行しつつある患者に対して,すばやく効果的な手段(例えば,自助具やセルフケアのコツの指導など)により,セルフケアの能力や移動能力を増加させる.また,拘縮,筋萎縮,筋力低下,褥創のような廃用を予防することも含まれる.

(4) 緩和的(palliative)リハビリテーション
終末期のがん患者に対して,そのニーズを尊重しながら,身体的,精神的,社会的にも QOL の高い生活が送れるようにすることを目的とし,温熱,低周波治療,ポジショニング,呼吸介助,リラクセーション,各種自助具・補装具の使用などにより,疼痛,呼吸困難,浮腫などの症状緩和や拘縮,褥創の予防などを図る.

6 乳がん術後の関節可動域訓練は慎重に行う

解説 乳がんの手術後(乳房温存術,全摘術)には,特に腋窩リンパ節郭清が施行された場合には,表1に示すようなさまざまな要因により肩の挙上困難が特に強く生じるため,不動による二次的な肩関節の癒着性関節包炎の予防が重要である.

術後の肩関節可動域(ROM)訓練はいつ頃から開始すべきであろうか? Shamley ら[1]は ROM 訓練の開始時期に関する12論文のうち,条件を満たした6論文のメタ分析を行い,訓練早期開始群と遅延群について比較し,創部のドレーンからの排液の量・肩 ROM・入院期間には差がなかったが,Seroma(漿液腫:組織や臓器内に漿液が限局して蓄積することにより生じる腫脹(乳がん術後腋窩に生じるのは腋窩郭清によるリンパ液貯留)の形成は,訓練早期開始群で有意に多かったことを示した.したがって,術後早期に過度の ROM 訓練を行うことは避けるべきであると考えられる.

腋窩リンパ節郭清が施行された場合には,創部のドレーンが抜去されるまで(術後6日目頃)は原則として自動 ROM 訓練のみ行い,屈曲90度,外転45度まで許可する[2].ドレーン抜去

後は，特に制限をする必要はなく，温熱を併用して痛みを緩和しながら，積極的に他動・自動 ROM 訓練を行う[3)4)]．

1) Shamley DR, Barker K, Simonite V, et al：Delayed versus immediate exercises following surgery for breast cancer：a systematic review. Breast Cancer Res Treat 90：263-271, 2005.
2) Gerber LH, Valgo M：Rehabilitation for patients with cancer diagnoses. DeLisa JA, Gance BM（eds）：Rehabilitation Medicine：Principles and Practice, 3rd Ed. pp1293-1317, Lippincott-Raven Publishers, Philadelphia, 1998.
3) 近藤国嗣：乳癌のリハビリテーション．辻 哲也，里宇明元，木村彰男・編：癌（がん）のリハビリテーション．pp190-205，金原出版，2006.
4) 田尻寿子，満田 恵，加藤るみ子，田沼 明，辻 哲也：乳がん患者に対する周術期リハビリテーション．辻 哲也・編著：実践！がんのリハビリテーション．pp72-78，メジカルフレンド社，2007.

表 1 乳がん術後の肩運動障害の原因

- ●肩を動かすことへの不安（精神心理面の問題）
- ●乳房の創部皮膚のつっぱり感，痛み，圧迫感
  - 全摘，エキスパンダー挿入
  - 皮膚の欠損部が大きく皮膚両端を強い張力が生じた状態で縫合
  - 皮膚壊死や創離開があり，創が瘢痕化
- ●腋窩リンパ節郭清による腋窩の創部の痛み，つっぱり
- ●肋間上腕神経損傷によるしびれ，感覚障害
- ●Axillary web Syndrome（手術侵襲による表在の静脈やリンパ管に生じた血栓や線維化）

7 周術期呼吸リハビリテーションの目的は，術前の肺機能を向上させることではない

解説 開胸・開腹術の対象疾患は食道がん，肺がん，胃がんなど悪性腫瘍が大半を占める[1)2)]．胸・腹部手術前後のリハの目的は，患者の不動化により生じる下側（荷重側）肺障害（dependent lung disease：DLD）の発生を未然に防ぐこと，および開胸・開腹術の手術侵襲による術後の呼吸器合併症を予防し，肺胞換気を維持・改善することである．

そのために，術前には患者とその家族に，術前後の呼吸理学療法の必要性を十分に理解してもらい，そのうえで術前には呼吸法訓練，咳嗽の練習，胸郭伸長運動を実施する．術後の肺胞虚脱，無気肺の予防には深呼吸が最も大切となる．その方法として，腹式（横隔膜）呼吸や最大吸気持続法すなわちインセンティブ・スパイロメトリー（incentive spirometry：IS）などがある[3)]（**表 1**）．

術後早期にはDLDを予防するために体位変換を2時間ごとに繰り返す．全身状態が落ち着いたら積極的にギャッチアップを行う．また，自己排痰を促し，腹式呼吸・ISを励行させる．血行動態に問題がなければ端座位，立位，歩行へと進め，早期離床を促す．立位，歩行などの運動により局所の換気が増大し，換気と血流の不均等が改善する．また，呼気流量が増え，運動による気管支の拡張も生じて，排痰が促進するという利点がある[4]．

術後の呼吸器合併症の有無と臥床期間，歩行可能となるまでの期間あるいは在院日数で評価する．メタ分析の結果から，術前後の包括的な呼吸理学療法を行うことにより，呼吸器合併症，在院期間は有意に減少したことが示されている[5]．

1) 辻 哲也：周術期リハビリテーション．近藤晴彦・編：多職種チームのための周術期マニュアル1 肺癌．pp60-82，メヂカルフレンド社，2004．
2) 辻 哲也，増田芳之，青木聡美，梅原康恵：周術期リハビリテーション．坪佐恭宏・編：多職種チームのための周術期マニュアル3 胸部食道癌．pp48-69，メヂカルフレンド社，2004．
3) 辻 哲也：悪性腫瘍．千野直一・編：現代リハビリテーション医学 第2版．pp488-501，金原出版，2004．
4) 辻 哲也：急性期からの呼吸リハビリテーション—開胸・開腹術後．臨床リハ 12：408-415，2003．
5) Olsen MF, et al：Randomized controlled trial of prophylactic chest physiotherapy in major abdominal surgery. Br J Surg 84：1535-1538, 1997.

表1 開胸・開腹術の周術期呼吸リハビリテーション (辻ら，2004)

1．腹式呼吸： 術前から随意下での横隔膜呼吸のパターンを習得させることで，術後の横隔膜の収縮を促し，横隔膜に接した両側下葉の含気を改善させ，無気肺を予防する．
2．インセンティブ・スパイロメトリー（incentive spirometry：IS）： 無気肺の予防と治療を目的に，長い深吸気を持続させる呼吸訓練器の総称である．術前後では，コーチ2®（フジ・レスピロニクス）などの吸気容量を増大させる容量型のものが適している．
3．ハッフィング（huffing）： 術後の自己排痰を促すために，咳嗽の練習を行う．まず2〜3回，深呼吸をした後，大きく息を吸い2〜3秒間止めて，息を吐くときに小刻みに軽い咳をさせる．それを数回繰り返して，痰がのど元近くまで上がってきたら，最後に咳払いをして痰を出す．
4．胸郭伸長運動： 胸郭，肩甲周囲筋のリラクゼーションおよびストレッチのための体操を指導する．

8 骨転移患者は予測される予後に基づき適切に治療され，QOL向上を図るべきである

解説 骨転移は脊椎，骨盤や大腿骨，上腕骨近位部に好発し，初発症状として罹患部位の疼痛を生じるので，がん患者が四肢，体幹の痛みを訴えた場合には常に骨転移を念頭に置くことが肝要である．初期に病変をみつけ対処しないと，病的骨折を起こし，脊椎では脊椎損傷となる例も多い．

Harringtonの切迫骨折の定義[1]を**表1**（次頁）に示す．この定義に当てはまる場合には，放射線治療や手術といった骨折予防のための積極的な治療を要する．また，ハイリスク状態であることを患者に十分に理解させ，松葉杖や歩行器などによる免荷歩行を指導する．頸椎，上位胸椎病変には頸椎装具，下位胸椎から腰椎の病変には，胸腰椎コルセットを装着させ，疼痛緩和と動作による骨折リスクを回避する．

骨転移に対する治療方針は，腫瘍の放射線感受性，骨転移発生部位と患者の予想される生命予後などにより決定される[2]．多くの場合で放射線照射が第1選択となるが，大腿骨や上腕骨などの長管骨転移では，病的骨折を生じるとQOLの著しい低下をきたすため手術対象となることも多い[3]．Mirelsは長管骨転移を部位・疼痛・タイプ・大きさから点数化して病的骨折のリスク評価をした[4]（**表2**，次頁）．

リハの内容は，骨転移の罹患部位と治療方法，原発巣の治療経過，全身状態によって異なるが，その目的は，切迫骨折状態にある骨転移を早期に把握し，骨折を避けるための基本動作・歩行訓練および日常生活動作訓練を行い，QOLの向上に努めることに変わりはない[5]．適切な対応をすれば歩行やADL向上の可能性の高い患者が安静臥床を強いられたり，病的骨折のリスクの高い患者や切迫骨折患者に免荷を指導せずそのまま放置したりすることは避けるべきである．

1) 高橋 満：骨・軟部腫瘍患者に対する周術期リハビリテーション．看護技術 51：1290-1293, 2005.
2) がんの骨転移に対する予後予測方法の確立と集学的治療法の開発班・編：骨転移治療ハンドブック．金原出版，2004.
3) 片桐浩久：特徴・診断・治療の要点．原発性悪性骨・軟部腫瘍，転移性骨腫瘍．辻 哲也，里宇明元，木村彰男・編：癌（がん）のリハビリテーション．pp245-256，金原出版，2006.
4) Mirels H：Metastatic disease in long bones. A proposed scoring system for diagnosing impending pathologic fractures. Clin Orthop Relat Res 249：256-264, 1989
5) 辻 哲也：骨転移痛に対する対策—骨転移患者のケア．ペインクリニック 29：761-768, 2008.

表 1　切迫骨折の定義

1）骨皮質の全周 50％以上の破壊．
2）適当な局所療法にかかわらず，荷重時の痛みが持続，増強，再燃．
3）大腿骨近位で病変の径が 2.5 cm を超えるか小転子の剥離あり．

(文献 1 より引用，一部改変)

表 2　四肢骨転移の病的骨折のリスク

点数	1 点	2 点	3 点
1．場所	上肢	下肢	大腿骨転子部
2．疼痛	軽微	中等度	高度で ADL に制限あり
3．X 線所見	造骨性	混合性	溶骨性
4．サイズ（骨径の）	1/3 以下	1/3〜2/3	2/3 以上

（8 点以上の場合，病的骨折のリスクが高いので予防的に内固定術を推奨している）

(文献 4 より引用，一部改変)

9　がん患者の身体活動の低下・体力低下には全身持久力トレーニングが効果的である

解説　がん患者では，全身性の筋力低下や体力低下が多くみられる．体力を低下させる直接的な原因として腫瘍細胞や腫瘍に関連するサイトカインによる代謝の亢進，組織の異化亢進などによる消耗が考えられている．さらに，治療の副作用，疼痛，睡眠障害や精神心理的要因により引き起こされる「疲労感」が身体活動を制限し二次的に体力低下が生じていることも多い[1)2)]．

がん患者の身体活動の低下は，早期がんであっても多くの例で認められることが報告されている[3)]．安静にしておかなければいけないという精神心理的な反応も影響していると考えられる．がん患者における体力低下は，治療法の選択・生命予後・活動能力・QOL に関わる重要な課題である．体力の維持・向上のためには，治療の副作用や低栄養・疼痛といった「疲労感」に結びつく要素を軽減し身体活動を維持するだけでなく，積極的な全身持久力トレーニングが有効であることが多く報告されている[1)2)]．

化学療法などのがん治療中・後に中等度の全身持久力トレーニングを定期的に行うことで、心肺系・筋骨格系機能の改善だけでなく、疲労感の減少・自信や自尊心の保持、ボディーイメージの改善，QOL全体の向上といった精神心理面への効果も報告されている．体力の改善が疲労感の減少につながり，ADLが改善し生活が自立することで自尊心が向上，活動範囲が拡大し社会的交流が増え，QOLの向上につながるという好循環が考えられている[4]．

最近では運動による免疫機能の改善が注目されており、がん患者に全身持久力トレーニングを実施した研究でも免疫系の賦活化が報告されている[1,2]．免疫細胞や液性因子の賦活化は、がん細胞を排除しがんの発生を抑制する効果があると考えられるほか、がん治療の副作用として起こりやすい下痢を軽減するなどの効果[5]も示されている．結腸がん（ステージⅢ）の外科手術後の抗がん剤治後の患者を対象とした大規模研究では，運動施行群は非施行群に比べて無病生存期間（disease free survival）が有意に延長したことが示されている[6]．

1) 西脇香織, 辻 哲也：がんのフィジカルリハビリテーション―フィジカルリハビリテーションががんに及ぼす影響．臨床リハ 12：885-890, 2003.
2) 村岡香織：がん患者に対する全身持久力トレーニング―その考え方と効果．辻 哲也・編：実践！がんのリハビリテーション．pp143-148, メジカルフレンド社, 2007.
3) Schwarz AL：Physical activity after a cancer diagnosis. Cancer Invest 22：82-92, 2004.
4) Couneya KS, Mackey JR, Beli GJ, et al：Randomized controlled trial of exercise training in postmenopausal breast cancer survivors：cardiopulmonary and quality of life outcomes. J Clin Oncol 21：1660-1668, 2003.
5) Dimeo FC, Fetcsher S, Lange W, et al：Effects of aerobic exercise on the physical performance and incidence of treatment-related complications after high-dose chemotherapy. Blood 90：3390-3394, 1997.
6) Meyerhardt JA, Heseltine D, Niedzwiecki D, et al：Impact of physical activity on cancer recurrence and survival in patients with stageⅢ colon cancer：findings from CALGB 89803. J Clin Oncol 24：3535-3541, 2006.

10 化学療法中や放射線治療中は骨髄抑制を生じる可能性があるので、訓練を行う際には、常に血液所見に注意を払う

解説　急性白血病患者において、肉眼的な出血は血小板数2万以上であれば稀であり、脳内出血は血小板数1万以上であれば生じなかったことが報告されている[1]．一般的に、血小板が3万以上であれば特に運動の制限は必要ない．1万～2万では、有酸素運動主体にして、抵抗運動は行わないようにする．1万以下の

場合には積極的な訓練は行うべきではない．強い負荷での抵抗運動も筋肉内や関節内出血を引き起こす可能性があるので注意する[2]．

白血球が減少すると易感染性が問題となる．特に好中球が $500/\mu l$ 以下の場合は感染のリスクが高く，顆粒球コロニー刺激因子（G-CSF）や予防的な抗生剤投与，クリーンルーム管理などの感染予防の対策が必要となる[3]．

1) Gerber LH, Vargo M：Rehabilitation for patients with cancer diagnosis. DeLisa JA, Gance BM (ed)：Rehabilitation Medicine：Principles and Practice, 3rd ed. pp1293-1315, Lippincott-Raven Publishers, 1998.
2) 辻 哲也：がんのフィジカルリハビリテーション．オーバービュー がん治療におけるリハビリテーションの必要性．臨床リハ 12：856-862, 2003.
3) 渡邉純一郎：がん治療の理解 Ⅱ．化学療法．臨床リハ 12：868-872, 2003.

11 末期がん患者のリハビリテーションの目的は，「その時期におけるできるかぎり最高のADLを実現すること」である

解説 一般に末期とは「生命予後6カ月以内と考えられる状態」と定義される．末期がん患者のリハの目的は，「余命の長さにかかわらず，患者とその家族の要望（Demands）を十分に把握したうえで，その時期におけるできるかぎり可能な最高のADLを実現すること」に集約される[1)2)]．楽に休めるように疼痛や苦痛を緩和することも重要である．さらには，"治療がまだ続けられている"という精神的な援助を行うことも目的の一つとなる．

終末期がん患者のリハの内容は，生命予後が月単位の患者ではDietzの分類[3]でいう維持的，週単位〜日単位の患者では緩和的に相当する．**表1**に具体的な内容を示した[2]．

生命予後が月単位の場合には潜在的な能力が生かされず，能力以下のADLとなっていることが多いので，ADL・歩行へのアプローチがQOL向上に果たす役割は大きい．生命予後が月単位の場合には，杖や装具，福祉機器を利用しながら残存機能でできる範囲のADL拡大を図る．廃用症候群の予防・改善や浮腫，摂食・嚥下面のアプローチも含まれる．

リハの介入によりある時期まではADLの維持，改善をみることができるが，病状の進行とともに下降していく時期がくる．それ以降は緩和的リハに目的を修正する．すなわち，疼痛，しびれ，呼吸苦，浮腫などの症状緩和や精神心理面のサポートにリハの内容を変更し，温熱，冷却などの物理療法[1]などによる疼痛緩和や呼吸苦の緩和のため呼吸法の指導を行う[4]．

表 1 末期がん患者のリハビリテーションの内容

■生命予後が月単位

ADL・基本動作・歩行の安全性の確立,能力向上
　①残存能力＋福祉機器(車椅子,杖,手すり,自助具…)の活用
　②動作のコツの習得
廃用症候群の予防・改善
　③廃用による四肢筋力低下および関節拘縮の維持・改善
浮腫の改善
　④圧迫,リンパドレナージ,生活指導
安全な栄養摂取の手段の確立
　⑤摂食・嚥下面のアプローチ(代償手段主体)

■生命予後が週・日単位

疼痛緩和
　⑦物理療法(温熱,冷却,レーザー,TENS…)の活用
　⑧ポジショニング,リラクゼーション(補装具,杖)
浮腫による症状緩和
　⑨リンパドレナージ主体
呼吸困難感の緩和
　⑩呼吸法,呼吸介助,リラクゼーション
心理支持
　⑪アクティビティー,日常会話や訪室そのもの

(文献 2 から引用,一部改変)

訓練開始時の目的は,病状の進行とともに修正されていくため,ゴールに到達したから終了するという明確な線引きは困難である.担当療法士と患者の信頼関係によるところが大きく,要望があるかぎり,たとえ生命予後が日単位でも,心理支持的な目的で介入を継続することもある.

1) 辻 哲也:緩和ケア病棟におけるリハビリテーションの実際.リハビリテーションの概要と物理療法.辻 哲也,里宇明元,木村彰男・編:癌(がん)のリハビリテーション.癌(がん)のリハビリテーション.pp531-540,金原出版,2006.
2) 辻 哲也:緩和ケアにおけるリハビリテーション.辻 哲也・編:実践!がんのリハビリテーション.pp156-162,メヂカルフレンド社,2007.
3) Dietz JH Jr:Rehabilitation of the cancer patient. Med Clin North Am 53:607-624, 1969.
4) 辻 哲也:緩和ケアと呼吸リハビリテーション.江藤文夫,上月 正,植木 純,牧田 茂・編:臨床リハビリテーション別冊 呼吸・循環障害のリハビリテーション.pp166-173,医歯薬出版,2008.

第2章
障害別リハビリテーションの常識非常識

第2章 障害別リハビリテーションの常識非常識

1 運動障害

1 運動機能は正常でも運動障害は生じ得る

解説 代表的な運動障害は何かと問われて，まず頭に思い浮ぶのが（運動）麻痺や（運動）失調ではないだろうか．すなわち，随意運動や協調運動の障害として麻痺と失調を，また不随意運動として振戦やアテトーゼなどを挙げるのが「常識」であろう．また，神経以外に筋肉や関節に目を向ければ，筋萎縮や関節拘縮なども常識の範囲内に含まれよう．しかしながら，リハビリテーション（リハ）領域では，「障害」を機能障害（impairment）のみならず，能力低下（disability）の観点から捉えることも常識であることを忘れてはならない．例えば，個々の運動機能は全く正常であっても，感覚障害（感覚麻痺）や高次脳機能障害（失行，失認など），視覚障害（視力・視野障害），精神障害（不安，抑うつ，人格変化）などが原因で，基本動作（起居・移動動作など）や日常生活動作（食事，整容，更衣，排泄，入浴など）に関わる運動障害が生じる得ることは，あらためて指摘されるまでもなく当り前のこと（常識）として認識されていなければならない．実際，運動機能障害をきたす疾患の既往がなくても座位バランスや歩行能力の低下が生じ，寝たきりや閉じこもり状態に移行する場合は少なくない．

2 関節拘縮と関節可動域制限は同義ではない

解説 関節拘縮（joint contracture/stiffness）とは，関節包および関節包外の軟部組織の変化によって関節の可動域（range of motion；ROM）が自・他動ともに制限された状態をいう．病理学的には，関節包，靱帯，筋・筋膜，皮下組織，皮膚などが瘢痕化または収縮，癒着したものと考えられているが，組織により病態が異なり，原因も多岐にわたることが多い．関節拘縮に ROM 制限（低下）は必発であるが，逆に ROM 制限があるからといって，拘縮が存在するとは限らない．一過性の疼痛，骨病変や骨

変形，精神疾患などでは，拘縮がなくても ROM 制限をきたすことは少なくない．もちろん，いかなる原因であれ，ROM 制限が長期化，定常化すると，複合的な要因も加わり，二次的に拘縮をきたし得るので注意を要する．リハ科診療の現場では，単なる ROM 制限と関節拘縮の相違を頭の中では理解していても，ROM 評価結果に見慣れてしまうとつい両者を混同しやすいので，視診のみならず，触診による鑑別を怠ってはならない．なお，言うまでもないが，軟骨や骨など関節包内の構成体に起因する ROM の消失を強直といい，拘縮とは区別されている．

3 関節可動域制限は立体的（3次元的）に捉える

解説 一般に関節運動の障害は自・他動ともにその可動域（ROM）の制限（低下）として捉えられ，例えば肩関節では，屈曲/伸展，外転/内転，外旋/内旋というように矢状面（sagittal），前額面（frontal），水平面（horizontal）の3平面上における関節運動の角度を指標に表現される．その際，関節運動を常に立体的（3次元的）にイメージし，各平面上における ROM から患肢全体の動きを空間的に捉えることが「常識」である．また，単に角度の絶対値の大小だけではなく，ROM が正常可動域の何％程度なのか，特にどの方向に優位に制限されているのか，したがってどういう動きがどの程度可能なのか，など当該関節の運動障害を総合的に把握することが重要である．さらに，ROM 制限をその方向への主動筋力と拮抗筋力との関係からイメージすることも大切である．ちなみに，「身体障害者診断書・意見書（肢体不自由障害用・脳原性運動機能障害用）」にある「4. 関節可動域（ROM）と筋力テスト（MMT）」の表はよくできており，個々の機能障害（impairment）から全体的な能力障害（disability）をイメージするのに役立つ．

4 麻痺には運動麻痺と感覚麻痺がある

解説 麻痺はリハ科診療の現場で遭遇する機会が多い障害だけに，非常識というほどではないものの，誤解や混乱が少なからず見受

けられる．一般に麻痺は運動麻痺と感覚麻痺に分けられるが，リハ科領域において麻痺といえば，ふつう運動麻痺を指すものと考えられている．運動機能は大きく随意運動と不随意運動，協調運動とに分けられるが，麻痺は主に神経系の異常により生じた随意運動の障害であり，神経系以外の原因で生じた筋力低下などは，一部例外を除いて麻痺には含めない．まず，末梢神経麻痺と中枢神経麻痺であるが，前者は量的変化であり，回復段階において筋力が再増加するのに対して，後者は質的変化であり，回復の前半では共同運動，連合反応，姿勢反射などの原始的な現象が出現し，後半では共同運動から分離運動への移行や連合反応などの原始的現象の減弱などという運動統御の質的変化が生じる．その他，麻痺の程度によって完全麻痺（paralysis）と不全麻痺（paresis），筋トーヌスによって弛緩性麻痺と痙性麻痺とに分けられる．一般に痙性麻痺は中枢神経麻痺でみられるが，弛緩性麻痺は末梢神経麻痺だけではなく，中枢神経麻痺でもみられる．

5 両麻痺と両片麻痺の違い

解説 運動麻痺はその身体分布によって，単麻痺，片麻痺，対麻痺，四肢麻痺などに分類されるが，なかでも混同されやすいのが両麻痺と両片麻痺である．単麻痺は四肢のうち一肢のみの麻痺である．片麻痺は左右いずれか半身の麻痺で体幹より上下肢に強い．片麻痺で対側の脳神経麻痺を伴うものを交代性麻痺といい，脳幹の病変を示唆する．皮質や皮質下の病変では片麻痺側と脳神経麻痺側は同側である．また一側の上肢と対側の下肢に麻痺を伴うものを交叉性麻痺といい，延髄下部（錐体交叉部）の病変を考える．対麻痺は両下肢（と体幹）の麻痺であり，脊髄や大脳中心前回正中などの病変で生じる．四肢麻痺は全四肢の麻痺であるが，両麻痺は四肢麻痺のうち上肢に比べ下肢の麻痺が強いものをいい，脳性麻痺でよくみられる．両片麻痺は片麻痺が左右両側に存在する状態をいい，両側性の大脳半球病変などで生じる．現実には左右の片麻痺がそれぞれ時期を異にして発症した結果として認められることが多い．両片麻痺では四肢の麻痺は軽度でも，体幹の麻痺は重度なことが多いので，機能的予後の告知には慎重を要する．その他，両下肢と一側上肢の麻痺が強い三肢麻痺があるが，実際には他側上肢にも軽い麻痺を伴う四肢麻痺のことが多い．

1. 運動障害

6 端座位が保持できないことの意義

解説 リハ領域だけではなく，介護や看護の分野でも頻用される「端座位」とは，文字通り患者がベッドの端に腰を掛けている姿勢のことである．端座位では足底が接地できるようにベッドの高さを調節したり，ベッド柵（手摺）を設置するなどして座位バランスの安定を図ることが肝要である．一般に端座といえば，姿勢を正して行儀よく座ること，すなわち正座のことである．したがって，一般用語としての端座と混同すると，例えば「端座（＝正座）した姿勢で膝関節の可動域訓練を行う」などと，現実には為し得ない状況が生じてしまう．端座位は，臥床患者が重力に抗して離床する際の準備段階として，一連の基本動作の中でも特に意義深い姿勢（動作肢位）であり，これを保持できるか否かによって患者の機能的予後を推し量ることが可能である．すなわち，起居動作から端座位の保持が可能になれば，やがて次段階の起立や立位保持につながり，車いすやポータブルトイレへの移乗，歩行器や杖による歩行といった移動動作の可能性が拡がる．実際，脳卒中片麻痺の急性期に端座位が安定していれば，その患者は概ね歩行できるようになることはリハ科診療に従事する者にとって常識であろう．

7 転倒傾向（易転倒性）は基本動作障害として捉える

解説 高齢者の寝たきりの主要な原因疾患である骨折の予防に関しては，その背景因子である骨粗鬆症の予防・治療とともに，直接因子である転倒の予防が不可欠である．高齢社会から超高齢社会へ移行しつつあるわが国において，高齢者の転倒予防は最重要課題の一つである．しかし，人間（ヒト）は地上で直立二足歩行を行うかぎり，身体の支持性と安定性を保持できなくなると，必然的に重力下に転倒する．すなわち，転倒傾向（易転倒性）とは，立ち上がり，立位保持，歩行，移乗などの基本動作が安全に遂行できないことの当然の帰結であり，基本動作障害として捉えるべきである．転倒を特別扱いする必要はなく，一般的な転倒予防訓練は実用的な起立・歩行・移乗訓練にほかな

らない．高齢者の転倒予防は，いかに安全で効率的な基本動作能力を獲得するかという古くて新しい課題であるといえよう．もちろん，転倒リスクの高い高齢者に対しては，転倒予防訓練として，心理面（転倒恐怖など）も考慮しながら，筋力強化訓練（股関節・膝関節・足関節），姿勢アライメント調整（胸椎伸展，立位姿勢改善），バランス訓練（支持基底面拡大，ステッピング練習）などを重点的に実施する必要がある．

8 運動器不安定症の診断では運動機能低下をきたす疾患に脳血管疾患は含まれない

解説 「運動器不安定症に関する見解」（日本整形外科学会，平成18年4月12日）によると，運動器不安定症とは，高齢化により，バランス能力および移動歩行能力の低下が生じ，閉じこもり，転倒リスクが高まった状態と定義されており，診断にあたっては，運動機能低下をきたすいくつかの疾患の罹患あるいは既往が定められているが，脳血管疾患や呼吸器・循環器疾患はこれらに該当しないことを知っておかなければならない．すなわち，「運動機能低下をきたす疾患」とは，①脊椎圧迫骨折および各種脊柱変形（亀背，高度腰椎後彎・側弯など），②下肢骨折（大腿骨頚部骨折など），③骨粗鬆症，④変形性関節症（股関節，膝関節など），⑤腰部脊柱管狭窄症，⑥脊髄障害（頚部脊髄症，脊髄損傷など），⑦神経・筋疾患，⑧関節リウマチおよび各種関節炎，⑨下肢切断，⑩長期臥床後の運動器廃用，⑪高頻度転倒者であり，脳血管疾患や呼吸器・循環器疾患は含まれていない．したがって，脳卒中による麻痺や失調のために，また心不全や起立性低血圧，呼吸不全のためにバランス能力や歩行能力が低下し，閉じこもりや転倒リスクが高まった状態は運動器不安定症に含まれないことに注意しなければならない．

9 歩行障害には歩容異常と歩行能力低下がある

解説 歩行障害には，機能障害（impairment）としての「歩容の異常」と能力障害（disability）としての「歩行能力の低下」とがある．前者は正常な歩行動作パターンから逸脱した見かけ上の「歩き

方」の異常であり，各種疾患や病態に典型的ないくつかの異常歩容（跛行）が知られている．小刻み歩行，すくみ足，突進（加速）歩行，間欠（性）跛行，墜落（墜下）性跛行，酩酊歩行，鶏歩，分回し歩行，Trendelenburg歩行，はさみ脚歩行，痙性歩行，動揺歩行などである．後者は歩行の実用性（安全性や効率性など）を問うものであり，歩行が全く不可能な状態から坂道，階段の昇降や長距離歩行などの応用歩行が困難な状態まで種々の程度がある．リハ科診療で重視されるのは，まず歩行能力の低下，次いで歩容の異常である．歩行障害の原因としては，下肢・体幹の運動器の機能低下だけではなく，中枢・末梢神経障害，平衡機能障害，視覚障害，呼吸器・循環器障害なども関与し得ることは「常識」であるが，さらに身体的要因だけではなく，患者自身が歩くことの本質的な目的を失っていないか（認知症，知的障害，うつ状態など）にも注意を払わなければならない．

10 独歩困難は機能障害ではなく能力低下である

解説 独歩とは，歩行補助具（杖や歩行器など）や義肢・装具などの有無を問わず，他人の力（介助，監視など）を要しない実用的な自立歩行をいう．すなわち，歩行補助具などを用いることによって実用性（安全性と効率性）のある自立歩行が実現できるのであれば，歩行能力として独歩可能とみなされる．しかし，杖や装具などを使用しない（実用性の有無を問わない）歩行のことをしばしば独歩と誤用されやすいので注意を要する．なお，歩行は，介助者(物)の有無を問わず，両足で移動する"ambulation"と介助者（物）なしで自らの両足のみで歩く"walking"とに分けられるが，わが国ではあえて両者を区別していない．日常生活動作において，介助や監視がなく40～50m程度の距離を歩行できれば，自立歩行能力ありと評価できる．健常成人の屋外での歩行速度は男性で80 m/分，女性で75 m/分程度であるが，歩行能力としては，歩行速度の大小や歩容の如何より，安全性や持久性が優先される．運動機能は同じでも，感覚障害や高次脳機能障害，視覚障害，精神障害などの有無や程度，年齢，性別，体格，心理状態，生活様式，家屋構造，介護体制などによって独歩の可否は左右される．

2 内部障害

1 内部障害リハビリテーションについて

解説 「内部障害」とは,身体障害者福祉法に定められた身体障害のうち,心臓機能障害,腎臓機能障害,呼吸器機能障害,膀胱・直腸機能障害,小腸機能障害,ヒト免疫不全ウイルスによる免疫機能障害の6つの障害の総称である.高齢・障害者雇用支援機構による2006年度身体障害者実態調査によると,内部障害者は107万人にのぼり,その内訳は心臓機能障害者59.5万人,腎臓機能障害者23.4万人,膀胱・直腸機能障害者13.5万人,呼吸器機能障害者9.7万人,小腸機能障害者0.8万人,ヒト免疫不全ウイルスによる免疫機能障害者0.1万人となっている.内部障害者数は年々増加傾向にあり,肢体不自由者の内部障害合併数増加も鑑みると,ますます内部障害リハビリテーション(内部障害リハ)の知識と実践が重要になってくる.

内部障害リハとは,それら各疾患を持つ患者の再発予防や予後を改善すること,さらには社会復帰を支援することで,QOL向上を目的にしたものである.内部障害リハの中で広く認知されたものには,心臓リハビリテーション,呼吸リハビリテーションがあるが,増加傾向のある透析患者に対する腎臓リハビリテーションや,インスリン抵抗性を基盤とした非アルコール性脂肪性肝炎の罹患率の増加により,肝臓疾患への肝臓リハビリテーションも注目を集めている.

2 心臓リハビリテーションとその効果

解説 心臓リハビリテーション(心臓リハ)は,「医学的な評価,処方された運動療法,危険因子の改善,教育とカウンセリングを含む包括的かつ長期的プログラム」を指す.また,「心臓病の生理学的または心理学的影響を抑制し,突然死や再梗塞のリスクを軽減し,心疾患に伴う症状をコントロールし,動脈硬化の過程を安定もしくは退縮させ,対象とされる患者に対して心理

社会的，職業的状態を高めるように計画されたものである」と定義されている．つまり，心臓リハは単なる運動療法のみではなく，生活指導，服薬指導，栄養指導，心理療法などを含んだ包括的なものである．心臓リハは，医師のみでなく理学療法士，作業療法士，看護師，薬剤師，栄養士などでつくるチーム医療ということができる．

心臓リハの柱である運動療法の効果として，生命予後に関連する運動耐容能の向上，狭心症発作や心不全状態の軽減，最大下同一負荷強度での換気量減少・心拍数減少・心仕事量の減少，心血管保護効果，骨格筋・自律神経への効果，代謝改善効果，生活習慣の改善と心理的効果などが証明されている[1]．

米国心臓病学会および米国心臓協会の急性心筋梗塞治療ガイドラインにおいて，心臓リハは，発症3～7日後の回復期・慢性期の治療として，薬物治療のスタチンと同様にエビデンスレベルclass Iとして推奨された『治療』に位置づけられている．しかし本邦の平成15～17年に行われた全国調査では，急性心筋梗塞患者を受け入れた施設のなかで急性期心臓リハを施行していたのは49%，回復期心臓リハを施行していたのは20%，外来通院型心臓リハはわずか9%であった．後方支援施設等の問題もあるが心臓リハが『治療』として処方される環境作りを急ぐ必要がある．

1) 心疾患における運動療法に関するガイドライン．Circ J 66 (Suppl IV)：1177-1247, 2002.

3 心臓リハビリテーションのプログラムの実際

解説 心臓リハの適応は，従来からの「急性心筋梗塞，狭心症，開心術後」と，2006年から保険適応になった「急性発症した大血管疾患（大動脈解離，解離性大動脈瘤，大血管手術），慢性心不全，末梢動脈閉塞性疾患，そのほかの慢性の心大血管の疾患により一定程度以上の呼吸循環機能の低下および日常生活能力の低下している患者」である．

運動療法は，ウォーキング，サイクリングや水泳などの有酸素運動が基本である．その他，血圧上昇などから敬遠されていた筋力トレーニングも有効であることが示されており，現在同時に行われている．それらの運動強度は，心拍数，酸素摂取量，自覚症状，心電図によって決められる．心肺運動負荷試験により嫌気性代謝閾値（AT）を求め，その80～100%の運動を行う

方法が最も正確で安全である．その他の簡便な方法としては，Karvonen の式［（最大心拍数－安静時心拍数）×κ（0.4～0.6）＋安静時心拍数］によるものや，Borg 指数（13：ややきつい）による強度設定がある．また運動の時間は，準備運動とクールダウンをあわせて 60 分程度が適当で，頻度は 1 週間に 3 日以上がよいとされている．

4 呼吸リハビリテーションとその効果

解説 呼吸リハビリテーション（呼吸リハ）は，本邦では「呼吸器の病気によって障害を持つ患者に対して可能なかぎり機能を回復，あるいは維持させ，これにより，患者自身が自立できるように継続的に支援していくための医療である」とされている．

臨床現場のなかで，CHQ パラダイムシフトが注目されている．診療の目標を根治（cure）からケア（care）へ，病院（Hospital）から住宅（Home）へ，量（quantity）から質（quality）への変換が試みられている．その良い例に COPD（慢性閉塞性肺疾患）診療があげられる．

COPD は，本邦で少なくても 530 万人以上の潜在患者がおり，診断されていない例が 80％以上であることが示唆されている．呼吸リハは，多くの慢性呼吸器疾患に有用であるが，特に COPD に対しては多くのエビデンスが示されている．

呼吸リハの COPD に対する効果は COPD 治療のガイドラインである『GOLD』にエビデンスに基づきまとめられている．最もエビデンスレベルの高いものに呼吸困難の軽減，入院回数と入院日数の減少，健康関連 QOL の向上や，『COPD』による不安と抑うつの軽減がある．そのほかエビデンスレベルは少し下がるが，生存率の改善がある．ここで最も重要なことは，『GOLD』のガイドラインにもあるが，診断後初期から呼吸リハを取り入れていくことである．

5 呼吸リハビリテーションのプログラムの実際

解説 COPD患者では重症患者ほどデコンディショニング（deconditioning；身体機能の失調・低下）が著明である．また罹患から呼吸リハ介入開始までの時間が長いほど，呼吸運動の障害，呼吸筋・体幹・四肢の筋の柔軟性低下や萎縮が進む．このような患者に，エビデンスがあるからといって，負担の強い下肢訓練から呼吸リハを行うことは危険である．また，患者の早期離脱につながるので注意したいところである．具体的なプログラムは図1のように，重症から軽症およびプログラムの進行具合を加味して，患者個々にプログラムを作成するのが望ましい．具体的には，重症例ではコンディショニングと低負荷の全身持久トレーニングから開始する．軽症例では高負荷からの筋力トレーニングから始めることも可能である．いずれにして運動療法を処方することが重要であり，FITT（F；frequency 頻度，I；intensity 強度，T；time 持続時間，T；type 運動の種類）を参考に個別に介入することが，呼吸リハ成功の秘訣である．

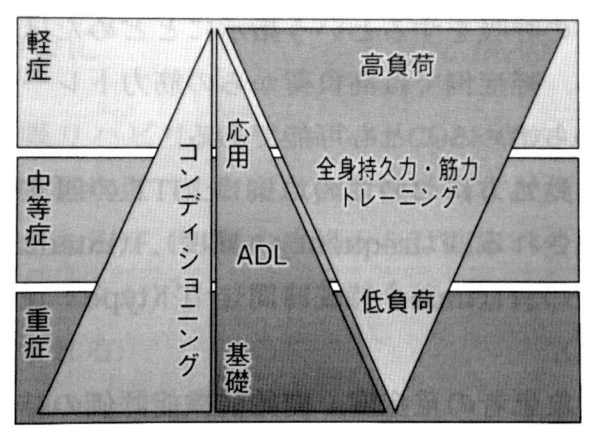

図1　開始時のプログラム
（「呼吸リハビリテーションマニュアル―運動療法」照林社より引用）

6 腎臓リハビリテーションについて

解説 慢性腎不全による透析患者は近年急激に増加し，25万人以上に達し，透析医療の年間医療費は1兆円以上にのぼる．透析療法は，さまざまな臨床研究や技術の進歩により著しい患者延命効果をもたらした．しかし，透析患者のQOL向上への注目度は高いものではなく，予後や透析効率への研究に主眼が置かれていた．ところが，近年，腹膜透析を含む透析患者に対する運動療法が患者QOLを向上させることが，いろいろな臨床研究によってわかってきた．この運動療法は，廃用症候群の改善や運動耐容能の改善によるQOL改善のみではなく，透析効率改善の可能性も示唆されている．このため現在も広く臨床研究が継続して行われている．取り組まれている運動療法の具体的なものとしては，血液透析中のエルゴメーター運動やセラバンドを用いた筋力トレーニング，腹膜透析患者にはウォーキングなどの有酸素運動が中心となっている．

また，糖尿病性腎症などによる保存期腎不全患者に対する運動療法も注目されている．その有効性を示すエビデンスレベルの高い報告は多くはないが，腎機能改善を報告したケースレポートの数は増加傾向にある．

7 肝臓リハビリテーションについて

解説 肝疾患，特に肝硬変患者には，運動により肝血流量が減少することから安静が重要であると強調されてきた．しかし肝疾患患者を長期間にわたり過度の安静ないしは臥床させることで，筋肉の廃用萎縮，筋肉量の減少を引き起こし，これが骨格筋によるアンモニア処理能力を低下させ，肝性脳症を誘発する可能性があると指摘されている．筋力維持を目的とした肝硬変の管理として，①過度の安静を指示しない，②適度の身体活動を継続する，③分枝鎖アミノ酸製剤を補給することが重要である．進行した肝病変といえども，一概に安静を指示するのではなく，個々の症例ごとに病態を把握し，運動療法を実施することが望ましい．

現在，特に肝臓リハビリテーション（肝臓リハ）の適応が注目されている分野は，非アルコール性脂肪性肝炎（NASH）である．NASH はインスリン抵抗性を基盤に肝炎を発症し，肝硬変・肝癌発症へつながるため，近年注目されている．肝臓リハは，発症前の脂肪肝の時点で運動療法を処方し，NASH の発症を未然に防ぐための治療である．適度の運動を行うことで，筋肉での脂肪分解，糖代謝を促進し，これが脂肪肝を予防すると考えられている．

8 小腸リハビリテーションについて

解説 短腸症ならびに腸管運動異常などによる消化吸収障害（腸管機能不全）に対する経腸栄養，経静脈栄養などの栄養管理から小腸移植までの一連の管理プログラムを，最近では Intestinal Rehabilitation Program（小腸リハプログラム）としてとらえるようになった．しかし，現在この一連のプログラムに運動療法は含まれていない．運動療法を検討した臨床研究は少なく，今後多くのことが検討されるべき分野である．現在，小腸機能障害での運動療法に関してエビデンスのあるものとして，骨粗鬆症の予防がある[1] 今後，小腸機能障害患者にも運動療法を含めた包括的リハがより重要になってくると考える．

われわれは，ヒルシュプルング病のため小腸移植施行となった患者に対する運動療法の経験がある．術後安定期に嫌気性代謝閾値（AT）レベルの運動療法と食事療法により，酸素消費量の増加と身体的運動能力の向上を認めた．運動療法による小腸機能障害改善効果は定かではないが，患者の QOL 向上に繋がったと考えている．

1) Lee N, et al：Bone loss in Crohn's disease；exercise as a potential countermeasure. Inflamm Bowel Dis 12：1108－1118. 2005.

3 排尿障害

1 前立腺肥大症（BPH）の診断はいい加減!!

解説 BPH は一般人にも広く認知され排尿障害を持つ多くの中高年男性にこの診断がつけられている．2001年発行のガイドラインには重症度判定基準が記載され，中等症では自覚症状を計る国際前立腺症状スコア（IPSS）が8点以上19点以下，残尿量は50 ml〜100 ml で前立腺容積が 20 ml 以上 50 ml 未満等の記載がある．しかし，診断基準はどこにも記載されていない．つまり BPH であるかないかの境目は判然としない．

中高年では加齢による膀胱機能障害でさまざまな排尿障害が惹起される（広義の神経因性膀胱）．また，BPH による尿排出障害が膀胱機能を障害するという背景もある．さらにおもしろいことに，前立腺を持たない中高年女性も BPH と同じような排尿症状を持つ．

困ったことに前立腺肥大を禁忌とする薬剤は，感冒薬，鎮咳薬，抗ヒスタミン薬に始まり，抗コリン作用を有するパーキンソン病治療薬や鎮痙薬まで多種存在する．診断基準のない疾患を根拠に必要な薬剤が投与できないというのは大問題である．また，おかしなことに抗コリン薬は BPH に伴う尿意切迫（過活動膀胱）に多用されているという矛盾もある．この問題を解決する鍵は次の項で述べる「残尿」である．

2 放置できない排尿障害の見分け方

解説 神経疾患のみならず高齢者や小児でも排尿障害は多数存在する．そのなかで，専門医による加療が必要か否かの判断は重要である．

排尿障害は蓄尿障害と尿排出障害に分類される．「蓄尿障害」は進行すると失禁で生活の質を低下させる．一方，BPH に代表される「尿排出障害」は，軽症は経過観察可能であるが，悪化すると複雑性尿路感染症や水腎症から敗血症や腎不全まで発展

する．そして，その重症度は残尿量に反映される．よって残尿測定が専門的治療が必要か否かの判断の鍵となる．

残尿量は，排尿後にエコーで膀胱内径を測定し推定可能である．健常人の残尿はゼロであるが一般に 50 ml 以下の残尿は問題なく 100〜150 ml（直径 5〜7 cm）を超えると尿路感染等の問題が生じてくる．

具体的には，先ず「検尿」での膿尿の有無から尿路感染症の有無を推測する．さらに，エコーで排尿後の膀胱の直径が 5〜7 cm を超えていないこと（残尿 100〜150 ml 以下）を確認し，さらに「水腎症」のないことが確認できれば，放置できない尿排出障害を合併している可能性は低い．この基準は男女の神経因性膀胱のみならず，前立腺肥大症を含む排尿障害全体にも応用できる．また，残尿が多い場合には前立腺肥大を禁忌とする薬剤の使用は控えるべきといえる．

3 脊髄圧迫による神経因性膀胱かどうかは，ウロダイナミクス検査の結果からは判断できない

解説 神経因性膀胱に限らずどのような疾患でもその主原因を特定することは診断や治療方針を決める意味でも重要である．特に，「この排尿障害はヘルニアによる圧迫か否か」という依頼を受けることがしばしばある．手術適応を決める要素であると認識しているが，多くの場合その特定は困難である．状況証拠としてヘルニアの出現とともに症状が出たらヘルニアによる症状であろうと推測する程度の判定方法しか，泌尿器科医はもっていない．極論を言えば「手術後に回復した症状が圧迫によるものと推論できる」という程度である．特に高齢者はすでに排尿関連の中枢（広義には中枢神経全体）の多くの部位に障害があり，その結果として，心理的要素も含んだ複雑な原因が絡み合い，排尿障害が形成されている．

脊髄圧迫に限らず各種のウロダイナミクス検査の結果も疾患や病変部位特異的な所見はないばかりか，ウロダイナミクス検査は複数回行うと大きな誤差が生じる．その割合は±40％と表現されることもある．

4 夜間頻尿の治療は排尿障害単独の治療のみでは効果がでないことが多い

解説 夜間頻尿は，不十分な睡眠による生活の質低下だけでなく，転倒による骨折や外傷から寝たきりや死亡に発展するリスクが知られるようになり，人口の高齢化とともに重大疾患となりその病態が明らかにされつつある．

排尿障害は夜間頻尿の主原因の一つであるが，実際には多病態が深く関係している．よって夜間頻尿治療で排尿障害単独の治療効果は不良である．

他の原因病態としてまずあげられるのが，睡眠障害や加齢である．夜間排尿時には排尿のために目覚めたのか，睡眠障害である途中覚醒でトイレに行ったのかは区別ができない．また，心機能低下は夜間尿量の増大を招くことも知られている．さらに，睡眠時無呼吸症候群なども夜間多尿の主要原因の一つとなることが判明しており，現在では夜間頻尿は，加齢と排尿障害や睡眠障害をはじめとする多病態の結果と理解されるようになってきた．よって，その治療には排尿障害治療のみならず全身の疾患，病態の改善が必要とされている．

【関連項目】
第4章5「8夜間多尿例の排尿管理」(201頁)

4 摂食・嚥下障害

1 ゼラチンゼリーが，嚥下障害患者に一番適した食物とは限らない

解説 嚥下しやすく，誤嚥しにくい食べ物の特徴として，①密度が均一である，②適当な粘度があってバラバラになりにくい，③口腔や咽頭を通過するときに変形しやすい，④べたついていない，などの特徴を持つものといわれている．その代表として「ゼラチンタイプ」の食物がすすめられている．

しかし，ゼラチンのゲル溶解温度は，25～30度であり，体温では液化する．嚥下反射開始が遅延している嚥下障害患者では，食塊が咽頭に流入しても嚥下反射が開始されず，咽頭内にあるゼラチンゼリーが液化し，誤嚥を生じることがある（嚥下運動前誤嚥）．また，嚥下後に咽頭内にゼラチンゼリーが残留した場合も，ゼラチンゼリーが液化し誤嚥を生じることがある（嚥下運動後誤嚥）．

それらのタイプの嚥下障害者には，比較的粘度が高く，咀嚼をあまり必要としないペースト食をはじめから使用すると誤嚥なく嚥下できることも少なくない．ペースト食は，体温で液化することはなく，また適度な粘度があるため咽頭に残留し，複数回嚥下などを行うことで，誤嚥や咽頭残留を生じることなく，摂食できる．そのため，嚥下造影検査にてゼラチンゼリーを用いて誤嚥を生じたから摂食困難，と判定するのではなく，ペースト食なども試みて総合的に判定する必要がある．

【関連項目】

第3章4．「②摂食，嚥下訓練には柔軟な思考が求められる」（159頁）

2 嚥下誘発テストは，スクリーニング検査としてあまり使用されない

解説 スクリーニング検査は，多数の方法があり，すべてを実施することは不可能である．また，それぞれ特徴があるため，必要に応じたスクリーニング検査の選択が必要となる．

内科領域で報告されている嚥下誘発テストは，鼻腔より細い

チューブを上咽頭まで挿入し，少量の水分を注入し，嚥下反射が生じるまでの時間を測定する方法である．しかしチューブを鼻腔に挿入する手間や侵襲的であるため，リハビリテーション領域ではあまり用いられない．

リハビリテーションの臨床場面では，以下の3つがよく用いられる．

①反復唾液嚥下テスト：30秒間唾液を連続して嚥下するように指示し，嚥下回数を観察するものである．嚥下回数が3回未満の場合を嚥下障害の疑いありとする．簡便で安全な方法であるが，指示の入らない患者には利用できない．

②改定水飲みテスト：冷水を3mℓ口腔底に注ぎ嚥下をするように指示し，むせの有無などを評価する．少量の水を使用するだけなので，簡便であり比較的安全である．しかしむせのない誤嚥は，検出できないので注意が必要である．

③頚部聴診法：聴診器を喉頭の側方に当て嚥下音および呼吸音を聴取する方法である．嚥下前の食塊流入音や喘鳴，湿性嗄声が聴取されれば異常である．

3 嚥下障害は，薬物療法だけでは改善しない

解説 嚥下障害に有効であると考えられている薬物には，アンギオテンシン変換酵素阻害薬（ACE阻害薬），ドーパミン関連薬剤，半夏厚朴湯，カプサイシンなどがある．これらの薬物は，サブスタンスPの濃度を上昇することにより，咽頭反射が出現するまでの時間を短縮させ，肺炎を予防し嚥下障害を改善するとされている．しかし，薬物療法を用いても効果がないことも多く，またサブスタンスPは痛みなどとも関連があり，嚥下特有に関与する神経伝達物質ではない．

リハビリテーション分野で扱う嚥下障害は，中等度から重度障害の患者が多く，決して薬物療法により改善するとはいえない．基本的な口腔ケアや栄養管理を行い，呼吸機能や座位機能の向上などの体力向上，そして間接訓練や直接訓練などの嚥下のリハビリテーションは，欠かすことができない．嚥下造影検査や嚥下内視鏡検査などの画像検査を行い，摂食姿勢を決定し段階的摂食訓練を行うことで，安全に経口摂取へと移行できる．画像検査による嚥下障害の病態評価も行わずに薬物療法に頼ることは危険である．

4. 摂食・嚥下障害

4 摂食訓練には，間欠的経管栄養法が望ましい

解説 経口摂取だけでは，必要な栄養や水分を十分摂取できない場合，嚥下訓練患者では，なんらかの補助栄養が必要となる．補助栄養法には，経静脈栄養法と経腸栄養法がある．経静脈栄養法よりも経腸栄養法のほうが消化管を使用するため生理的であり，栄養学的にも優れている．

経管栄養の方法としては，経管栄養チューブを留置する方法と栄養物を注入するつど経管栄養チューブを挿入し，注入終了後すみやかにチューブを抜去する間欠的経管栄養法がある．前者は，急性期病院などで一般に行われている．しかし，摂食訓練を行う際には，太いチューブが留置され咽頭で喉頭蓋に当たっていると，嚥下時に喉頭蓋の反転の動きを阻害し，摂食訓練の際誤嚥の原因となりうる．間欠的経管栄養法では，摂食訓練の時には，チューブフリーの状態であるため，経管栄養チューブが嚥下に対する阻害因子とならない．1日3回チューブを挿入する煩雑さはあるが，安全な摂食訓練施行のためには考慮すべき方法である．

しかし，近年経管栄養チューブを気管に誤挿入し，経管栄養剤を注入する医療事故もあり，経管栄養チューブ挿入後に腹部レントゲン撮影を行う病院も増えてきている．そのような病院では，間欠的経管栄養法は，残念ながら施行困難であり，栄養チューブ留置の選択しかない．間欠的経管栄養法では，毎回確実に消化管にチューブが留置されていることを，しっかりと確認することが最も重要である．

5 食べていなくても誤嚥性肺炎になる

解説 誤嚥性肺炎は，食物残渣や唾液，胃液などとともに細菌が気道内に侵入し，肺炎を引き起こしたものである．つまり経口摂食を行っていなくても，唾液誤嚥により誤嚥性肺炎を生じる危険性がある．意識障害患者などでは，唾液の不顕性誤嚥を生じていることが多い．また経管栄養チューブが留置されている場合や，気管内挿管されている場合は，唾液嚥下が阻害されている

場合が多い．誤嚥すれば，必ず肺炎となるというわけではないが，経管栄養チューブ周囲の汚染や口腔・咽頭内が汚染されていれば，汚染された唾液を誤嚥することにより，肺炎を生じる危険性は非常に高くなる．健常者では肺炎をきたさない程度の誤嚥であっても，栄養状態が悪く体力・抵抗力が低下している患者では肺炎を生じる危険性がある．そのため，口腔ケアをしっかり行うことと，良い栄養状態を保つことは，誤嚥性肺炎の予防に非常に重要である．経口摂取を行っていない患者では，唾液分泌が低下し，口腔乾燥を招き，結果として口腔内の自浄作用の低下をきたし，口腔衛生状態を悪化させる．食べていない患者のほうが，より積極的な口腔ケアが必要である．

【関連項目】
第4章 3.「①経口摂取していない患者も口腔ケアは必要」（188頁）

6 軽度の嚥下障害患者では，息こらえ嚥下の指導が有効である

解説 息こらえ嚥下とは，食事中の呼吸法のことである．普段われわれは，食物を嚥下するときは，無意識に一瞬息を止めている．嚥下障害患者の場合，嚥下と呼吸のタイミングのズレが生じることで，誤嚥を生じている場合も多い．無意識に行っている呼吸に注意を払うことで，嚥下と呼吸のタイミングのズレの修正を図る方法である．実際の方法は，「大きく息を吸って，しっかりと息を止める．そして食べ物を飲み込んで，勢いよく息を吐く」と指導をする．意識的に呼吸を止めて嚥下をすることで，声門が閉鎖し，声門下圧が上昇して気道に食物が入りにくくなる．また万が一気道に侵入した食物も最後の「勢いよく息を吐く」で喀出でき，気道の防御作用もある．この方法は，認知のよい患者が良い適応であり，特に水分のみムセるという患者では有効である．息こらえ嚥下を学習することで，水分のトロミが不要となる場合も多い．

7 頸部を回旋して経管栄養チューブを挿入すると，嚥下を阻害しにくい

解説 留置された経管栄養チューブが咽頭を横切り喉頭蓋に当たっていると，嚥下時に喉頭蓋の反転が阻害され，嚥下が困難となる．このような状態のまま，摂食訓練を行うと誤嚥を生じる危険性が高い．また喉頭蓋の反転が阻害され気道防御機能が低下していると，摂食していなくても，唾液誤嚥による誤嚥性肺炎を生じやすい．そのため，経管栄養チューブが咽頭を横切らないように挿入することが重要である．

鼻腔から経管栄養チューブを挿入する際，挿入する鼻腔と反対側に頸部を回旋すると，経管栄養チューブが喉頭蓋を横切らず，同側の食道入口部を通過しやすくなる．具体的には，右の鼻腔よりチューブを挿入する場合，頸部を左に回旋する（つまり顔を左に向ける）ことで，チューブは咽頭を横切りにくくなり，右の食道入口部を通過し，食道や胃へと到達する．頸部を回旋することにより，回旋した方向（この場合は左側）の咽頭腔・梨状窩は狭くなり，反対に回旋方向と反対側（この場合は右側）の咽頭腔・梨状窩は広がるため，咽頭を横切るようなチューブの走行は生じにくくなる．

8 嚥下造影検査の結果が全てではない

解説 嚥下造影検査は，X線透視装置を用いて嚥下全体を視覚的に観察し，嚥下障害の程度，誤嚥や咽頭残留の有無，頸椎の変形などの解剖学的情報，食道蠕動などを把握できるため，最も診断的価値が高い検査方法である．しかし，この検査はX線透視室で行われるため，通常の摂食場面と環境が大きく異なり，そのことが患者の心理に影響を与える場合がある．検査場面では，緊張して嚥下に集中して問題なく嚥下できる患者も，実際の摂食場面では注意力が低下し，食事に集中できないためムセたり，肺炎を生じる場合もある．また逆に，検査では緊張のあまり上手に嚥下ができない患者でも，実際の食事ではリラックスして，問題なく摂食できている場合もある．

嚥下造影検査は，嚥下障害を評価する gold standard ではあるが，

常に実際の摂食場面を観察し，採血や胸部X線検査などを行い，全身状態の評価を行うことのほうが重要である．

9 嚥下造影検査は，食べられないことを証明する道具ではない

解説 嚥下造影検査は，リハビリテーション科だけでなく，耳鼻科や脳神経外科，歯科などさまざまな科で行っており，考え方や実際の方法も多様である．誤嚥の有無のみを評価することを目的に検査を行い，はじめから端坐位で液体を飲ませて誤嚥があった場合は，それだけで摂食禁止と指示する科もある．しかし，嚥下造影検査は誤嚥の有無のみを評価して，摂食の可否を判定するだけでの道具ではない．どのようにしたら，安全な摂食方法が見つけられるか，体位や食物形態を工夫し，さまざまな嚥下方法を駆使し，摂食訓練につなげられる方法を模索する機械である．

通常は，中等度以上の嚥下障害が疑われる場合は，ギャッチアップして検査を行うべきである．また，使用する食事も液体でなく，ゼリーやペーストなど誤嚥しにくい食物形態を選択する．そのうえで，検査結果を見ながら摂食姿勢や食物形態を通常の状態に近づけていく．水分のみの誤嚥であれば，トロミをつけたり，息こらえ嚥下を指導するなどして誤嚥せずに嚥下できるようになるか確認する．

このような手順を踏んで，摂食できる方法を見つけるべきである．けっして，誤嚥したら摂食禁止と短絡的に考えてはいけない．

10 silent aspiration（不顕性誤嚥）の患者でも食べられるようになる

解説 誤嚥すれば，多くの患者ではムセや声の変化，場合によっては呼吸促迫などの症状がみられる．しかし，一部の患者では，誤嚥してもムセることなく，通常の食事場面では誤嚥を生じていることがわからない，silent aspiration（不顕性誤嚥）を呈する場合がある．嚥下造影検査や嚥下内視鏡検査にて，誤嚥とムセなどの症状の有無を評価し，初めて silent aspiration の存在が明

らかになる．

silent aspiration を呈する患者の場合，摂食訓練を行う際，誤嚥してもムセないため，ムセを指標として摂食訓練をすすめることはできない．そのため silent aspiration を呈する患者では，経口摂取を安易に諦められてしまうケースがある．しかし，silent aspiration を認める患者でも，嚥下造影検査などで適切な体位と食形態を検討し，誤嚥を予防しながら摂食訓練を行えば経口摂取可能となる．ムセを誤嚥の指標とできないため，より慎重に発熱などのバイタルサインのチェックや，採血や胸部 X 線検査などを定期的に行い，摂食訓練の設定が正しいか検討しながら摂食訓練をすすめていく．

誤嚥してもムセがないため，経口摂取できないと諦めるのではなく，どのようにしたら誤嚥せずに摂食できるかに重点を置くことで，silent aspiration を呈する患者でも十分に経口摂取に移行できる．

5 高次脳機能障害

1 「高次脳機能障害診断基準」は行政的診断基準である

解説 「高次脳機能障害」という用語は，学術用語としては，脳損傷に起因する認知障害全般を指し，この中にはいわゆる巣症状としての失語・失行・失認のほか，記憶障害，注意障害，遂行機能障害，社会的行動障害などが含まれる．
一方で，平成13年度から5年間実施された高次脳機能障害支援モデル事業において，記憶障害，注意障害，遂行機能障害，社会的行動障害などの認知障害を主たる要因として，日常生活及び社会生活への適応に困難を有する一群が確認され，これらの症状について「高次脳機能障害診断基準」が作成された．したがって，同診断基準には，失語・失行・失認といった古典的高次脳機能障害の記載がない．よって，「高次脳機能障害診断基準」は，学術的診断基準とは言いがたく，医療，福祉の狭間で認定されなかった人々を救済するための，行政的診断基準といえる．

[1] 国立障害者リハビリテーションセンター HP：http://www.rehab.go.jp/ri/brain_fukyu/handankizyun.html

2 高次脳機能に厳密な正常値は存在しない

解説 高次脳機能障害の診断・評価には，一般的に神経心理学的検査が有用とされており，各検査には正常値や標準値が設定されている．例えば，知能検査として世界的に用いられている Wechsler Adult Intelligence Scale-Third Edition（WAIS-Ⅲ）などでは，IQの数値は，各年齢群それぞれにおいて平均100，標準偏差（SD）15の測定基準に尺度化されている．つまり，健常者全体の約3分の2が，85〜115の間に，95％が70〜130の間に入る．しかしながら，IQが80を下回ったから，即，知能低下であり高次脳機能障害であるということにはならない．その他，視覚性の注意や遂行機能を検査する Trail Making Test（TMT）などでは，純粋に注意力による影響だけではなく，上肢や手指の巧緻

性の問題も成績に影響することがある．
以上より，神経心理学的検査の測定結果は，あくまでも高次脳機能障害の診断において，補助的に用いられるべきと考える．神経心理学的検査の過程から導き出される質的評価も，高次脳機能障害の診断には重要である．

渡邉 修：高次脳機能障害の検査と解釈 ウェクスラー成人知能検査（WAIS-Ⅲ）．臨床リハ 18：44-48, 2009.

3 高次脳機能障害は精神障害として認定される

解説 前述の「高次脳機能障害診断基準」に当てはまる高次脳機能障害は，わが国の障害者福祉の枠組みでは，精神障害として認定され，ICD-10の中では，「器質性健忘症候群，アルコールその他の精神作用物質によらないもの（F04）」「脳の損傷および機能不全ならびに身体疾患によるその他の精神障害（F06）」「脳の疾患，損傷および機能不全による人格および行動の障害（F07）」などに分類される．

その一方で，学術用語としての高次脳機能障害の中で，失語症は，既存の障害者福祉の枠組みの中で，身体障害のうちの言語機能障害として認定されるので，注意が必要である．

4 古典的高次脳機能障害の占める割合はあまり高くない

解説 平成20年1月に，東京都福祉保健局障害者施策推進部により，都内651病院を対象に，東京都高次脳機能障害実態調査が行われ，退院患者調査から高次脳機能障害者総数の推計がなされた．同調査[1]によると，退院時に患者が抱えている高次脳機能障害の内容は，記憶障害が47.6％と一番多く，次いで行動と感情の障害45.6％，注意障害40.3％，遂行機能障害35.9％，失語症32.0％という結果であった．この結果から，失語，失行，失認といった古典的高次脳機能障害より，行動や感情，注意，記憶，遂行機能などの前頭葉機能の障害を基盤とした高次脳機能障害の占める割合が高いことが明らかとなった．

[1] 東京都高次脳機能障害者実態調査検討委員会：高次脳機能障害者実態調査報告書. 2008.

5 高次脳機能障害のリハビリテーションは順序立てて行う必要がある

解説 高次脳機能障害のリハは，より基本的な機能から順番に整えて行く必要がある．例えば記憶障害の患者がいたとする．そうした時にすぐに記憶障害に直接的にアプローチするリハを行ったのでは，多くの場合うまく事が運ばない．われわれは，神経心理循環という考え方を推奨しており，高次脳機能障害のリハは，高次脳機能以前の基本的機能から順番に整えることが適切であると考えている．神経心理循環は，①呼吸・循環→②意識・覚醒→③姿勢・運動→④摂食・嚥下というように，高次脳機能を発揮する前提条件である身体機能を整えたうえで，高次脳機能自体にアプローチするという考え方である．高次脳機能についても，①抑制力→②発動性→③注意力→④情報獲得力→⑤記憶力→⑥遂行機能→⑦病識といった順番にアプローチするとよい．

6 包括的リハビリテーションとは，全人的にもらさず対応することである

解説 脳損傷による高次脳機能障害には，包括的および全人的リハビリテーションが有効であるといわれている．包括的と全人的という言葉は，一言で言うのは簡単であるが，実際に行動に移すとなるとなかなかできるものではない．2004年6月，筆者は，米国ニューヨーク大学（以下NYU）ラスク研究所のThe Brain Injury Day Treatment Programに参加した．部門長であるBen-Yishay教授率いる臨床神経心理士による高次脳機能障害者への治療はあまりにも有名である．その際，包括的（Comprehensive）⇒もらさず対応している，全人的（Holistic）⇒各障害の意味，構成，ステップが全て理解されている，といった印象を受けた．そう考えると，これらの言葉を実現するには，必ずしも大きなチームが必要なのではなく，個々の治療者や支援者の心の持ち方が重要なのだと思われる．

7 高次脳機能障害は2年5年と改善する

解説 2004年に東京医科歯科大学は，脳外傷家族会の全国調査を実施し，高次脳機能障害者の認知機能の長期経過について報告した．結果，家族会に所属する比較的若年の脳外傷者や脳血管障害者の場合，FIM/FAMによる認知機能の評価結果は，1年から2年，さらには5年かけて改善していることが明らかになった[1]．また，その調査によると，低酸素脳症による高次脳機能障害者は，発症1年から2年で，その機能の伸びは頭打ちになり，その後5年目にかけてゆっくりと改善していた．

東京医科歯科大学難治疾患研究所被害行動学研究部門：脳外傷後遺症実態調査報告書，2004年．

8 神経心理学的検査の結果が，必ずしも高次脳機能障害の改善を反映するわけではない

解説 筆者の経験では，社会復帰支援の対象となる若年の後天性脳損傷による高次脳機能障害者の場合，自然経過でも，受傷や発症から2年くらいまでは，検査結果に改善が見られるように思われる．特に，意識や覚醒，身体機能の影響を受けやすい，注意課題や知能検査における動作性課題においては，その傾向が強い．そう考えると，どこまでが自然回復で，どこからがリハビリによる治療効果であるかの判断は，臨床的には非常に難しいのが実状である．

急性期から回復期にかけて，神経心理学的検査は，医療スタッフの側から見ると，リハプランの作成に大変有用な情報を与えてくれる．その一方で，リハスタッフは，定期的検査の結果ばかりに満足して，その改善を即リハ効果とはき違えないように注意する必要がある．

高次脳機能障害の改善とは，神経心理学的検査の検査結果の改善のことを指すわけではなく，本来，できることがどれだけ増えたかどうかという，あくまでも患者の生活レベルでの改善のことを指しているはずである．

橋本圭司：生活を支える高次脳機能障害のリハビリテーション 第10回 高次脳機能障害の改善とは．地域リハ 3：691-693，2008．

9 高次脳機能障害者に，無理に障害を受容させてはならない

解説 高次脳機能障害者の多くは，易疲労性を感じており，耐久力がない，耐久力がないからイライラしやすい．イライラといった脱抑制状態のために意欲が発動性に乏しく，注意・集中力が低下し，情報獲得力が低い，結果として，記憶があいまいで，物事の段取りがうまく行かず遂行機能障害がある．そのような患者に限って，病識がないものである．そのような患者に対して，無理に障害を受容させようとしたらどうなるであろう．ますます混乱し，記憶があいまいになり，注意力や意欲も低下し，ますますイライラ，疲れてしまうといった悪循環にはまってしまう．筆者は高次脳機能障害者への支援の原則は，無理に障害を受容させるのではなく，自分自身で問題を理解し，受け入れる過程を応援することにあると考えている．

橋本圭司：生活を支える高次脳機能リハビリテーション．三輪書店，2008．

10 高次脳機能リハビリテーションの基本は，「できない」ではなく「できる」を伸ばすことである

解説 病院などで高次脳機能障害の診断，評価などに関わっていると，ついつい，何が問題か，何ができないかにばかり目が行ってしまいがちである．高次脳機能障害のリハにおいては，何が問題ばかりではなく，何が得意か，どのような機能が改善しているのかといったポジティブな側面にも目を向ける必要がある．記憶障害の患者に向かって「あなたは記憶障害である」といった言い方ではなく，「以前に比べたら，耐久力や集中力も増し，大変意欲が出てきましたね．そのような良い機能を用いて，記憶の問題も補うようにしましょう」といったポジティブな接し方が有用である．そして，そのアドバイスは，抽象的にならないように，目的の達成のために，患者自身が今日，明日から実践できる生活上の工夫を具体的に示すものでなければならない．患者へのアドバイスは「何か日課を持つ」ではなく「毎週日曜日には，近くのバッティングセンターで，父親と一緒に 30 分間バットを振る」というように具体的になされるべきで，それ

ができない場合は，そのつど内容を変更するといった柔軟性が必要である．そしてアドバイスは，あくまでも日々実現可能なものでなければならない．

橋本圭司：生活を支える高次脳機能障害のリハビリテーション　最終回　「できない」ではなく「できる」を伸ばす．地域リハ　3：1166-1167, 2008.

6 廃用症候群

1 廃用症候群は多種多様な症候を含む総称である

解説 疾病そのものによる身体の器質的障害を一次障害に対し，一次障害発生時には存在せず，経過に引き続いて起こる障害を二次障害という．二次障害は一次障害と直接的な関係はない．廃用症候群は，安静臥床や不活動状態が持続することにより生じる二次障害である．その症候は，すぐに思いつくであろう，筋萎縮，関節拘縮，骨萎縮など運動器系や起立性低血圧，血栓症など循環器系だけではなく，換気障害，呼吸器感染症など呼吸器系，成長ホルモン低下，電解質異常など内分泌系，膀胱機能低下，尿路結石など泌尿器系，便秘，逆流性食道炎など消化器系，褥瘡など皮膚系，そして感覚障害，抑うつなど精神・神経系と非常に多種多様である（**表1**）．しかもこれらは，相互に関係し悪循環する（**図1**）．廃用症候群は，その予防が非常に重要であり，急性期リハビリテーション（急性期リハ）がこれを担う．急性期リハにおいて，筋力や可動域といった運動器だけにとらわれていると，呼吸器感染，尿路感染症，抑うつなどから思わぬ悪循環を引き起こし，廃用をさらに招く結果となってしまう．急性期リハは，常に総合的に評価し，訓練を行っていくことが重要である．そのためには，理学療法士だけではなく，医師・看護・介護・さらにその家族が，廃用症候群について十分に認識することが必要である．

1) 辻 哲也, 里宇明元：老化と廃用 総論. 総合リハ 34：623-628, 2006.

6. 廃用症候群

表 1　多種多様な廃用症候群の例
（文献 1）から引用）

臓器・組織	影響
筋骨格系	筋力低下，筋萎縮，拘縮，骨粗鬆症
心血管系	循環血液量の低下，心機能低下，起立性低血圧，血栓塞栓症，全身持久力（心肺系フィットネス）の低下
呼吸器系	換気障害，上気道感染，荷重側肺障害（肺炎，無気肺など）
代謝系	アンドロゲン，成長ホルモン，上皮小体ホルモン，インスリン，電解質，タンパクの変化
泌尿器系	排尿困難，尿路感染，尿路結石
消化器系	便秘，食欲不振，体重減少
神経系	感覚障害，不安，抑うつ，錯乱，知的能力の減退，協調運動障害
皮膚	褥瘡

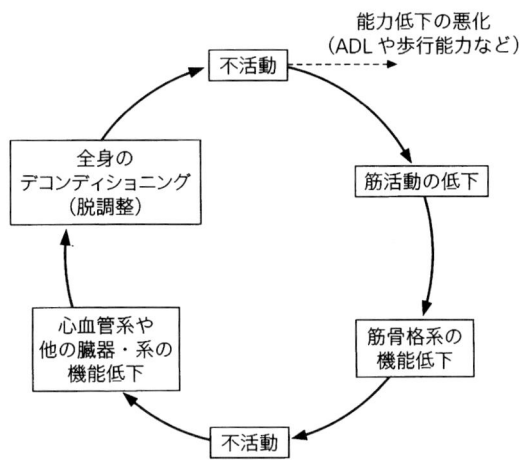

図 1　長期の安静臥床や不活動による悪循環
（文献 1）から引用）

2 廃用性筋萎縮は量的変化だけではなく質的変化も起こる

解説 長期臥床や固定などによる不動は，廃用性筋萎縮を引き起こす．廃用による筋萎縮は，1日に 0.5～1％の萎縮が起こるといわれている．廃用により筋重量の減少，筋断面積の減少といった量的な変化によって筋力が低下する．宇宙空間の無重力・微小重力環境下では筋骨格系への力学的な負荷が著しく減少し，深刻な筋骨格系の廃用が発生する．これら免荷に関する実験報告から，速筋よりも遅筋のほうが萎縮の程度が大きく，筋全体の速筋化という質的な変化が報告された．萎縮筋線維では，筋原線維間の位相が乱れ，Z板が波状に変化するZ-streamingと呼ばれる中間径フィラメントの質的な変化が見られる．さらに，廃用性筋萎縮におけるタンパク質分解の亢進とタンパク質合成の低下に関与するさまざまな調整因子がわかってきた．このように，廃用性筋萎縮は，形態的変化だけではなく，生理学的，生化学的，分子生物学的な質的な変化が起こる．廃用筋萎縮予防において，量的変化に加え，これら質的変化が起こることを考慮し，訓練を計画し行っていく必要がある．容量の大きな速筋が萎縮するからといって，遅筋機能をおろそかにした速筋強化優先の運動療法（中～高強度の運動負荷）を処方することだけでは，筋萎縮予防に結びつかないのである．

志波直人：廃用筋萎縮への取り組み．特集　廃用症候群を吟味する—無・不動，低活動，臥床の影響の理解と予防．MB Med Reha No. 72：34-38，2006．

3 廃用性骨萎縮は早期から起こる

解説 不動や免荷により，骨塩量と骨密度は減少し骨皮質が非薄化する，いわゆる廃用性骨萎縮が起こる．骨萎縮は，荷重負荷が加わる支持骨である脊椎や下肢骨に特に著しく認められる．また，骨折などの外傷後では，その周囲の骨密度が特に減少する．しかし，下肢の骨折や靱帯損傷では，局所の安静のため，片脚免荷を余儀なくされ，さらに外固定や手術侵襲などの影響が加わり，骨萎縮の程度はさらに大きくなる．その予防のため，外固定をできるかぎり短くし，なるべく早期より再荷重が行われる．

しかし，われわれは，外傷後の片脚免荷患者の大腿骨頚部骨密度を計測したところ，免荷期間が一週間から骨萎縮を認めた[1]．萎縮の程度は，完全免荷1日あたり約0.1%程度の骨萎縮であった（**図1**）．これは，長期ベッドレストによる廃用実験の報告である，月に1%の骨萎縮よりも大きいものである．このように廃用性骨萎縮は，外傷や炎症などの侵襲が加わることによって，非常に早期からでも起こり，その程度も大きい．その予防は，免荷や固定を一日でも短くすることだけではなく，安静部位以外の関節運動や固定中からの等尺性運動などによって，骨に荷重負荷を与えることも重要である．

1) 松瀬博夫，志波直人，他：免荷が大腿骨近位部骨密度に与える影響．リハ医学 43：537-541, 2006.

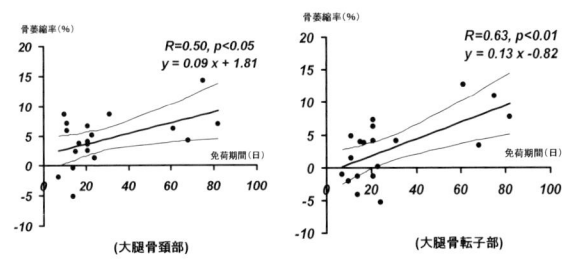

図1 骨萎縮率と完全免荷期間との相関（単回帰分析）
（文献1）から引用）

4 廃用性骨萎縮は長期化する

解説 先に述べたように，不動や免荷により，廃用性骨萎縮が起こる．その予防は，安静期間や免荷期間をできるかぎり短くすることである．この骨萎縮が改善するまでは，骨密度が低下するまでに要した時間よりも長くかかるといわれている．しかも，外傷後の骨萎縮は不可逆的であり，将来の種々の骨折の危険性が高まるといわれている．高齢者では，骨粗鬆症による骨折のリスクを高める．脛骨骨幹部骨折後9年経過した症例や12年経過した症例において，大腿骨頚部の骨密度が，非骨折側よりも低下していたと報告されている．また，骨密度は，筋力や下肢の機能性と相関することから，筋力や機能性が高い若年者やアスリートでは，その廃用性骨萎縮の程度も大きい．膝前縦字靱帯

再建術後1年で,下肢の筋力や機能が改善していたにもかかわらず,大腿骨頚部の骨密度が受傷時よりも低下していたと報告されている.このように,廃用性骨萎縮は,早期から生じ,しかも長期化する.その予防は,できるかぎり早期から行なわれなければならないが,その経過は長期間みる必要がある.骨折治癒後も,筋力訓練や機能訓練を引き続き根気よく続けていくことが必要であることを,本人に説明することも重要である.

松瀬博夫,志波直人,他:免荷が大腿骨近位部骨密度に与える影響.リハ医学 43:537-541, 2006.

Jarvinen M, Kannus P:Injury of an extremity as a risk factor for the development of osteoporosis. J Bone Joint Surg 79:263-276, 1997.

5 廃用症候群は長期臥床や安静に伴うものだけではない

解説 廃用症候群は,安静臥床だけではなく,不活動状態の持続によっても生じる.疾病や外傷により,それ以前の活動性が制限されると,四肢の筋力は低下し,心肺機能や各臓器や器官系の機能は低下する.筋力低下により,歩行障害や起居動作困難をもたらし,さらに廃用が進むこととなる,いわゆる「不活動の悪循環」が生じる.身体活動性の低下は,疾病や外傷の治療に伴うものだけではなく,加齢でも特に認められることである.つまり,老化により,廃用性筋萎縮と似た筋萎縮や速筋化が生じ,身体活動性が低下し,廃用症候群が生じる.身体活動性の低下は,社会的,心理的活動性の低下につながり,さらなる悪循環を生じる.高齢者の身体活動性の低下は,廃用症候群につながることを認識することは重要である.しかし,実際には老化に伴う変化と,廃用に伴う変化は,明確に区別することは難しい.大切なのは,高齢者の身体活動の増加や運動により治療可能な部分を適切に評価し,リハを処方することである.例えば,高齢者の筋力増強訓練において,単純な筋持久性改善訓練を処方する意味はない.なぜなら,筋力の増大を得られれば,起居動作や歩行が安定し,身体活動性の増大につながる.この身体活動性を上げることが重要なのである.

辻 哲也,里宇明元:老化と廃用―総論.総合リハ 34:623-628, 2006.

松瀬博夫,志波直人:老化と廃用―運動機能.総合リハ 34:629-632, 2006.

6 セラピストは医療スタッフへの情報提供と指導も重要な役割である

解説 廃用予防を目的に早期離床や病棟での ADL 拡大を図るため，早期からリハが行われるようになった．離床に向けて，病棟からリハを開始し，原疾患に加え，呼吸・循環動態などを適宜把握しつつ，ギャッジ座位・起き上がり・端座位・立ち上がりから病棟内での歩行と徐々に動作能力を高めていく．この，早期リハの重要性は広く認知され，よりスムーズに行なえるようクリニカルパスが利用されている．その際，医療スタッフ間の連携が非常に重要であることはいうまでもなく，クリニカルパスを工夫したり，カンファランスが行なわれたりしている．しかし，リハの進行と病棟での動作能力との差をよく経験する．その原因の一つに，患者の病棟生活の見守りや介助は看護師や看護助手が行っているという現実があげられる．多くの看護師は，担当制であっても，勤務は交代制であるため，日々の患者の動作能力の把握がどうしても不十分になってしまう．例え申し送りが十分に行なわれたとしても，介助の仕方がわからなかったり，本当にできるかどうか把握ができていなかったりするため，患者自身ができる動作がなされないことになる．そのため，セラピストやリハ担当医が頻繁に病棟を訪問し，積極的に情報を交換したり，実際に患者の能力を示したり，介助の仕方を指導したりすることが必要である．

斉藤里美，斉藤幸広，他：一般病棟における骨関節疾患の病棟理学療法．PT ジャーナル 41：623-630, 2007.

7 嚥下障害と廃用症候群

解説 摂食・嚥下障害は，廃用によっても生じる．その要因として，「1. 筋萎縮，2. 骨萎縮，3. 拘縮，4. 呼吸・循環機能低下，5. 口腔衛生不良」などの関与が指摘されている．廃用が進行すると，捕食機能や咀嚼機能をはじめとする，準備期・口腔期・咽頭期・食道期など嚥下ステージのいずれか，または全てに影響してくる．そのため，摂食・嚥下障害への評価や対応が必要となってくる．評価のポイントは①全身状態の把握，②食

事場面の観察，③口腔内の所見，④顎・喉頭・頸部の可動域や座位保持能力，四肢体幹能力，下部脳神経学的検査等の施行，などがある．また，嚥下機能検査としては，スクリーニング的検査では反復唾液嚥下テスト（repetitive saliva swallowing test：RSST）や改訂水飲みテスト（modified water swallowing test：MWST）などがあり，精査として，嚥下造影（videofluoroscopic examination of swallowing：VF）や嚥下ビデオ内視鏡検査（videoendoscopic swallowing study：VE）が，状況に応じ，それぞれの利点を活かして現在多用されている．評価はできるだけ多面的に実施し，経口摂取の可・不可や，安全に経口摂取するための摂食時の姿勢や食物形態の決定を行う．評価後の対応として，口腔ケアの徹底や，嚥下機能面の低下に対し，食物を用いない間接訓練・食物を用いた直接（経口）訓練など行なわれる．特に，近年は口腔ケアの重要性が指摘され，口腔ケアによるADLの向上も報告されている．高齢障害者においては，歯科治療が有意にADLや意識障害を改善させることが報告され，その中で口腔機能の改善が直接的に意識障害や精神状態に改善を及ぼした可能性も指摘されている．

藤井 航，馬場 尊，斉藤栄一：廃用と関係する嚥下能力低下．老年医学 40：223-227，2002．

8 膀胱留置カテーテル長期留置による排尿困難に対する膀胱訓練効果は乏しい

解説 膀胱留置カテーテルは，無菌操作でカテーテルを挿入しても，2週間経てば細菌尿は必発である．そのため，膀胱留置カテーテルの長期留置は感染などの合併症の観点から推奨されていない．また，膀胱括約筋の萎縮によりカテーテル抜去後に膀胱収縮力の低下をきたし得るともいわれている．しかし，手術後やリハビリテーション患者の管理において早期カテーテル抜去し自己排尿を促すという認識はまだ低く，長期留置しがちである．カテーテル抜去後に排尿困難をきたした症例では，用手的に腹圧をかけるクレーディ法や膀胱収縮力改善のために薬剤投与を行うことにより改善するものも多くみられる．しかし，腹圧の上昇や膀胱収縮力の改善を行っても，排尿困難の改善が得られずに間欠的自己（もしくは家族）導尿が必要となるものや，ADL，介助上導尿困難な場合にカテーテル留置もしくは膀胱瘻の造設が余儀なくされることもある．現在，膀胱機能が低下した手術症例に対し，膀胱訓練による機能回復が試みられている

が，明らかな有用性については示されていない．膀胱留置カテーテルを挿入している症例の管理を行っていくうえで，いたずらな長期留置は避けること，抜去後に排尿困難をきたした症例については，早期に専門医を受診する必要がある．

高坂 哲：リハビリテーションにおける排尿障害. 泌尿器外科 14：1299-1303, 2001.

7 褥瘡

1 褥瘡は阻血性障害が病態の中核である

解説 2005年の日本褥瘡学会の定義によると，褥瘡とは，「体に加わった外力は骨と皮膚表層間の軟部組織の血流を低下，あるいは停止させる．この状況が一定時間持続されると，組織は不可逆的な阻血性障害に陥り褥瘡となる．つまり，圧力やせん断力といった外力が直接の原因であり，虚血性の壊死を助長する要因として，低栄養や皮膚湿潤がある．」とある．まずは，「褥瘡」の病態の中核は阻血性障害であることをしっかり理解する必要がある．

ほとんどの阻血性障害は，外力によって毛細血管が閉塞することで惹起される．その結果，組織の虚血性障害が起こる．引き続き，酸素欠乏状態，グルコースの組織への供給も減少，場合によっては，嫌気性代謝の亢進等が引き起こされ，乳酸が組織内に蓄積され，組織pHが低下すると考えられているが，確証はない．これらの要因によって細胞死が生じ，褥瘡が発症すると考えられている．

その他の可能性としては，再灌流障害が挙げられる．虚血性障害に対する応答として，組織中に産生された炎症性サイトカインやフリーラジカルなどの物質が，血流の再開とともに当初の虚血部位より広範囲に分散して，より重篤な組織障害を起こすといわれている．

また，圧迫によるリンパ灌流の障害で，滞留する酵素や老廃物による組織障害の可能性が指摘されている．さらに最近では，外力が直接組織や細胞に与える機械的変形の影響が注目され始めている．

これらの複合的な作用で褥瘡は発生する．

Berlowitz DR, et al：Are all pressure ulcers the result of deep tissue injury? A review of the literature. Ostomy Wound Manage 53：34-48, 2007.

2 脊髄損傷者の褥瘡は，他の疾患と異なる側面を持つ

解説 褥瘡患者の基礎疾患の内訳は，1998年に行われた厚生（労）省老人保健健康増進等事業の調査によると，最も多いのは脳血管障害であり，その他には，骨・関節疾患，悪性腫瘍，感染症，痴呆（認知症），循環器疾患，脊椎・脊髄疾患，外傷等があげられる．これらの疾患は，すべてリハビリテーション（リハ）の対象となり得るが，その障害の特殊性から，褥瘡管理において特に注意を要するのは脊髄疾患，つまり脊髄損傷者である．

脊髄損傷者では，対麻痺による感覚障害と運動麻痺により，麻痺部の同一部位圧迫を長時間にわたり引き起こしやすい．この点に関しては，片麻痺を持つ脳血管障害者と同様である．それに加えて脊髄損傷者では，自律神経障害も認められる．自立神経系は血圧や脈拍から始まって，さまざまな調節を行っているが，その一つに末梢循環調節がある．その末梢循環調節が障害されているため，麻痺領域の末梢血流が低下している可能性が指摘されている[1]．さらに，神経系，内分泌系，免疫系の統合が障害されているため，創傷治癒が遅延する可能性も報告されている[2]．

このように，脊髄損傷者は褥瘡を形成しやすく，治癒しにくい状態に常にあるといえる．脊髄損傷者の褥瘡管理を行う場合には，このことを常に念頭に置く必要がある．また，脊髄損傷者は，十分に働く能力があるにもかかわらず，褥瘡が原因で社会復帰を果たすことが叶わなくなることもあり，脊髄損傷者にとっての褥瘡は社会生活における死活問題であるという点も忘れてはならない．

1) Teasell RW, et al：Cardiovascular consequences of loss of supraspinal control of the sympathetic nervous system after spinal cord injury. Arch Phys Med Rehabil 81：506-516, 2000.
2) Cruse JM, et al：Review of immune function, healing of pressure ulcers, and nutritional status in patients with spinal cord injury. J Spinal Cord Med 23：129-135, 2000.

3 筋力低下と関節拘縮の予防と活動性の維持が褥瘡予防につながる

解説 身体の不活動状態に起因する二次的な身体および精神機能の障害を、総称して「廃用症候群」と呼び、褥瘡をその一症状と捉える考え方がある。間違いではないが、効果的な褥瘡対策のためには、より深い検討が必要である。廃用症候群の徴候のうち、褥瘡発症に大きく寄与する因子は、主として筋力低下、関節拘縮、活動性の低下であるため、それらを個別に検討することが大切である。

筋力低下は体位変換を困難にするし、股関節や膝関節の屈曲拘縮は、仰臥位時の仙骨・踵骨部圧迫圧を高くするし、低活動は両者を助長する。これらの要因によって、褥瘡は形成されやすくなり、悪化しやすくなる。非麻痺部を筋力増強訓練により鍛え、麻痺部は関節可動域訓練等で拘縮を予防し、無理にでも活動させることが褥瘡予防の基本である。少しでも動けるのならば、徹底して動かすことがリハの基本である。

ここでまた、ポイントとなるのは脊髄損傷者である。一般に、運動によって運動筋の血流は増加するが、皮膚や非活動筋や腹腔内臓器への血流は減少してくる。ところが、脊髄損傷者に上肢運動を行わせたところ、一部の脊髄損傷者を除き、下肢皮膚血流量の増加が観察された[1]。また、日常的に運動をしている脊髄損傷者群と運動をしていない脊髄損傷者群では、運動群のほうが褥瘡の発症率が低いことも報告されている[2]。したがって、廃用予防のためにも、褥瘡治療・予防のためにも、リハおよび運動は重要である。

1) 緒方 甫、田島文博:運動の呼吸・循環系に及ぼす影響.上田 敏、他・編:リハビリテーション基礎医学.pp82-93,医学書院,1983.
2) 田島文博、他:脊椎脊髄損傷者のスポーツの適応と効果.脊椎脊髄 16:493-500, 2003.

表　長期臥床による影響

1．骨格筋系	筋力低下，筋萎縮，関節拘縮，不動化，変形性関節症，骨粗鬆症
2．心循環器系	運動耐容能低下，起立性低血圧，血栓，塞栓症
3．呼吸器系	換気障害，上気道感染，沈下性肺炎
4．代謝系	アンドロゲン・成長ホルモン・副甲状腺・インスリン・蛋白・脱水素酵素の代謝異常
5．泌尿器系	尿路感染，尿路結石
6．消化器系	便秘，食欲不振，体重減少
7．精神・神経系	神経反応性の低下，せん妄，抑うつ状態，認知症，協調運動障害
8．皮膚	褥瘡

4 全ての褥瘡が，皮膚表面から深部へ損傷が進行するわけではない

解説　褥瘡の発生様式は，皮膚から形成され，やがて皮下へと広がっていくという，top-to-bottom model と，皮膚表面にダメージが明らかになる前に，骨に接した筋肉などの深部組織が表面皮膚より先んじて損傷を受けている，bottom-to-top model という考え方が対立していた．

熱傷などと同様に，常識を反映する形で，従来の「NPUAP の分類」や「褥瘡の予防・治療ガイドラインの深達度による褥瘡分類」に代表されるものは，top-to-bottom model を支持していた．ところが，最近になって，deep tissue injury という病態がにわかに報告されるようになってきた．そこで，2007 年の NPUAP の分類では，一部紫色などの皮膚変色は認めるが，皮膚損傷は認めないものの，皮下にすでに損傷を受けている可能性のある「suspected deep tissue injury」や，創床が痂皮で覆われ深達度の判断が不能である「unstageable」という，新しい概念を加えた．

特に，deep tissue injury は，適切な治療にもかかわらず，急速に増悪することが指摘されており，早期発見の必要性が重要視されている．われわれの研究では，多くの褥瘡が bottom-to-top model であり，その早期発見にはエコーが有用であるという結果が得られている．

Kanno N, et al : Low-echoic lesions underneath the skin in subjects with spinal cord injury. Spinal Cord 47 : 225-229, 2009.

第 2 章　障害別リハビリテーションの常識非常識

stage 1

stage 2

stage 3

stage 4

unstageable

suspected
deep tissue injury

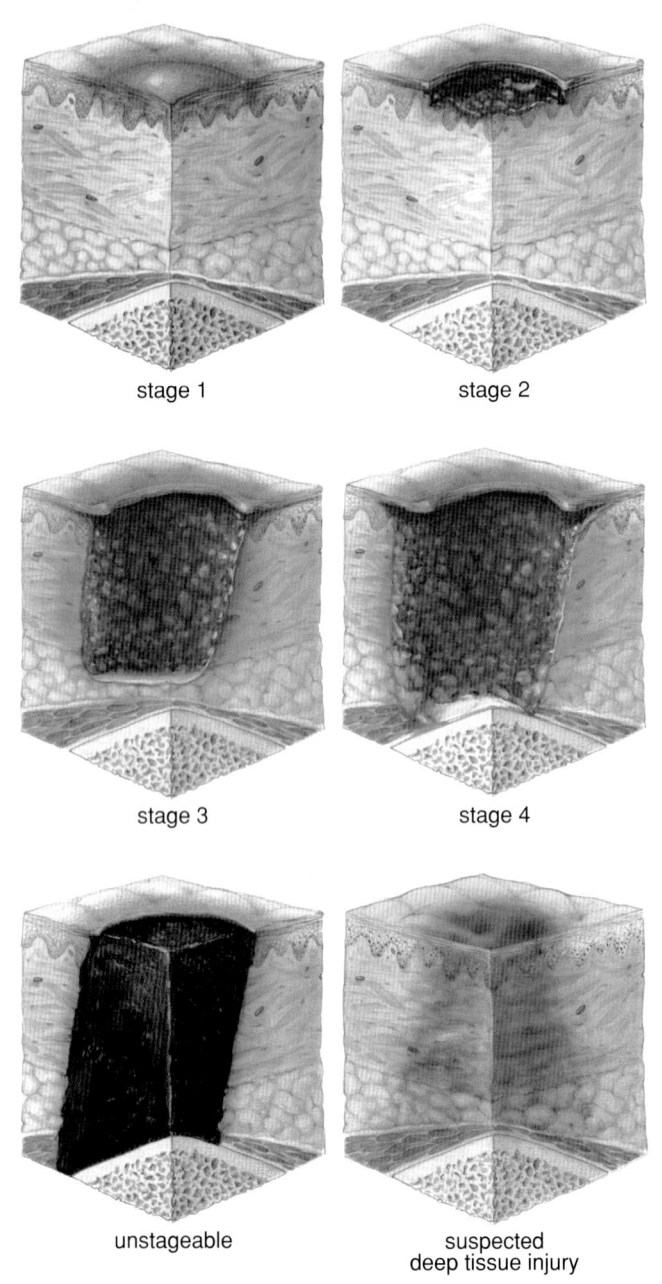

図　2007 年改訂版 NPUAP の深達度分類のシェーマ
(National Pressure Ulcer Advisory Panel の HP (http://www.npuap.org/resources.htm)
よりダウンロードできる)

5 褥瘡予防・治療には，個々の症例に合った体圧コントロールが必要

解説 　地球上では重力から逃れる術はないので，どのような肢位をとっても組織の圧迫は防げない．褥瘡の発生しない圧迫圧を考えるためには，微小循環血流圧を知る必要がある．褥瘡の病態生理は，組織が長時間にわたり微小循環血流圧よりも高い圧で圧迫されることによって阻血性の組織壊死が起こる．逆にいえば，組織を圧迫する圧を微小循環血流圧よりも低く設定できれば，褥瘡予防になる．

この場合，人によって骨突出部位や程度，そして姿勢は異なるため，一概に「2時間ごとの体位変換が必要」などと指導はできないという点が重要である．易褥瘡形成患者では，個々の症例でシーティング時や臥位姿勢時の圧を注意深く体圧計で測定し，問題点を見つけていかなければならない．そして，その症例に合ったシーティングや臥位の姿勢を指導し，適切なクッションの組み方などを考えていく必要がある．

特に，社会復帰を果たしている脊髄損傷者では，用途に合わせて車いすを使い分けていることも多々あり，全ての条件下で座圧測定を行う必要がある．また，定期的なプッシュアップの指導も重要である．

褥瘡の最良の治療は予防であり，個々の症例に合った体圧コントロールが予防の第一歩である．

6 皮膚の観察のみでは褥瘡評価はできない

解説 　一般的に，褥瘡発症の危険性の高い患者に対して，毎日の褥瘡自己チェック法として，手鏡による視診が指導されている．2002年に日本褥瘡学会が発表したDESIGN分類によって，褥瘡にかかわるすべての職種が，共通した視点で褥瘡評価をできるようになった．

DESIGN分類は，D (Depth：深さ)，E (Exudate：浸出液)，S (Size：大きさ)，I (Inflammation/Infection：炎症／感染)，G (Granulation：肉芽組織)，N (Necrotic tissue：壊死組織) にP (Pocket：ポケット) を加えた7項目の合計点を褥瘡の重症度の

指標としたものである．さらに，各項目に重み付けを施し，定量的な重症度の指標としての役割も狙ったものが，2008年に発表された改訂版DESIGN分類（DESIGN-R）である．

これらの評価は有用ではあるが，しかし，皮膚の観察に頼るDESIGN分類は，急性期褥瘡には用いることができないという欠点も指摘されている．急性期褥瘡では深達度や範囲の判定が困難なためである．さらに，先の見出し4で述べたdeep tissue injuryという概念も出現し，視診のみですべての褥瘡を評価することはできないといえる．

深部から形成される褥瘡評価として，われわれが重視しているのは触診である．触診では，熱感や浮動感の有無を評価する．われわれの研究結果では，脊髄損傷者に褥瘡検診を行ったところ，視診上異常が認められた部位は必ず触診で異常を認め，視診では異常を認めなかった部位に，触診で異常を認めた場合，エコー検査を行ってみたところ，皮下の病変を確認できた．このことから，褥瘡に関係する早期深部組織損傷の発見には，視診よりも触診が臨床的に重要であると考えている．

Kanno N, et al：Low-echoic lesions underneath the skin in subjects with spinal cord injury. Spinal Cord 47：225-229, 2009.

7 褥瘡の早期発見には定期的なエコー検査が必要

解説 褥瘡の早期発見法は確立されていない．われわれの自験例では，皮膚に発赤を認めた症例で，Bモードエコー検査を施行したところ，皮下にも病変を確認できた例を多く経験してきた．

そこで，脊髄損傷者に視診，触診，Bモードエコーによる褥瘡検診を行い，エコー検査が褥瘡の早期発見ツールとして有効かを検討した．対象は，C5からL1レベルの脊損男性合計43名で，ベッド上腹臥位になってもらい，仙骨部・両坐骨部の視診所見・触診所見・エコー所見を調査し，合計129部位についての評価を行った．結果は，112部位は，全ての検査において正常であった．視診，触診で正常，エコー検査で低エコー域を認めたものは9部位であった．視診で正常，触診で浮動感，エコー検査で低エコー域を認めたのは6部位で，視診上発赤あるいは創傷，触診で浮動感，エコー検査で低エコー域を認めたのは2部位であった．

以上より，脊髄損傷者における褥瘡は，まず初めに皮下で形成され，皮膚表面に広がってくる可能性が高いということが示唆

された．また，エコー検査は，deep tissue injury や早期の褥瘡と考えられる低エコー域を見つけ出すのに役立つツールであると考えられた．

上記研究は脊髄損傷者を対象に行われたものではあるが，この研究結果に基づいて，われわれは，いかなる疾患であろうとも，褥瘡形成の危険性の高い者に対して，視診・触診による毎日の褥瘡自己チェックと，早期の褥瘡と考えられる低エコー域の有無を検査するために，定期的なエコー検査の実施を薦めている．

Kanno N, et al：Low-echoic lesions underneath the skin in subjects with spinal cord injury. Spinal Cord 47：225-229, 2009.

8 褥瘡の局所治療はガイドラインに沿って行う：ドレッシング法は開放性ウエットドレッシング療法で

解説 皮膚にまで達してしまった褥瘡に対する局所治療においては，2005年に公表された「褥瘡局所治療ガイドライン」を利用して，治療に取り組む．このガイドラインは DESIGN に準拠したガイドラインで，基本スキームとしては，まず褥瘡が浅い（DESIGN 分類で d）か深い（DESIGN 分類で D）かを峻別することから始まる．浅い褥瘡においては創面の保護と適度な湿潤環境の保持に努める．深い褥瘡においては，DESIGN 評価項目のうち，大文字の N，G，S に着目し，それぞれの大文字を小文字に変えていく努力を行う．つまり，壊死組織を除去し，肉芽形成の促進をはかり，創サイズの縮小を目指す．その他，I，E，P の要素については，大文字のものがあれば，適宜それを小文字に，あるいはそれをなくすための治療を優先的に考える．基本スキームがわかったところで，実際どのような外用薬やドレッシング剤を使用すればいいのか？ ガイドラインにも種々の外用薬やドレッシング剤の特徴が述べられているが，私見では，何を使うのかではなく，どのようなドレッシング方法を用いるのかがポイントであると考えている．開放性ウエットドレッシング療法をぜひすすめたい．このドレッシング方法は褥瘡の重症度によって治療法が変わることもなく，組織間液の流れ（ドレナージ）を妨げないので，感染の有無にかかわらず用いることができる．方法は穴あきポリエチレン袋に紙オムツを入れ，それを褥瘡部分に当てるだけである．当施設でもこのドレッシング方法を用いて，重度褥瘡に良好な結果を得ている．

鳥谷部俊一：褥創治療の常識非常識．三輪書店，2005.

9 褥瘡の外科的治療について

解説 褥瘡の外科的治療には,壊死組織を除去するデブリードマン,ポケットの切開,手術療法がある.手術療法としては,創を一期的に縫合閉鎖する縫縮法,皮膚のみを移植する植皮術,局所皮弁,筋皮弁,筋膜皮弁,穿通動脈皮弁等の各種皮弁術がある.日本褥瘡学会編集の『褥瘡局所治療ガイドライン』によると,「壊死組織と周囲の健常組織との境界が明瞭となった時期に外科的デブリードマンを行うことが望ましい」,「膿汁や悪臭を伴う感染創には,外科的デブリードマンを行うことを考慮する」,「保存的治療を行って改善しないポケットは,外科的に切開することを考慮する」,「深さが皮下組織以上に及ぶ時には外科的治療(手術療法)を考慮する」,「感染が沈静化している時に外科的治療(手術療法)を行うことを考慮する」とされている.しかし,これらの推奨度はすべて C1(行うことを考慮してもよいが,十分な根拠がない)であり,全てエキスパートオピニオンである.外科的治療を論じた報告には,十分なエビデンスがないのが現状である.

リハ医の立場から外科的治療について考えた場合,デブリードマンやポケット切開などの外科的処置は,身体への侵襲が比較的小さく,リハに与える影響も少ないため,ガイドラインの適応に沿って進めてもそれほど問題はない.しかし,手術療法については,身体への侵襲が大きく,術後数週間の術創部の厳密な除圧が必要となることもあり,患者を低活動へと導く.手術療法は,保存的治療に比べ早期の治癒が見込まれ,早期の離床が望める場合,手術療法による利点が欠点を上回る場合に適応となる.

10 障害者の「かかりつけ医」であるリハビリテーション医の褥瘡管理に果たす役割は大きい

解説 2002年の褥瘡対策未実施減算が導入されたことをきっかけに,病院では医師,看護師,栄養士,薬剤師,理学療法士等さまざまな職種が集まった褥瘡対策チームが設置され,褥瘡対策に取り

組む活動がさかんになった．しかしながら，褥瘡は病院内だけの問題ではなく，在宅患者や社会生活を営んでいる障害者の中でも大きな問題である．2008年1月に実施された在宅における褥瘡予防・管理の実態調査によると，褥瘡有病率は7.2%であった．2006年10～12月に日本褥瘡学会が実施した全国調査による，病院0.96～3.3%，介護保健施設2.5%～2.7%という数値と単純に比較できないにしても，在宅における褥瘡有病率は非常に高いといえる．

褥瘡は障害をもったさまざまな者に起こり得る二次的合併症である．そのため，障害者の「かかりつけ医」としての役割も担ってきたリハ医は，褥瘡管理に携わる機会も非常に多い．リハ医療における褥瘡対策は，障害者の健康維持・管理のために必然的に行われてきたもので，リハ医は障害を通じて褥瘡を診るという，他科の医師や看護師とは多少違った視点から褥瘡に対してのアプローチができる．この点を自覚し，病院・在宅にかかわらず，褥瘡対策チームの一員として，その予防と治療に対する知識と技術を積極的に使っていくことが，今後リハ医に期待される．

第3章
連携・教育における常識非常識

① リハビリテーション医から

1 リハビリテーション科医の視点

解説 リハ医の治療目標は，目の前の患者を，その方が到達しうる最も高い生活機能レベルに，いかに早く到達させるかにある．障害を生じるに至った原因疾患はさまざまであり，また疾患ではないが加齢も原因として考慮に入れ，専門科目の枠を超えて，全ての医学知識と医療技術が動員されなければならない．このことに反対する医師は誰もいないと考えるが，問題は高い生活機能レベルに到達するための方法が理解されていない点にある．人間はもとより動物であり，その機能は体を動かすことによりはじめて維持，向上が可能である．したがって安静臥床状態においては，この動物性機能が時間とともに損なわれていることに常に注意を向ける必要がある．高い生活機能レベルに到達するためには，治療上安静が必要なくなった時点ですぐに積極的に動くことを指導されなければならない．原因疾患の治療で消耗した患者は，自ら起き上がる気力に欠けており，主治医の積極的な声かけが必要なのである．これは決してリハ医や理学療法士がいなければできないことではなく，主治医が決意し実行すれば簡単にできることである．そう，リハビリテーション（リハ）の始まりは主治医自ら働きかけることであり，その効果は患者さんのより速い回復として実感することができる．

2 経口摂取の開始と嚥下障害

解説 最近の急性期病院におけるリハ科への依頼をみていると，嚥下障害に対する評価とリハに関する依頼が増加している．従来，食事形態の選択や開始時期については，各科で独自に判断し行われていたものであるが，入院患者の高齢化に伴って，潜在的に嚥下障害を有していた患者さんの入院が増加し，入院対象疾患に対する治療はうまくいったものの，治療に伴う体力の低下や経口摂取の制限により嚥下障害が顕在化し，経口摂取を開始

したとたんに誤嚥性肺炎を併発し，リハ科に依頼をいただくケースや，いきなり胃瘻増設へと話が発展しているケースが増えている．しかし，ケースによっては，軽い意識障害のある状態で開始した場合や，禁食の状態からいきなり全粥食が出され，監視もないままに患者さんが自力摂取させられていた場合など，ルールに則って行えば肺炎は防げたと思われるケースも散見される．経口摂取開始を決められたルール（意識清明，口腔内清潔，反復唾液飲み試験OK，改訂水飲み試験OK，初期の食事は監視下）に則って行えば誤嚥性肺炎の発生は激減するとともに，胃瘻増設に踏み切るケースも減少すると思われ，ぜひ，すべての医師に実行していただきたいルールである．そして，そのルールに沿わないケースが真の嚥下障害の患者であり，その場合はぜひリハ科へご相談いただければありがたい．

3 脳卒中早期リハビリテーションと高齢者

解説 脳卒中早期リハの効果として，歩行能力やADLの改善，死亡率の低下，介護依存度の低下，自宅復帰率の上昇などが報告されている．しかし残念ながら，麻痺の重症度が軽減されたり，健常な状態に回復する割合を増やしたりする効果は認められていない．これは脳細胞の命運が発症から数時間で決まってしまい，それにより最終的な麻痺の程度が決まってしまうためである．そしてこの時期の脳細胞を救う手立ては今のところリハにはない．では，早期リハを実施すると何が変わるのか？　それは，早くリハを開始することによって，安静臥床による筋力低下などの弊害（廃用症候群）が防止でき，健側を含めた残存機能を高く保つことができることである．この効果は高齢者ほど重要で，一日長く安静臥床を取らせただけで急速に機能低下が進行することが経験される．したがって，特に高齢者ではできるだけ早くリハを始めなければならず，再発の危険を含めたより高いリスク下でのリハを積極的に進めることが必要である．個人的な感触でいえば，60歳代までなら1週間以内に開始されれば"御の字"であり，それ以上の年齢の患者でこそ，発症からできるだけ早い時期にリハが開始されなければいけない．

4 リハビリテーション医療とチーム医療の形

解説 リハ医療は，昔より多職種によるチームアプローチが特徴であるが，昨今は他診療科においてもその有用性に脚光が浴びせられ，病院のあちらこちらでチーム医療が行われているかに見える．しかし，そのチームアプローチの形は大きく3つに分けられると考えられており，より有機的なつながりをもった形に進化することが望まれる．1つ目は相互独立型（multidisciplinary）アプローチで，多種類の専門職がそれぞれ独立して専門治療を行うもので，専門職間の連絡が薄く，有機的なチームアプローチを行うことはむずかしい．2つ目は相互連携型（interdisciplinary）アプローチで，各専門職が連携をとりながら，自分の専門治療を行うもので，チーム全体の目標に向かって自分の専門治療を進めていく．この場合，大きな病院ならよいが，必要とされるすべての専門職が揃っていない場合には十分に力を発揮できなくなる．3つ目が相互補填型（transdisciplinary）アプローチで，各専門職間の治療境界部分を大きくしておいて，必要に応じてその場にいるチーム構成員で役割分担し直して治療にあたるもので，状況に応じて柔軟に対応していくことが可能であり，中小の病院でも十分力を発揮できる形である．リハ医療で行われているチーム医療は，少なくとも相互独立型からは既に脱却した形で動いており，チーム医療を進めるうえでのノウハウも蓄積しており，他のチーム医療のご参考になるものと自負している．

5 リハビリテーション医学教育

解説 リハ医学の教育現状について考えると，現在，日本には80の医科大学があるが，そのうちリハ医学講座を有しているのは20大学であり，医学生に対して十分なリハ医学教育が全国的になされているとはいいがたい現状が続いている．リハ医学は予防医学と治療医学に続く「第三の医学」と呼ばれており，治療医学を志すものがすべて予防医学の知識を必要とするように，リハ医学の素養もまた，すべての治療医学を志すものに必要な知

識と考えているが，この考え方は日本の医学会の中では，いまだに十分には受け入れられていないようだ．臨床医として患者に向き合ったとき，その時の医療ではそれ以上健康な状態に戻す治療選択がない場合，それでもまだ行うべき医療があることをリハ医学は教えている．そのとき，うちでの治療は終わったからと門前払いをするのでは医師として情けない．リハ専門医は現在 1,500 人余りとなったが，まだまだ現場の需要には応えられていないのが現状であり，健全なリハ医療を育てる土台がいまだに構築されていない．専門医が増えることも大事であるが，それ以上にすべての臨床医がリハ医学的な考え方を素養としてもつことが，未曾有の高齢化社会を迎える日本にとって，急務の課題と考える．

第3章 連携・教育における常識非常識

2 理学療法士から

1 末梢性顔面神経麻痺に対する低周波治療は理学療法上は禁忌である

解説 末梢性顔面神経麻痺の治療方法として,以前一般的に行われていた低周波による電気刺激療法は現在禁忌とされている[1].これは,顔面神経麻痺の後遺症として最も頻度が多く,難治性が高い異常連合運動(もしくは病的連合運動ともされている)が存在することにある.顔面神経麻痺には,軽度の症状から重篤な症状まであり,軽度の症状であれば何もしなくてもよくなるとされるのに対して,ベル麻痺やハント症候群における重症例では,異常連合運動を残すことが少なからずみられる.異常連合運動は,顔面神経麻痺の発症から少なくとも3~4カ月後に出現するとされ,目を閉じると口が横に引けるように動くなど,本来は別の運動として働く筋活動が同時に生じる症状であり,永続的に残る場合もみられる.異常連合運動に対して,外科的治療やボツリヌス菌の毒素を用いた治療方法が紹介され行われている.理学療法では,重症度の判断がしにくい早期における低周波治療や粗大な筋力強化を避け,リラクゼーションを図りつつ,小さくゆっくりした分離運動の学習が重要となる.表情筋の活動は生活上避けては通れないものであり,患者は精神的なストレスを伴うことが多い.焦りから,懸命に自主トレーニングを行う患者も多く,過剰な運動負荷を抑制するために治療に対する十分な理解と協力を得る必要がある.患者に回復を認識させるために,定期的にデジタルカメラによる撮影を行う方法も効果的であろう.

1) 柏森良二:顔面神経麻痺 Update 顔面神経麻痺リハビリテーションの電気生理学的評価.臨床リハ 7:17-24,1998.

2 T字杖に十分な免荷機能はない~クラッチとの違い

解説 歩行補助具は杖,クラッチ,歩行器に分類されており,支点の数と支持基底面の広さでその働きが異なる.杖の支点の数は,

床面を1点とした場合にグリップの1点を加えた2点支持となるため固定性は低く，十分な体重支持は期待できない．四点杖も，支持基底面が広いものの床面を1点として用いる点では代わりがない．そのため杖は，"体重の何割"とか，"つま先だけを着くくらい"といったような体重をかける制限を設ける免荷（めんか）の時期には向かない．手首に多大な負担をかけるため，炎症や疼痛を引き起こす原因ともなる．これまでの報告では，杖の免荷率は約10～15%程度とされている[1]．そのため昔からいわれる"転ばぬ先の杖"という言葉どおり，バランスとり程度に捉える必要があるだろう．

整形外科疾患において術後に荷重量を制限した後療法プランを組む場合，理学療法士は主にクラッチを用いる．クラッチは，クリップ以外にカフやプラットフォームなどによる支持を1点以上加え，3点固定以上となる．そのため，1箇所に負荷が集中してしまうこともなく，かつ3点固定の原理からも固定性が高くなる．片麻痺患者では平行棒から離れ，自立した歩行を行わせる場合に四点杖やT字杖などを用いる．そのため，支持性や固定性で不安定な場合が少なくない．理学療法士はこの要素を十分理解した介助を加え，歩行練習を行っている．

1) 今田拓：金属製歩行補助杖（いわゆる一本杖）基準化をめざして．総合リハ 13：871，1985．

【関連項目】
第5章 2．① 「10 杖を適切に使おう」(245頁)

3 可動域－10°（マイナス10度）としてもROMを表現する

解説 関節可動域測定（range of motion test, ROM-T）は，身体の各関節を自動的あるいは他動的に動かしたときの可動範囲を測定する評価方法として広く用いられている．他動で動かしたものを他動関節可動域（passive ROM, PROM），患者が自分で動かしたものを自動関節可動域（active ROM, AROM）という．関節可動域は，Neutral Zero Method による測定を基本としており，開始肢位を0°として表現する．膝関節の場合を例にとって説明すると，膝関節の伸展参考可動域角度は0°であり，測定法上はそれ以上の膝関節伸展可動域は存在しない．反張膝などの場合は伸展5°といったようになる．ちなみに屈曲は130°である．もし0°まで10°足りない場合，理学療法士は臨床場面で"膝関節伸展－10°"と表現し，0°に足りないとする意味を含んで表

記する.これは,目標角度である0°(完全伸展)に,あと10°足りていないという意味である.PROMが0°であるのに対して,AROMが足りない場合をlag(ラグ)といい,この場合はlagが10°,もしくはextension lag-10°と表現する.膝関節の外傷や変形性関節症の術後などに目標と現状を同時に説明する場合など,治療上わかりやすい表現である.

4 急性期では治療上安静が存在するため,イコール動作能力とは限らない

解説 現在,理学療法への依頼は多岐にわたる.以前はナーシング・ケアでのみ対応していた疾患群であっても,在院日数の短縮が叫ばれるようになり,癌の術前術後や長期臥床による廃用症候群の予防を意識した依頼が増えたことも関係している.脳卒中など,リハを行う代表疾患は,クリニカル・パスウェイが作成され,早期離床を目的に理学療法士や作業療法士が病棟ADL(日常生活動作)においても介入することが一般的となっている.しかし,受傷・発症直後の早期は,血圧や心拍数を加味させた臥床安静が存在することが少なくない.これはリスク管理のために重要であるが,その判断は主科の医師が決定することが多いため,早期理学療法に対する認識の違いもあって誤差が生じることもしばしばある.リクライニングベッドを30度まで,45度までといったように角度設定して段階的にギャッチアップさせたり,車椅子座位までとして立位は不可といった制限を設けたりすることもある.将来的に歩行を視野に入れて検討されるため,段階的に緩和される.注意しなくてはならないことは,早期から制限をさせているため禁止されている動作であり,ADLの評価としてできる,もしくはしているADL評価とは必ずしも一致せず,必然的にBI(Bathal Index)やFIM(Functional Independent Major)は低い点数となることである.

理学療法では,機能評価を中心に予測的に動作可能であるか,姿勢保持が行えるかなどを検討する.近年では,禁止となる時期評価要因に加えて,基本動作評価を中心に予後推量を行う方法も紹介されている[1].早期のADL評価がそのまま障害の重症度を反映しているとは限らないことも注意しなければならない.

1) Hashimoto K, Higuchi K, Nakayama Y, Abo M:Ability for basic movement as an early predictor of functioning related to activities of daily living in stroke patients. Neurorehabil Neural Repair 21:353-357, 2007.

5 自主トレーニングにおける筋力強化は"代償運動強化"に注意が必要

解説 中殿筋強化を目的とした股関節外転運動や大腿四頭筋強化を目的とした膝関節伸展運動は，一般的に行われる訓練である．理学療法士が筋力強化を図るうえで注目する点は，①目的とした運動を行うための主動作筋や拮抗筋の筋収縮・筋活動があるか，②患者自身が動かせる関節運動はどの程度か，そして③代償運動はみられるか，などである．特に患者が自宅や病棟で自主トレーニングとして行うように指導する際は，③の代償動作の有無や程度に注意する必要がある．代償運動とは，ある関節運動をする際に本来用いる筋群以外の筋活動や運動で，あたかもその運動であるかのようにみえることである．たとえば，側臥位で股関節を外転させる運動で，中殿筋を中心に足を天井に持ち上げるように股関節を外側に広げる運動を行う．この際，同側の骨盤を持ち上げることでも外転させているように見せることができる．"足を持ち上げて"という指示のみでは，骨盤を挙上させて代償運動により達成することも少なくない．理学療法士は骨盤を用いず中殿筋を収縮させ外転させる指導を行い，代償動作をなくす学習を繰り返し行う．そのため，十分な認識がない段階で重りをつけて外転運動を反復して行うと，かえて骨盤による代償運動を強化することとなる．これ以外にも体幹を回旋させ股関節屈筋群を用いるなどの代償運動もある．中殿筋歩行とは，中殿筋の収縮不全により生じる歩行であり，再学習や強化を図るには長い時間を要する場合が少なくない．一生懸命リハビリをしてもかえって悪化するといったことがないように，十分な指導を行う必要がある．

3 作業療法士から

1 連携に必要とされる基本的能力は「振り分け能力」である

解説 予防医療をも含め近年の医療は急速に高度化・専門分化している．福祉制度も目まぐるしく変更されている．このような現状の中で利用者（患者）は，明らかに傷病を抱えている時は別として，どの専門職が何を専門とするか知らない，どんなサービスがあるか知らない，どのサービスを利用すればよいかわからない，時には問題を抱えていることすら気がつかず悩む，そして一人で悩み，極端な場合には発見さえされない．これらはそう珍しいことでもない．利用者自らが昨今の変化を理解し，うまく利用していくことは困難なのである．医療・保健・福祉の専門職ではない家族や親族，友人から，自分の専門領域以外の相談を受けた経験が少なからずあるだろう．利用者にとっては，医療の高度化・専門化や福祉制度の変更は専門職種側の事情であり，利用者側の都合ではない．極端にいえば，誰でもよいから誰か一人が自分の苦しみや悩みを解決してくれればよいのである．このように考えると，利用者の立場に立ち，利用者の視点から問題を把握し，適切な専門職に依頼していくこと，つまりは「振り分け能力（広い意味でのトリアージ能力）」を有していることが連携するときに各専門職に要求される基本的能力であるといえる．

2 連携の出発点は各職種間の「相互理解」である

解説 上述したように，連携のために各専門職に必要とされる基本的能力は「振り分け能力」であるといえる．その前提となるのは，各専門職がお互いの職務内容を熟知していることである．これは当然のことと思われるが，果たして他職種の職務内容を十分に理解し，把握しているだろうか．あるいは，他職種に自らの専門性や職務内容を知らせる努力をしているだろうか．この一見すれば当然と思われる事項が効果的な連携を進めるときの出

発点であるといえる．また，どの専門職であっても，利用者の生活全般の問題を把握でき，適切な専門職を紹介できる能力，言い換えれば自己の専門職の限界を知り，その能力を超えると考えられるときは抱え込まず，適切に他の専門職に依頼できる判断力が必要であるといえる．

4 連携とは業務の「分担・分業」ではない

解説 各専門職の業務内容には独自の専門領域と他職種と重複する領域とがある．独自の専門領域は尊重されるべきものであり，責任を持って遂行されるべきものである．しかし，共通・協同する重複領域は常に存在し，また社会状況の変化に応じて連携の必要性が生じている領域がある．例えば，転倒予防教室や糖尿病教室等の健康増進・疾病予防教室における各専門職の役割に明確な線を引くことは難しい．一方，例えば地域連携パスに基づいて業務を遂行すれば連携がなされていると考えがちである．しかし，各種のパスはそれぞれの専門職が果たすべき業務内容（言い換えれば責任）を示しているだけで，連携して業務が遂行されていることを保証するものではないと考えるべきである．パスに基づいた業務遂行は，専門職の立場に立った業務の分担・分業であり，それによって提供されるサービスは連携の手段に過ぎず，究極の目標ではない．連携の究極の目標は，利用者の健康・幸福を実現することである．それが実現されていなければ，各専門職が分担された業務を遂行しても，真に連携が達成されたとはいえないだろう．

5 利用者教育の目標達成は「行動変化」で判断する

解説 各地の行政や病院，施設で健康増進や疾病予防を目的とした利用者教育が実施されるようになっている．しかし，日本人に専門家依存あるいは専門家志向といった特性（例．「リハをしてもらう」，「リハの専門家に診てもらわなければ機能が低下する」等）があることは，日常の臨床場面ではよく経験することである．腰痛防止体操等を指導しても日常的に実施されていなかっ

たり，指導終了後も継続的な治療を求めて来院することが多い．利用者教育の目標は，利用者自身が予防および健康管理を行えるようになることであるから，「教室を実施した」ことで終了とするのではなく，利用者の行動そのものが変化したかで，教育実施の目標達成を判断する必要がある．腰痛防止体操の例でいえば，日常的に体操を実施できていることが確認できて初めて目標達成したといえる．そのためには，利用者教育に続く継続的なフォローアップが必要である．

6 学生の専門教育は「伸び」だけでは評価できない

解説 教育には，極端な考え方として，学生が教育を受ける前後で成長すればよいとするものと，一定基準をクリアしなければならないとするものがある．初等教育や一般的な教育観としては前者でよいであろうが，理学療法士（PT）・作業療法士（OT）の教育は後者であるべきであろう．その最大の理由は，PT・OTの教育が専門家育成であり，利用者に対して一定程度の資質をもった学生を輩出する責任があるということである．また，医師のように卒後臨床研修体制が保証されておらず，また十分な卒後指導が行えない，さらに資格取得すれば初心者でも経験者でも同等に扱われているという現実も，その理由の一つである．国家試験が資質を保証しているという考えもあるが，国家試験は知識領域だけの試験であり，「一発勝負」という側面もある．専門家育成としては，知識・技能（精神運動）・態度（情意）の3領域に渡ってバランスのとれた学生を育成する必要がある．また，養成校卒業時点での到達目標としては，「自立して一定程度の基本的な臨床実践ができる」とすべきであろう．

4 言語聴覚士から

1 失語症では障害に応じた適切なコミュニケーション方法を選択する

解説 失語症があり，発話面の障害が重篤な場合，文字を選ぶことで意思を伝えるように補助手段として50音文字盤を渡されたり，筆談を求められたりすることがある．昨今ではワープロの使用を勧められることもある．これらのコミュニケーション手段は運動障害性構音障害など障害が発話面に限定されている場合には有効であっても，失語症では実用的でない場合が多い．失語症は聞く，話す，読む，書くという言語様式すべてにわたる言語機能の障害であるからである．

特に発話面の障害が重篤なBroca失語においては仮名の理解が困難で，仮名より漢字のほうが理解しやすいという特徴を有する．意思表示が必要な場合，漢字単語で書いたもの，あるいは実物を提示して選択してもらうほうがはるかに効果的である．

一方，聞いて理解する障害が重篤なWernicke失語では耳元で大きな声で話しかけても意味がない．聴力に障害はないためである．理解を促すためには話しかけながら文字や実物を提示し，視覚的情報も併用する．このように失語症の障害特徴を個別に把握したうえで，適切なコミュニケーション手段を選択することが重要である．

2 摂食・嚥下訓練には柔軟な思考が求められる

解説 在院日数の短縮が求められる時代の流れを受け，リハビリテーションの円滑な遂行にはまず栄養の確保が重要で，できれば早期に経口摂取へ，という意識は確実に高まり，言語聴覚士への処方時期が早まり，処方数も増加している．

摂食・嚥下訓練のうち食物を用いる直接訓練では一口量，姿勢，嚥下方法，食物形態などに留意しながら進める．しかし常識とされていることはすべての症例に当てはまるわけではない．たとえば刻み食は口腔内でまとまりにくく食塊形成が困難で摂食・

嚥下障害には適さないとされているが，とろみをつければ咀嚼が困難な症例に用いることが可能である．安全性が高く開始食とされるゼラチンゼリーも，溶けると水分と固形分に分離するため，嚥下反射の惹起までに時間のかかる症例や嚥下反射後に咽頭に残留する症例では誤嚥の危険性があることを認識しておく必要がある．30度仰臥位は口腔期に障害があり重力を利用して流し込む症例には適するが，自力で摂食しづらいという難点や重力により液体は咽頭への流入速度が早いので危険性がある．すべての摂食・嚥下障害に適する方法はないことに留意し，個々の症例に適した状態を見つけるべきである．

3 評価と補聴器調整が高齢者の補聴器装用を促進する

解説 補聴器は耳掛け型から耳穴のカスタムタイプへとさらに目立ちにくいものに主流が移ってきた．年間販売台数は45万台程度で米国の1/4，両耳装用者の割合も米国の65％に対し日本は多く見積もっても15％程度と，補聴器先進国の仲間入りにはほど遠い．

高齢者は眼鏡の装用には素直に応じるが補聴器には拒否反応を示す場合が多い．とうとう補聴器をつける歳になったかと周囲に言われたくないとか，補聴器はうるさいばかりで元のようにはきこえないなどが主な理由として考えられる．自分から補聴器をつけようとしないため，誕生日や敬老の日に家族が贈ったという話をしばしば耳にする．しかし，いかに高価な補聴器であっても，本人の聴力や使用環境などを考慮し，よくきこえかつ長くつけてもうるさくないように調整しなければ着用困難である．

検査室で調整した補聴器を一定期間貸し出して使ってもらい，生活環境下で起きた不具合を少しでも減らすために再調整することが補聴器適合の基本である．関係者すべてがこのように対応することにより，高齢者のきこえの問題を軽減させることができるし，ひいては補聴器そのものの信用につながる．

4 「発音の誤り」では背景となる障害を確実に評価することが重要である

解説 小学校就学前に「ロボット」が「ドボット」,あるいは「さかな」が「ちゃかな」となる小児の場合には,構音が完成する時期に達しており,発語器官の運動麻痺など器質的な問題がなく,知的機能にも大きな問題がない場合には,機能性構音障害と考えられ,発音の誤りは構音障害によるものであるということができる.

しかし,発音の誤りが前景となっていても,生活年齢が3歳で言語発達が2歳レベルという場合には,発音の誤りが構音障害によるものではなく,言語発達の問題によるものである可能性はきわめて高い.あるいは話す側面と理解面とで言語発達が乖離している場合にも発音の誤りが生じることがある.

このように一口に発音の誤りといっても,その背景にある問題は種々多様であることに十分,留意する必要がある.そのためには確実な評価が重要となる.背景となっている問題によって対応する順序や内容が異なるからである.言語聴覚士は発音や話しことばの訓練だけを行うわけではなく,小児を対象とする場合には言語理解や認知・コミュニケーションを含む言語発達全般について評価,指導を行い,また対応の仕方や日常生活における留意点の指導など家族支援や関連職種への情報提供も行っている.

5 小児の吃音についても早期からの指導訓練が必要

解説 発達性小児吃音の中で最も頻度の高い標準型(Riperのトラック1)の進展段階第1層では吃音症状が出たり出なかったりする.この繰り返しは月単位で生じる.症状が出現しなくなる時期を治癒と捉え,再度,症状が出現した時期を再発と誤解して,そのうち治ると考えてしまうと言語聴覚士をはじめとする専門家への相談が遅れ,環境調整の効果が最も出やすい段階を逃してしまうことになる.家庭内を中心として生活する段階における早期対応が重要である.

小児吃音への環境調整には言語環境の調整と養育環境の調整と

の 2 つが含まれ，言語環境の調整は吃音児の発話に対する干渉を取り除くことが目的である．修正しないほうがよいということだけが定着しているが，放っておいたつもりであっても実際には干渉を続けてしまう場合も多い．何が干渉にあたるのかということを具体的に親に指導する必要がある．養育環境の調整も言語環境の調整と同時に実施することが効果的である．小児吃音を悪化させずに初期段階で効果を上げるためには，このような環境調整を早い時期に親に指導することが重要である．

5 心理士から

1 リハビリテーション医療分野における心理士の役割

解説 リハビリテーション（リハ）医療分野における心理士の役割は，1）心理検査・神経心理学的検査の施行と解釈，2）1）の結果に基づいたカウンセリングと訓練，の2つに大別される．リハ医療は，突然の病気や事故により身体（脊髄損傷，切断など）および認知（高次脳機能障害）に障害を受けた人々を治療対象としており，突然の障害を受け入れていく過程は辛い作業であるが避けられない現実である．知的に受け止めようとする人，否認が強く直面化を避ける人，楽観的に考える人，不全感やいらだちの強い人など，さまざまである．障害を受ける前の人格，性格，価値観などが障害の受容に大きく関与するが，外見上わかりにくいところでもある．気持ちを整理し，立て直すための足がかりとしてカウンセリング（心理療法）を行うが，現在の心理状態（うつ，不安，緊張，など）を把握するために心理検査（人格検査，不安検査，気分検査，うつ検査，性格検査など）を施行する．これは心理士の役割としては受容的な関わりである．それに対して，後天性脳損傷による高次脳機能障害では，医師の画像診断による脳の損傷部位や損傷程度の情報からどのような機能障害が現れるのかを想定し，カルテに記載された看護記録や家族から聴取した情報から障害像を同定する．さらに，病識の有無，感情の安定度，対人対応における緊張度，疲労感などを面接により把握する．そのうえで，どの神経心理学的検査を施行するかを決定する．神経心理学的検査結果より治療仮説を立て，神経心理学的リハ（認知リハ）を施行する．心理士の役割としては能動的な関わりである．リハ医療分野の心理士の役割には，これら受容的なアプローチと能動的なアプローチの2つがあることを理解する必要がある．

＜参考文献＞
1) 中島恵子：カウンセリング．リハビリテーション医療心理学キーワード．pp115-117，エヌ＆エヌパブリッシング，1998．
2) 中島恵子，他：33年間にわたる「謎の痛み」症例へリハビリチームアプローチ．慢性疼痛管理プログラムの経験—心理的側面を中心に．心療内科 2：250-256，1998．
3) 中島恵子，他：遂行機能障害への認知リハビリテーション—若年改善例の報告．総合リハ 27：1143-1148，1999．

4) 中島恵子：実践講座　心理評価，後天性脳損傷．総合リハ　4：365-370，2006．

2　心理社会的問題をもつ慢性疼痛患者へのチームアプローチ

解説　患者が執拗に痛みを訴え続ける背景には，その行為によって患者にとって好ましい結果（たとえば，休息，補償金，家族からの介助，病院への通院など，心理学で「強化子」と呼ばれる要因）が得られるためだと考え，疼痛行動を無視したうえで身体活動を漸増しているプログラム（本田（1998）が提唱する慢性疼痛管理プログラム）は，患者が可及的に医療から自立していくことを期待し，リハビリ領域におけるチームアプローチは痛みの治療そのものよりも痛みの管理をめざすことを基本的方針としている．慢性疼痛管理プログラム施行上のスタッフの留意点を以下に述べる．

1）容易に心因疼痛と決めつけずに対応する
慢性疼痛患者には，多かれ少なかれ，心理，社会的要因の関与が疑われる．しかし，この判断を患者に提示すること自体が医療者―患者関係を損なう原因となる．スタッフは，たとえ不合理な訴えでも「患者にとってすべての痛みは真である」と，一度は患者とともに痛みのコントロール方法を真摯にさぐっている態度が要請される．

2）痛みを「障害」的に対応する
疼痛の器質的あるいは心理的原因の探索をとりあえず中止し，患者とともにQOLの改善と痛みの管理法をさぐり，医療機関からの可及的な自立をめざす．これらの対応は身体障害へのリハプログラムと軌を一にしており，その意味で痛みの「障害」的対応と考える．具体的には，医療者がすべての痛みを取り除けるわけではないこと，痛みが必ずしも身体の重篤な障害を意味しないこと，適切な身体活動はかえって痛みを減少させること，痛みがあってもそれなりに生活を充実させていくことが長期的には痛みの軽減につながること，を繰り返し教育していくことが必要である．

3）チーム全体でサポートして対応する
多くの慢性疼痛患者は，医療機関でも，また，家族にすら理解してもらえないため，心理的に深く傷ついている．これに対するリハビリテーションの「構造化された（チーム全体の方針および各スタッフの役割が明確な）」プログラムは，一種の心理的集団療法としての効果をもつ．患者は自分の苦痛を正当に評

価し，再生を温かく見守られていることを実感し，情緒的な支えを体験する．そのことが患者を徐々に建設的な方向へと変化させていく出発点となる．

<参考文献>
1) 本田哲三，中島恵子：慢性疼痛の認知行動療法．総合リハ　26：733-738, 1998.
2) 中島恵子，本田哲三：慢性疼痛患者．リハビリテーション患者の心理とケア．pp90-105, 医学書院, 2000.
3) 中島恵子：若年慢性疼痛患者への認知行動療法．九州ルーテル学院大学発達心理臨床センター紀要. 23-29, 2004.
4) 中島恵子：頚椎由来の慢性疼痛管理プログラムの実際—慢性疼痛への認知行動療法を中心に. Monthly Book MEDICAL REHABILITATION NO. 74, 84-92, 2006.

3 よりよいカウンセリングのあり方

解説 患者が問題に直面し，解決への糸口を見出しかねている時，問題解決へのさまざまな可能性をスタッフと共に考え，共に探ることをカウンセリング過程という．その過程で，患者はスタッフの援助を受けながら，自らの力で自己の再構造化を行う．カウンセリング過程を遂行する際には，次のような基本的態度が大切である．

1）患者をあるがままに受け止める（受容する）
患者の言動が一見理解しがたくても，患者にとってそれは一番バランスのとれる行動であることが多い．それは，自分の心が最も傷つかないですむ状態を保とうとする防衛機制でもある．患者の現す症状には「意味」があるが，患者自身はそのことに気がついていない場合が多い．スタッフは，患者の訴えを退けたり，論したりせず，そのまま受け止めることが大切である．なぜなら，患者は自分の訴えを受け入れてもらえないと，気持ちの一歩が踏み出せないからである．例えば，歩けない，身動きできない，うまく話せないというような危機的状態におかれた患者は，すぐにその実態に対応できるわけではない．患者は，一種の防衛反応として，現実の世界を否定しようとする．その気持ちを受け止めてあげる必要がある．夜になると自分の不安と直面することになる患者は，夜中に頻繁にナースコールを押し，いろいろ用事を頼むこととなる．しかし，それは「不安で寂しいので私のそばに居てください」という訴えが中心となる．このような時は，ほんの2~3分でも，訴えをあるがままに受け止めてあげると，患者の気持ちは落ち着いてくる．スタッフの接し方によっては，患者の不安な気持ちを増幅させることも

多いので，その影響を理解し，患者に対する接し方を振り返る必要がある．

2）共感する心をもって接する（共感する）

「共感する」とは，患者の問題を患者の立場から理解すること，温かい支持的態度をとること，相手の立場を理解したということを態度で伝えることである．スタッフの対応としては，頷く，相槌を打つ，微笑む，目と目を合わせる，患者の言葉を言い換えて理解したことを伝えるなどがあげられる．例えば，訓練中に痛みややりきれなさの訴えが多い場合でも，明るくざっくばらんな患者には，同じような態度で接し，内向的で気持ちが落ち込みがちな患者には静かに，ゆっくり対応することで，患者は「自分のことをわかってくれる」「気持ちが通じる」と感じ，訴えは少しずつ軽減する．このような場合，患者の言動に振り回されず，「症状の背景にある患者の気持ち」を考えながら，余裕のある対応が大切である．

3）患者自身の負う責任をスタッフが引き受けない

スタッフが患者の問題を直接解決してはいけない，ということである．患者は自分で問題を解決する能力をもっている．スタッフが指示したり，価値観を押し付けたりすると，患者自らが解決するチャンスを奪ってしまうことになる．例えば，訓練におけるさまざまな訴えの中には，患者自身が手足が不自由になったこと，完全に回復できそうにないことを受け止められないために起こる訴えがある．このような場合，無理な励ましにより訓練を押し付けることなく，待つことが大切である．家族への援助においても，患者を理解するための知識や情報の提供，実生活での援助活動は大切なことであるが，家族の関係性から生じている問題への安易な介入は避けるべきである．

＜参考文献＞
1) 中島恵子：カウンセリング．リハビリテーション医療心理学キーワード，pp115-118．エヌ＆エヌパブリッシング，1995．
2) 中島恵子，他：Walkaboutを使用した対麻痺患者の心理．総合リハ　26：277-280，1998．
3) 中島恵子：神経性頻尿への心理療法的アプローチ．九州ルーテル学院大学発達心理臨床センター紀要．pp1-4，2008．
4) 中島恵子：連載・神経性頻尿の軽快．排尿障害プラクティス，1994～1998．

4 ストレスへの対処（コーピング行動）

解説 人生の途中で，病気あるいは事故によって突然障害者となった患者にとって，そのショック（突然の状況の変化）を受け止めることは容易ではない．どのように考えても「どうして自分だけがこんなことになってしまったのか」という，自分の気持ちを納得させることは容易ではない．そのような気持ちを整理し，現実を受容していくには，その人なりの時間が必要である．リハビリテーションにおいては，そのような嘆きや悩み，やりきれなさなどの心理的な痛みと，身体的な痛みを同時に抱えている患者に対して，心理的な立ち直りを支えながら訓練が進行するために，心理面でもスタッフの援助が不可欠である．リハビリ訓練を行う場合には，スタッフはその時，その時の患者の心理状態を把握しておくことが大切である．患者の心理状態は，変化していくものであり，患者の病前性格に大きく影響されるものである．同様に，「性格によってコーピング行動は異なる」ともいえる．なぜなら，性格によって負担を感じる事柄が違うからである．リハビリ訓練を効果的に行うためには，患者自身の意欲，やる気が重要であることはいうまでもない．そのため，患者のコーピング行動を引き出す，あるいは援助するためには，患者の性格を把握する必要がある．以下，実際場面で不適応症状の出やすい性格傾向を挙げ，それぞれの性格にスタッフがどのように対応したらよいかをまとめてみる．

1）生真面目な「粘着性性格」―柔軟さに欠ける生真面目タイプ

完全主義傾向が強いので，自分が「できそうだ」という見通しが立たないと手を出さないところがある．そのため，目標の見通しが立つようにきちんと説明することが大切である．同じことの繰り返しや決められたことを真面目に遂行できるので，患者のペースを尊重すること，少しずつの成果でもフィードバックすることが大切である．

2）神経質な「過敏性性格」―他人の視線が気になるタイプ

優しく温かい対応を求めている．微笑みや言葉がけによる促しが必要である．課題に対しては，「できるだろうか」といった心配が先に立ちがちなので，言葉かけは少なめに，多くの情報を与え過ぎず，安心を与える対応が大切である．スタッフとの関係性が成果を左右するところがある．

3）内省的な「内罰型性格」―何をするにも気苦労が多いタイ

プ

自分の気持ちを聞いてくれる人を求めている．何度も同じことを聞いてきたり，聞かされたりするが，一貫した答え方と対応が大切である．また，固執する事柄に振り回されず，関心を他へ転換させるような言葉かけが必要である．

4）情緒不安定な「攻撃型性格」―せっかちでやりすぎてしまうタイプ

訴えが多く，攻撃的な話し方をするが，受容した対応を心がけると少しずつ落ち着いてくる．受け止めてくれる人を求めているのである．早く達成したい気持ちが強く（せっかち），焦るところがあるのでスタッフはペースに巻き込まれず，ゆっくりとした対応を示すことが大切である．

＜参考文献＞
1) 中島恵子：ストレスへの対処．リハビリテーション医療心理学キーワード．pp48-52, エヌ＆エヌパブリッシング, 1995.
2) 中島恵子：転換障害と看護，整形外科看護 4：70-76, 1999.
3) Nakashima K, et al：A study on the features of chronic pain patients and their treatments based on Illness Behavior Questionnaire, Stress Coping Inventory, Ego Apptitude Scale. 九州ルーテル学院大学発達心理臨床センター紀要, 31-34, 2004.
4) 中島恵子：心身医学講座―問題患者への対応．理学療法 13：65-69, 1996.

5 神経心理学的検査の目的と役割

解説 病気や事故によって脳に損傷を受けたために起こった症状に対して，どのような障害を負ったのか，それはどの程度の障害なのかを明確にするために神経心理学的評価は必要である．まずは，主治医の脳画像診断による脳の損傷部位と損傷程度の情報からどのような機能障害（失語症，失行症，失認症，注意障害，記憶障害，遂行機能障害，社会的行動障害，地誌的障害，半側空間無視，半側身体失認など）が現れるのかを想定する．次に，カルテに記載された病棟での観察記録や家族面接により聴取した情報から障害像を同定する．さらに，病識の有無，感情の安定度，対人対応における緊張度，疲労感などを面接により把握する．そのうえで，どの神経心理学的検査を施行するかを決定する．検査を施行するにあたっては，事前に検査をする意味（なぜ検査が必要なのか）を十分に患者に説明し，同意を得ることが大切である．検査には，できるだけ時間をかけないような工夫（患者を疲れさせないこと）と，安心して検査を受けられるような配慮（緊張を軽減するような対応）が不可欠である．

神経心理学的検査結果は，検査時の患者の脳のメカニズム（どのような脳の使い方をしているのか）を理解し，脳の使い方の修正や促進をするために治療計画（治療仮説を立て認知リハビリテーションプログラムを作成する）を立てるために十分活かさなくてはならない．認知リハビリテーションプログラムを施行した結果，プログラムは効果があったのかの効果判定を行い，その結果に基づいて認知リハビリテーションプログラムを段階的に変えていく必要がある．例えば，知的機能を測る検査として使用されるWAIS（ウエクスラー成人知能検査）では，知能低下が性格変化あるいは社会的理解の障害の一方か両方を反映している報告もあり，知能検査の成績と高次脳機能障害との関連（知能検査の高成績と適応行動の一致）について決定的な相関を示すには十分ではない．それは，精神測定的検査法の成績によって定義される知能と特に前頭葉機能障害において必要とされる全体的能力としての知能を区別し，前頭葉病変では前者は保持され，後者は障害されることを理解したうえで神経心理学的検査の評価を解釈することが必要である．投影法としての心理検査（ロールシャッハ，人格検査など），神経心理学的検査，行動検査，作業検査，職業検査など，それぞれの検査の目的と役割をきちんと把握したうえで適正に使用することが不可欠である．

＜参考文献＞
1) 中島恵子，他：遂行機能リハビリテーション訓練におけるWAIS-Rサブスケールの変化．総合リハ 29：257-262，2001．
2) 中島恵子，他：脳卒中患者における機能的自立度評価法（FIM）の認知項目と適応行動尺度（ABS）との関係．総合リハ 23：685-688，1995．
3) 中島恵子，他：低酸素脳症患者への認知リハビリテーション―大学復学への援助．総合リハ 29：161-167，2001．
4) 中島恵子，他：亜急性期脳血管障害患者への認知リハビリテーション―視覚処理速度訓練の効果の検討．九州ルーテル学院大学発達心理臨床センター紀要，43-47，2005．

6 職業訓練士から

1 職業訓練,職業準備訓練などの用語の使い方は機関によって違いがあるので確認しよう

解説
1) 職業訓練は雇用対策法の中で,「産業構造の変動等に即応した技能及びこれに関する知識の習得」と定められている.障害がある人への職業訓練は国や独立行政法人,都道府県が行うもののほかに,民間企業や組合などが実施するものがある.

2) 職業準備訓練は障害者の雇用と促進等に関する法律の中で,「基本的な労働の習得を体得させるための訓練」と定められている.身体的耐久力の向上や基本的労働習慣などを獲得し,職業生活への準備性を高める訓練である.主に障害者職業センターで実施されている.

3) 職業前訓練は,職業生活に必要な働く意欲,体力,耐久性など,どの職業にも共通する準備性を高める訓練の総称である.障害者職業センターにおける職業準備訓練,授産施設や就労移行支援施設等における訓練,医療機関における作業療法の一環として行われる訓練などがある.

4) 職能訓練は,職業前訓練の一つであるが,高次脳機能障害支援モデル事業では職業準備訓練と職業訓練を合わせた訓練として定義された.職業準備訓練においては社会的スキルや代償手段の獲得,障害認識の促進,職業訓練では技能習得を目的としている.

5) 医療機関では医学的リハビリテーションの一環として職能訓練前の訓練が行われる.作業療法士らが中心となって評価や作業訓練が行われる.

6) 国の施策以外の職業訓練,職業準備訓練,職能訓練などの用語の使い方は機関によって違いがあり,訓練の内容については確認する必要がある.

2 就労支援機関を知ろう

解説 1）国の施策としての職業リハビリテーションは「障害者の雇用の促進等に関する法律」で定められている．厚生労働省都道府県労働局管轄の各公共職業安定所（ハローワーク）は職業相談，職業紹介，障害者向けの求人の確保などを行っている．また，独立行政法人高齢・障害者雇用促進機構は，障害者職業総合センター，広域障害者職業センター（国立職業リハビリテーションセンターなど），地域障害者職業センター（都道府県に一か所設置，北海道・東京・愛知・大阪・福岡には支所を1か所設置）を運営している．障害者就業・生活支援センターは都道府県が指定した民法法人，社会福祉法人などが運営するもので，各機関とも福祉，教育，医療の各分野との連携の元に支援を実施することが求められている．「福祉から雇用へ」の推進5カ年計画（平成19年度基本構想案）では障害者就業・生活支援センター（平成20年4月現在202センター）を平成23年度までに全障害福祉圏域に設置する．

2）職業能力開発促進法では障害者職業能力開発校が全国19か所（国立13校，都道府県立6校）が設置され，公共職業安定所，地域障害者職業センターとの連携のもとに障害の態様等に応じて公共職業訓練を実施している．

3）障害者自立支援法における就労支援は就労移行支援，就労継続支援（A型：雇用契約あり，B型：雇用契約なし）がある．公共職業安定所が中心となり障害者支援関係者や就労支援機関と障害者就労支援チームを形成し，福祉施設や学校等とともに就労支援の展開を始めている．

4）発達障害者支援法では発達障害者支援センターが就労支援を実施している．厚生労働省の難病特別推進事業では各都道府県に難病相談・支援センターの整備を行っており，療育，生活などの相談とともに就労相談も行っている．

5）都道府県や政令指定都市では内閣府平成19年度の集計によると雇用・就業分野の単独事業が376件実施されている．障害がある方への直接窓口は「〇〇就労〇〇センター」という名前が多い．

3 医療機関と職業リハビリテーション機関との上手な連携はお互いに役割を知ることから始まる

解説

1）外傷や疾病によって身体に障害が残った場合は急性期，回復期の治療とリハビリテーション（リハ）が終了すると退院して在宅での生活になる．身体障害が軽度の場合は当事者自身が就職もしくは復職に向けた活動を行い，社会復帰を果たすことが多い．就労支援機関の活用が必要な場合に直接就労支援機関に送ると，就労支援機関から活用時期が早いと判断されることがある．

2）医療機関は職業リハ機関の役割を十分認識する必要がある．職業リハ機関，特に地域障害者職業センターは最終目標が就職である．職業リハ分野では自己決定に基づいて職業リハ計画を進めていく．このためには当事者本人が自分自身の状態を客観的にとらえる必要があるが，例えば障害の理解や社会生活への影響を理解しているかなどの課題を問われることがある．こうしたことから自己理解面で難しいところがある人に対しては職業リハサービスを受ける前に認知および社会的リハを提供し，障害への認識を高める支援を行わなければならない．

3）医療機関と就労支援機関が連携する場合には，相互に機関の仕事を知ることから始まる．そして共通の意識を持ち，情報を共有するために共通の言語と評価方法を持ち合わせることが重要である．

4 就職の可能性は医療機関の予後予測とは合致しない

解説

1）疾病や外傷によって身体機能および運動機能の低下や，失語症，記憶障害，注意障害などの脳機能の低下など一次的な障害が残存した場合には，リハ病院では理学療法，作業療法などや，神経心理学的検査，行動観察などから障害程度を評価して治療とリハを実施する．リハ病院での予後予測が良い方向に向かったとしても，就職もしくは復職の可能性が必ずしも高いとはいえない．

2）職業生活では一次的障害の影響だけではなく，職場におけ

る仕事，期待される遂行速度，物理的環境，職場の人間関係など環境との相互作用による二次的な影響が現れる．このため就職，復職の予測は，医療機関の治療やリハの結果だけで予測することは難しい．就職には本人の職業能力だけでなく，家族から本人への支援，会社側の仕事上の配慮や支援など多数の要因が関係する．また，復職に当たっては，受傷前の会社内の人間関係，勤続年数，会社への貢献度などの要因も復職の可能性に関係している．

5 高次脳機能障害がある人への医療機関の復職支援

解説

1）医療機関では高次脳機能障害がある人の復職支援を行うところが増えてきた．高次脳機能障害は理解されにくい障害であることや，症状の一つに病識低下などがあることから医療機関との関わりが大きい．一般的には高次脳機能障害の診断，神経心理学的検査とともに作業療法士による作業能力評価と訓練を行い，他の病院スタッフとともに就労支援を行うことが多い．

2）しかし医療機関で実施されている作業訓練などでは，障害特性から①注意力等がまだ回復途上であり復職が早すぎる場合がある，②本人と家族への障害特性の説明や理解を促すアプローチが不十分なまま支援されることがある，③職場での対人スキル，職業的耐性への評価や訓練が少ない，④職業的適性や職場環境への支援が不十分になりやすい，などの傾向がある．高次脳機能障害が軽度の場合には，本人が職場復帰を早く達成したい希望が多い．しかし，ミスや情報処理速度の低下や混乱，易疲労性などの影響で復職しても早い時期に失職につながることがある．

3）復職支援に向けた医学的リハの役割は，

①神経心理学的検査の実施（認知機能を確認するものであり，高次脳機能障害がある人の職業リハには不可欠な要素である），

②本人および家族への障害についての情報提供（神経心理学的評価をもとに本人や家族に障害の残存とその理由や補完手段，環境調整の考え方を示す），

③早期段階から職業リハ支援への移行計画の作成（入院および通院医療による医学的リハ段階における機能回復や残存障害の評価をもとに，就労に向けた職業リハ支援計画を職業評価の機能を持つ就労支援機関が参加して作成する．復職には時間的な制限があることが多いことから，時間的な目処を立

てた移行計画を作成する),
　④社会保障制度の情報提供とその活用（障害者手帳の取得，障害年金の受給など，生活基盤を支える社会保障制度の活用は欠かせないことから，その情報提供などを行う），である．
4) 就職および復職に関して医療機関として費用を徴収できる制度にはなっていないことから，就労支援機関と協議しながら，地域の福祉資源を活用した社会リハの実施，その後の職業リハへの移行を行う検討を行う．就労支援機関に移行した後も連続的・継続的支援を行うことが重要である．

7 看護師から

1 リハビリテーションにおけるチームアプローチは「連携」から一歩進んだ「協働」である

解説 「連携」とは，物事と物事，あるいは人と人の繋がりや，その関係を繋ぐことをいい，急性期・回復期・維持期の間で情報を繋げる地域連携パスにも，この「連携」という言葉が使われている．確かに，地域連携パスは情報を繋ぐが，地域医療の質の向上という目標達成のプロセスには，専門職の「協働」がある．この地域連携パスの使用により，急性期病棟の看護師と回復期リハ病棟の看護師が直接会話をする機会が増えた．地域連携パスでは，急性期と回復期が日常生活機能評価という同じ評価ツールを用いて患者の改善度を示すため，急性期病院退院時と回復期リハ病棟入院時の評価点数の相違をきっかけに，お互いが連絡を取り合うことで，相手の思いや看護についての相互理解が深まる．そして，両者は，情報を繋ぐという「連携」の関係に留まらず，急性期から回復期へと質の高い看護の展開を目指して協力しあうパートナーとして，「協働」の関係へと発展する．このように，「協働」とは，組織内だけでなく，地域全体，組織間などで，同じ目的を持つ異なる分野の人々が，互いの情報や資源を有効活用して，合理的な課題解決に向けて活動することを意味する．リハビリテーション（リハ）医療においても，さまざまな専門職が専門性を超えて活動し，メンバーが相互作用しながら各々の技能を十分に発揮して患者の目標を達成する．つまり，リハにおけるチームアプローチは，「連携」から一歩進んだ「協働」であるといえる．

第3章　連携と教育における常識非常識

2 リハビリテーションに関わる専門職の教育は，各専門職の管理者の協働により実現する

解説　専門職の教育課程では専門領域の学びが主であり，他職種の専門性や役割について学ぶ機会が乏しい．そのうえ，各専門職は異なる視点や用語で情報を扱うことが多く，他職種間で同じ言葉を用いても，情報の持つ意味が異なる場合がある．例えば，「歩行の自立」や「座位バランスの安定」といった言葉は，職種によって描くイメージが異なり，皆で同じ目標を目指していたつもりが，実は違っていたという状況を招きかねない．このような他職種間のコミュニケーションの難しさを前提として，当院では，新入職員が現場に出る前に，まずは協働する仲間を理解しあうことから始める．

当院の新人研修では，種々の職種がチームを組んで行動し，課題に取り組みながら，チームメンバーを理解していく．具体的には，講義や演習では，各専門職の講師が，どの職種にも理解できる一般的な言葉で，さまざまな視点から共通のテーマを伝える．そして，ケアの現場では，患者の ADL 場面をみてチームで議論することにより，自分とは違う視点や価値観に気づき，これを柔軟に受け入れたときに視野の広がりを実感する．さらにワークショップでは，他職種との合意形成により，ひとつのものを創り上げていく過程を体験する．これらの体験を通して新人は，チームアプローチを感覚として全身で捉え，協働の第一歩を踏み出していく．

このような教育は，日常の専門職の協働の上に成り立つ．各専門職の管理者が毎朝，顔を合わせ，常にコミュニケーションをとり，現場の協働の様子を確認し，課題を共有して教育計画を立案する．つまり，リハに関わる専門職の教育は，各専門職の管理者の協働により実現するのである．

3 看護の質を保証してはじめて，看護方針は協働の指針と成り得る

解説　患者の ADL を中心とした専門職の関わりや，協働のシステムが充実するにつれ，看護師は自己の専門性や価値を見失ってし

まいそうになる．そもそもリハの理念そのものが看護の内に存在するが故に，他職種にも看護師自身にも看護が見えにくくなってしまうのである．言い換えれば，リハの成果は，看護のあり方で決まってしまう．そのため，チームの中で看護が果たす役割を明確にする看護方針は，他職種にとってもリハの方向性を示す重要な協働の指針となる．

例えば，看護方針に「食事は食堂でよい姿勢で摂取する」を掲げると，安全と自立を目標とした「食堂で」と「よい姿勢」は，誰にでも確認できる協働のキーワードとなる．そのため，患者が食事をベッド上で摂取していたり，崩れた姿勢で摂取している場合，「なぜなのか（理由・課題），どのようにアプローチすればよいのか（対応策）」を即座に，誰もが議論できる．そして，誰が対応しても必ず方針に沿ったケアができるように，看護師と理学療法士・作業療法士・言語聴覚士（以下，セラピスト）が技術の共有に努める．

このように，看護方針はどの職種にも，患者・家族にも自分自身が目指す方向として具体的に目に見える形で掲げるとよい．

ただし，看護方針を掲げただけで看護の実践が伴わなければ，チームは目指す方向を見失いメンバー間の衝突が起きる．つまり，看護師が確実な実践で看護の質を保証してはじめて，看護方針は協働の指針と成り得るのである．

4 協働する相手の行動を促すには，相手の心に問いかけ，相手の意思決定を導く

解説 情報は受け手にとって大切であるかどうかで，活用のしかたが違ってくる．例えば，セラピストが患者にとって望ましいと思う介助方法を看護師に伝えるときに，紙面や口頭のみで伝えたり，セラピストが手本を示すだけで終わると，ほとんどの場合，看護のチームの中で情報共有ができずに確実な実践に至らない．一方，セラピストにしてみれば，患者にとって当然，望ましいことをきちんと伝えたはずなのに，実践してくれない看護師のほうがおかしいと思ってしまう．このように，自分が当然，望ましいと思うことを相手に伝えたとき，相手が自分の期待どおりの反応を示さないと，相手のほうがおかしいと思ってしまうのが人間である．協働の場では，他職種間のコミュニケーションでこのような感情をおぼえることも多い．

協働する相手の行動を促すには，相手の心に問いかけ，相手の意思決定を導くとよい．自分の意見を述べる前に，その事柄に

ついて相手がどのように考えているのかを問いかけてみるとよい.例えば,「この患者さんのケアで困っていることはある？」「トイレ介助の場面で,負担に感じるところや介助が多いところはない？」と問いかけられると,看護師は,「そういえば‥」と自分自身のこととして考え始める.人は自分自身の課題となれば自ら解決に向けて行動する.なによりも,他職種が自分の領域に関心を持ち,問いかけてくれたと感じるだけで心は動き,意思決定は促されるものだと思う.

第4章
ハビリテーション関連領域の常識非常識

第4章 リハビリテーション関連領域の常識非常識

1 画像所見

1 脳血流評価のための acetazolamide 負荷 SPECT は,むやみに行わないほうがよい

解説 acetazolamide は,脳血管拡張能をもっており,脳循環予備能をもつ領域(さらに血管が拡張することが可能な領域)においては局所脳血流を増加させる.これより,acetazolamide 負荷 SPECT は,脳循環予備能の程度を診断し,頚動脈内膜剥離術や EC-IC バイパス手術の適応を考慮する際などに行われる.しかしながら,acetazolamide の投与は,脳循環予備能に乏しい領域(血管狭窄や閉塞があるため,すでに代償的に血管が拡張するにいたっている領域)においては,逆に局所脳血流を減少させる可能性もあり,しいては新たな脳梗塞の発生につながる危険性もある.よって,例えば,侵襲的な外科的治療を考慮しない場合,特に高齢患者などにおいては,acetazolamide 負荷 SPECT は決して推奨される検査ではない.むしろ,慢性期脳卒中症例では,安静時 SPECT(acetazolamide 非投与下における SPECT)を行うことで,遠隔効果による非病巣部位の血流変化を診断するほうが臨床上重要となることがある.

2 単純 CT で異常がなくても,T2*画像で陳旧性脳内出血が見つかることがある

解説 gradient-echo 法で撮像される T2*画像は,血液分解物であるヘモジデリン,デオキシヘモグロビンなどの集積を描出する能力に優れており,脳内出血を非常に鋭敏にとらえうる画像シークエンスである.T2*画像で確認される異常信号域のうち,基底核領域,脳幹部,大脳皮質下などに認められるほぼ円形で径 2〜5 mm 以下の低信号域は,microbleeds(以下 MBs)と称され,過去における脳内出血の既往を示唆する所見とされている.MBs は,ほとんどのものが無症候性であると同時に,単純 CT では明らかな異常がない部位に認められることが珍しくない.換言すると,単純 CT で明らかな異常がない患者においても,無症候性の微小出血が過去に生じている可能性が十分にあるこ

ととなる．脳内出血の既往がある患者は動脈硬化の進展が強く，脳内出血再発の可能性も高くなることから，抗血小板剤や抗凝固剤の投与を慎重に行う必要がある．これらより，抗血小板剤や抗凝固剤の投与を開始する際には，T2*画像を撮り，MBs の有無を確認したうえで投与の適否を判断することが望ましい．

3 拡散テンソル画像は，大脳白質の神経線維損傷を鋭敏にとらえることができる

解説 大脳白質を構成する神経線維においては，線維の走行に沿った水分子の拡散運動は大きいものの，線維の走行に直行する拡散運動は線維を取り巻く髄鞘の存在などから制限されて小さくなっている．これによって，正常な神経線維では，水分子の拡散は異方性拡散を反映して楕円状となる．拡散テンソル画像（diffusion tensor imaging，以下 DTI），特にこれのうちの fiber tracking は，このような神経線維のもつ異方性拡散をとらえることで大脳白質を走行する神経線維を描出するものである．白質線維が障害されている部位では拡散の異方性が小さくなってしまうことから，fiber tracking においては，障害された神経線維の描出が乏しくなったりみられなくなったりする．これより，fiber tracking は「大脳白質の損傷を最も鋭敏にとらえることのできる検査」として臨床的に位置づけられるようになっている．例えば，びまん性軸索損傷は，従来の CT や MRI ではその障害部位を描出することは困難であった（慢性期に出現する全般的な大脳萎縮が唯一の所見となる場合もあった）が，fiber tracking を用いることで大脳白質における軸索（神経線維）損傷の有無を視覚的に，しかも受傷後早期から診断することが可能になるものと期待されている．

4 MRA で脳主幹動脈病変が示唆されても，必ずしも脳血管撮影を行う必要はない

解説 MRA は，非侵襲的に頭蓋内脳主幹動脈の評価を行うことができるが，短所の一つとして「狭窄もしくは閉塞病変の overestimation」が知られている．すなわち，実際よりも動脈を細く（動脈の状態を悪く）写し出すことが少なくない．これより MRA

で脳主幹動脈が狭窄もしくは閉塞病変として描出された場合，その診断を確固たるものにするために，次いで脳血管撮影を行うとする施設もある．しかしながら，脳血管撮影は，脳梗塞再発を誘起するなど合併症の発症率が決して低くはなく，特に動脈硬化の進展が予測される高齢者では，その危険性がさらに高くなる．これより，MRAで脳主幹動脈病変の存在が示唆されたからといって早急に脳血管撮影を行うことは決して推奨されることではなく，むしろSPECTによる局所脳血流精査を優先し，これで明らかな血流低下部位の存在が示唆された場合に限り，脳血管撮影の施行を考慮したほうがよいと思われる．また，全身的合併症の存在などを理由にEC-ICバイパス手術などの外科的治療を当初から考慮しないような症例においては，脳血管撮影を行うということが，いわゆる無用な「深追い」になってしまうこともある．

5 失語症回復期症例における失語症における言語機能代償部位は一様ではない

解説 Functional MRIは，静脈中の酸化ヘモグロビン量の相対的増加を鋭敏にとらえることで局所脳血流の増加を診断することができ，局所神経活動が亢進している領域を見つけ出すことができる検査である．失語症の回復過程にある脳卒中患者に対して，言語課題によるFunctional MRIを行った場合，言語機能の代償を担っている部位を診断することが可能と考えられている．左大脳障害による失語症における言語機能代償部位としては，左大脳半球の言語野周辺領域が広く知られており，実際に言語課題によるFunctional MRIでは同領域での賦活が確認されることが多いが，右大脳に賦活がみられる症例も少なからず存在する．これは，障害された言語機能の代償が，左大脳のみならず右大脳でも行われる可能性を示しているが，いかなる症例でいずれの大脳が機能代償に大きく関与するのかは不明である．機能代償部位の神経機能を促進させると期待されている経頭蓋磁気刺激を失語症の治療に応用する際には，治療に先立って言語課題によるFunctional MRIを行い，これの結果に基づいて刺激部位を決定することが望ましい．

2 耳鼻咽喉科

1 いわゆるスピーチ気管カニューレの問題点

解説 気管切開術を施行された患者で音声機能を確保することは，患者や家族だけでなく，医療関係者からも強く要求される．気管カニューレ（以下カニューレ）を工夫して音声を確保することは古くから試みられているが，その方法には一長一短があり，個々の症例に応じて使い分ける必要がある．ただ一つ注意しなければならない点は，発声は呼気を利用して行われるので，カニューレの使い方を誤ると，窒息などの危険な事態を招くことである．

当該患者の音声を確保するためにわが国でしばしば使われているのは，カニューレに窓孔あるいは側孔と呼ばれる小孔を開けた，通称スピーチカニューレと呼ばれるものである．このカニューレは容易に発声ができることが多いが，その危険性が周知徹底されているとはいえない．窓孔が気管内に開存していればまったく問題がないが，窓孔の一部が気管壁に当たっていると，窓孔から，滲出液や喀痰がカニューレ内に入り，痂皮を形成し，吸引不能や呼吸困難を惹起することがあるだけでなく（図1），窓孔から不良肉芽がカニューレ内に進入し，呼吸やカニューレの抜去が困難になることがある．防止対策は，窓孔が気管孔にかからず，気管内に完全に開いていることを内視鏡下に確認することである．既製品のスピーチカニューレで，窓孔の一部でも気管孔にかかる場合は，そのスピーチカニューレを使用すべきではなく，窓孔の位置を変更した特注スピーチカニューレを使用する．現在，著者が把握している範囲では，設計変更に応じる可能性があるメーカーは，変更内容にもよるがカフなしカニューレでは，株式会社高研と泉工医科株式会社の2社，カフ付きカニューレでは泉工医科株式会社である．

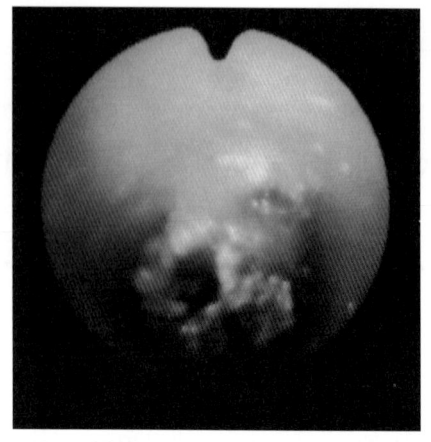

第4章　リハビリテーション関連領域の常識非常識

図1　内視鏡によるスピーチカニューレ内部の観察
窓孔から肉芽がカニューレ内腔に飛び出し，痂皮が付着している．気道閉塞の危険もある．

2 気管カニューレのもたらすもの

解説　図1は気管カニューレ使用時の頭頚部正中断の模式である．気管切開術や気管カニューレの装用例では，呼吸が上気道経由で行えなくなるので，嗅覚障害だけでなく，さまざまな機能の低下をもたらす．

誤嚥とは，嚥下物の声門下流入である．気管カニューレは，声門下気道に挿入されるものなので，カフ付き気管カニューレは，誤嚥物の肺流入防止には貢献できるが，誤嚥は防止できない．

また，気管カニューレ装用症例では，下咽頭や気管カニューレのカフにより堰き止められた誤嚥物の喀出はできない．

人間は，重い物を持ったり，力を必要とする運動を行ったりするときには，息をこらえていきみながら行う．いきみには声門の閉鎖が必要になる．しかし気管カニューレ装用例では，いきむことができないので，気管カニューレ装用患者では息こらえを必要とする運動は行うことができない．排便に必要な腹圧もかかりにくくなるので，気管カニューレの装用は排便には負の要因になる．

気管カニューレ装用例では，外気が上気道で加温，加湿されず

に直接下気道に入ることになる．気管カニューレの装用は発声機能の一時的喪失以外に，上記のようなさまざまな障害をもたらす．気管カニューレは，必要がなければ可及的すみやかに抜去し，リハビリテーション（リハ）を行いやすい状態を作ることがリハの基本と思う．

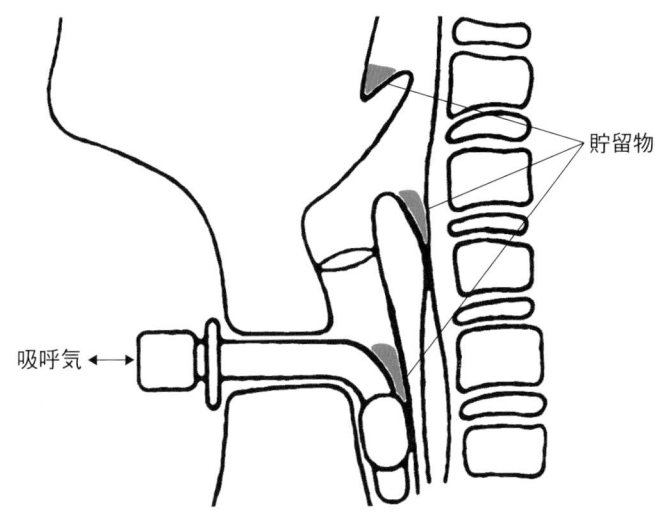

図1 気管カニューレ装用時の頚部正中断
吸・呼気は上気道を通過しない．
咽頭や声門下の貯留物は喀出できない

3 嚥下障害に対する機能訓練に関する疑問

解説 嚥下障害に対する機能訓練は1930年代に遡るが[1]，機能訓練が本格的に行われるようになったのは1980年代になってからである．折しも高齢化社会を迎え，社会的にも嚥下障害の治療やリハに対する期待が高まっている．しかし，嚥下障害の機能訓練は30年の歴史しかないことをわれわれは認識すべきである．
わずか20数年前には「嚥下障害が改善したのは，機能訓練によるものではなく，障害の自然回復なのではないか」という質問をよく受けた．この疑問は，今日でも嚥下障害だけではなく，いろいろな障害に対する機能訓練にも共通する疑問である．
筆者も嚥下障害に治療に手を染めて25年になる[2]．機能訓練の

みで嚥下障害が改善したと考えられるような症例はあると思いながら，この疑問に対する答を探し続けてきた[3)4)]．しかし，嚥下障害が改善したのは，障害の自然回復によるものではなく，機能訓練によるものであることを実証するのに適した症例はきわめて限られるので，実証には年月と多大の努力が必要であろう．誰しも自分のしてきたことが正解であることを願う．しかし，そう願いながら，疑問を持って仕事に当たることが真実に近づく鍵であろう．はたして嚥下障害に機能訓練は有効なのだろうか．

1) Hoenig E：Über Behebung von schluckstöungen, bei Bulbären Läsionen mit den stoβü bungen. Nervenarzt 13：9-12, 1937
2) 田口順子：嚥下障害に対するリハビリテーション．耳展　29：582-592，1986．
3) 伊藤裕之，田口順子，冨田昌夫，他：嚥下障害のリハビリテーション．耳展　30：339-343，1987．
4) 伊藤裕之，澤田あい：なぜ咽頭期嚥下障害に対して理学療法による機能訓練は有効なのか．日気食会報　57：1-7，2006．

4 マニュアルの弊害

解説　嚥下障害に限らずマニュアルという単語のついた医学書をしばしば店頭で目にする．世界に冠たるある会社の職員に，われわれの業界にあるような○○マニュアルのようなものの存在の有無を聞いたことがある．答は否であった．マニュアルは，単純な労働を考えることなく，誰でもできるようにすることが本来の目的なのだという．

いわゆる慢性期のリハ専門施設で，嚥下障害を扱うようになり25年以上過ぎた．しかし，当科には，いまだに嚥下障害のマニュアルはない．その理由は二つある．一つの理由は，嚥下障害患者が多様でマニュアルを作ることができなかったからである．もう一つの理由は，流布しているマニュアルどおりに治療を行って治らなかった紹介患者が，当科で容易に治る症例が少なく，マニュアルに弊害があると考えたからである．

医師になって教えられたことは，教科書どおりの病気は少ないということである．嚥下障害は病気ではない．多くの異なった疾患によって惹起される一症状あるいは一障害である．麻痺や運動失調，音声言語障害，精神障害，高次脳機能障害などのさまざまな障害を合併する嚥下障害患者は少なくない．教科書やマニュアルどおりの嚥下障害が多いとは思えない．嚥下障害に限らずマニュアルに従ってリハを行うのであれば，その前に，その患者が，使用するマニュアルに該当する患者か否かを判断

する必要がある．マニュアルが考えない医師を作る教科書であってはならない．

5 目に見えない身体障害

解説 耳鼻咽喉科は，頸から上で，眼と脳と歯牙を除いた部位の内科的疾患と外科的疾患を扱う科である．機能の面からみると，聴覚，味覚，嗅覚，音声言語，嚥下，平衡の機能障害を扱う．これらの機能障害のうち，目で見て気がつくのは，一部の平衡機能障害と経鼻経管栄養をしている嚥下障害患者であろう．

耳鼻咽喉科領域のリハとして最も歴史があるのは，容易に第3者が気がつく聴覚障害と音声言語障害であるが，嚥下障害も30年前は，耳鼻咽喉科医と一部の外科医しか興味を示さなかった．これらのことから見えない障害がいかに注目されないかが理解できる．

見えない障害である聴覚，味覚，嗅覚，平衡機能などの障害に伴う苦痛は，周囲の人々の理解を得ているとはいえない．最近，脳外傷で高次脳機能障害のある症例で聴覚，味覚，嗅覚，軽症平衡機能障害を合併する例が多いことに気がついた．高次脳機能障害があるために，患者が聴覚，味覚，嗅覚に障害があることに気がつかなかったり申告できなかったりすることが発見されない原因と思われる．聴覚，味覚，嗅覚障害は，運動機能障害や言語障害ほどADLを低下させないが，QOLを著しく低下させる．合併する障害により申告できない患者の目に見えない障害に気がつくリハ科医が増えることを希望する．

③ 歯科・口腔ケア

1 経口摂取していない患者も口腔ケアは必要

解説 経口摂取を行っていない患者に対しても，口腔ケアは重要である．なぜなら経口摂取していない患者は，自浄作用が働かないために口の中が汚くなりやすいからである．日常生活が自立している場合に口の中につく汚れの代表的なものには，歯垢，歯石がある．しかし，現在経口摂取をしていないような場合には，歯垢や歯石に加えて，粘性の痰，乾燥した痰，舌苔などが口腔内につきやすく，舌の可動部位に制限がある箇所には舌苔がつきやすいとの報告もある．また，乾燥した痰は口蓋や下の前歯の裏側に付着しやすい．常時開口しているような患者では，このような部位の衛生状態に注意を払うようにしなければならない．

2 口腔ケアは清拭だけでは不十分

解説 口腔清掃の方法には，歯磨き法，洗口法，清拭法，洗浄法の4つがある．ただし，口腔内細菌はバイオフィルムを形成して強固に口腔内に付着するため，確実な口腔清掃を行うためにはバイオフィルムを破壊しなければならない．よって，清拭だけではなく，歯ブラシや舌ブラシなどを使用した積極的な細菌の機械的な除去作業が必要である．なお，ブラシを用いた機械的な除去によりバイオフィルムを破壊すると，その直後の唾液内の細菌数は増加すると報告されている．ブラシ後には，うがいのできる患者は洗口，うがいができない患者は清拭や洗浄を用いて，ブラシによってバイオフィルムが破壊された細菌を除去しておく必要がある．

3 歯がそろっているのに，患者が十分に噛めない理由

解説 十分な咀嚼には舌や頰の動きが重要である．例えば，臼と杵だけそろっていても，上手な合いの手がなければ餅がつけないように，歯がそろっていても，口の中の食物を上手に移動させながら噛むには，舌や頰の協調運動が必要である．よって，歯がそろっている症例でも舌や頰の協調運動が不十分であれば，咀嚼は不十分となる．なお，時として患者のご家族や介護者は，患者の顎が単純に上下に動くだけで咀嚼ができると勘違いしやすい．食物を細かく破砕したり，臼磨するためには，顎や舌の左右方向への運動が不可欠である．実際に咀嚼がうまくできるかどうかを観察するには，咀嚼時に顎が左右方向へ運動しているかを観察し，咀嚼中に唇が開いたときに口腔内を覗いて，舌が食物を左右方向へ移動させているかを観察するとよい．

4 義歯が嚥下に及ぼす影響

解説 義歯を入れた場合に上手く"噛める"のかどうかという議論は前述の項目の内容が判断基準の一つとなる．これが実際に"飲み込み"を良くするのかどうかには，検討の余地がある．義歯を入れることで咬合が安定し，それが舌骨挙上に良い影響を及ぼすとの報告がある．また，総義歯を入れることで，口腔期の送り込みの時間が短縮するとの報告もある．それに対し，総義歯を入れた場合と入れない場合を嚥下造影で比較すると，総義歯を外しているときのほうが嚥下時の舌骨や喉頭挙上量が大きくなったとの報告もある．義歯の，どの要素が嚥下のどの部分に影響を及ぼしているかということは今後も検討の余地が大きいが，意識レベルの悪い症例に対しては，誤嚥もしくは誤飲の可能性のあるような小さい義歯は外しておくべきであるが，適合状態が良好で誤嚥や誤飲の可能性を否定することができ，さらに今後経口摂取の見込みが立つような患者には装着を考慮してもよいだろう．意識レベルが良い場合では，適合状態が良好で誤嚥や誤飲の可能性が否定できれば装着してよいだろう．
もともと義歯を持っていない症例では，義歯は咀嚼のみならず

嚥下にも影響を及ぼす可能性があるために，摂食・嚥下障害が疑われる場合には義歯作成後に嚥下造影や嚥下内視鏡を用いて，義歯の装着が咀嚼や嚥下にどのように影響したかを観察しておくべきである．

5 噛むべきか噛まざるべきかは症例しだい

解説 噛まないと上手く飲み込めない症例，噛ませるとかえって危険な症例が存在する．従来の嚥下動態のモデルは食物がどこに存在するかによって，一連の食物輸送機構を準備期，口腔期，咽頭期，食道期の4期に分類していた．準備期で咀嚼され唾液と混合された食物は，嚥下直前の状態である一塊の食塊となり，すべての食塊は口腔期において口腔から咽頭へ送りこまれる．続く咽頭期で喉頭は閉鎖され，食塊は食道へ送られる．嚥下反射開始時期は，食塊が舌と下顎下縁の交点に到達した時点であり，食塊の先端がこの部位を通り過ぎてから嚥下反射が起こるのは，嚥下反射の遅延であると考えられてきた．引き続く食道期で食物は胃へ蠕動され，一連の食物輸送機構は完了する．

しかし，近年咀嚼中には飲み込める状態になった食物は順次咽頭に送り込まれ，ある程度の大きさの食塊が咽頭に溜まってから嚥下反射が起こることが，健常者の咀嚼動態から明らかになっている．このような嚥下反射前に食物を咽頭に送り込む動きは stage 2 transport と呼ばれ，これは過去には嚥下反射惹起遅延と考えられていたものが，健常者でも起こり得る動態であることが示されたものである．

例えば，嚥下反射惹起遅延のある患者に咀嚼を促すと，stage 2 transport が原因で誤嚥に結びつく場合もあり，そのような症例では咀嚼を促さずに丸呑みのままが安全である場合がある．逆に口に溜めてなかなか飲み込まないような症例では，咀嚼を促すことで stage 2 transport が起こり，上手く飲み込める場合もある．咀嚼させるかどうかは，症例次第で判断すべきである．

4 眼科

1 眼筋麻痺での望ましい手術時期

解説 脳ヘルニアに伴って生じる動眼神経麻痺，脳圧亢進に伴って生じる両側外転神経麻痺は，比較的改善しやすい．しかし，脳幹梗塞などに伴って生じた眼筋麻痺では，程度の改善はあっても治癒しない場合もある．眼筋麻痺の治療法は，最終的には外眼筋の付着部を移動する手術であるが，術後の麻痺の改善があると，この手術は人工的に斜視をつくるだけのものとなってしまう．それに，麻痺を治療するわけではないので，この手術の目標は正面視での複視の改善であり，それが実現しても側方視では複視が残存する．したがって，手術は急ぐべきではなく，自然経過をみつつ時期を見定める必要がある．1年半を目安に経過を観察し，それでも正面視での複視が残存する場合は手術を考慮するのが望ましいのではないだろうか．それまでの期間，複視のためにQOLが低下しているのであれば，片眼を遮蔽したり，プリズム眼鏡で補正する．片眼遮蔽すると遠近感が乏しくなり，遮蔽側の周辺視野が狭窄する．眼筋麻痺では眼と手の協応動作がうまくいかなくなるので，遮蔽眼やプリズムの選択にあたっては，視力や眼筋麻痺の程度，利き目か否かなどを考慮しつつ，試行錯誤で最良の条件を模索する必要がある．

2 兎眼には眼軟膏よりも，頻回点眼とテープ閉瞼を

解説 顔面神経麻痺により，眼輪筋が機能不全となると閉瞼できなくなり，角膜が常に露出し，角膜表面が乾燥して重傷の角膜炎を起こし疼痛をきたす．そして，時間とともに角膜は白濁する．これを兎眼性角膜炎という．角膜は，一度白濁すると角膜移植をしないかぎり透明化は困難である．閉瞼不全が軽度のものであれば，点眼薬を頻回に点眼することで角膜の白濁を予防することができるが，重度であると，これだけでは角膜炎を管理できない．そこで，眼瞼と眼球の間に留まる時間の長い眼軟膏が

通常使用されている．しかし，これでも角膜の白濁が進行してしまう症例を数多く経験する．兎眼は，涙液分泌異常とは異なり，瞼を閉じさえすれば，角膜炎を予防でき，起きている角膜炎を沈静化できる．すなわち，何とかして閉瞼することが重要なのである．これを実現化するために，テープで閉瞼を試みるが，軟膏が塗られていると閉瞼の妨げになり，また，その防腐剤成分の停留のため，必ずしも有効とはいえない．したがって，むしろ眼軟膏は使用せず，点眼薬の頻回点眼とテープ閉瞼が好ましい．そして，これで改善しない重度の兎眼性角膜炎は，手術で上下の瞼を縫い合わせることが必要になる．

3 うっ血乳頭からの視力低下に注意を

解説 うっ血乳頭と視神経炎はともに視神経乳頭が腫脹するので鑑別を要する．教科書の鑑別診断表には，視力低下をきたすかどうかがその鑑別点の一つとして挙げられている．視力低下をきたさないのがうっ血乳頭で，きたすのが視神経炎である．しかし，これを見て，うっ血乳頭は視力低下をきたさないと理解してはならない．高度の脳圧亢進がもとで生じた重度のうっ血乳頭は，激烈な視力低下をきたす．脳外傷や脳腫瘍，脳血管障害で生じる一過性の脳圧亢進で，その程度と持続時間によってはこのような障害をきたすことがあることに注意を要する．また，うっ血乳頭から視力低下が生じてしまった場合，予後はきわめて不良で，しかも両眼性であるため，患者のQOLへの影響は計り知れない．ある視覚障害者更生施設の入所者の失明原因の調査によると視神経萎縮が少なくなかった．さらにその視神経萎縮の原因を追跡調査したところ，髄膜腫などの脳腫瘍や脳外傷後の脳圧亢進が原因でうっ血乳頭が生じ，これが経過とともに視神経萎縮に至ったと推定できる例が多かった．

4 同名上 1/4 盲でも側頭葉損傷とはかぎらない

解説 医学書によくある視路損傷と視野障害の対応表には，側頭葉損傷と同名上 1/4 盲が対応づけられている．同様に，頭頂葉損傷

と同名下 1/4 盲が対応づけられる．同名 1/4 盲が生じる機序には，外側膝状体から一次視覚野（V1）に至る視放線の走行だけでなく，視覚野の構造が関わる．V1 は後頭葉内側面の鳥距溝にある．鳥距溝上唇は視放線の上側の線維を受け，下唇は下側の線維を受ける．そして，視放線の下側の線維は，遡って，網膜の下側由来であるために，瞳孔に差し込んだ上側の視野の情報がこれらを経由する．同名上 1/4 盲のうち，左右眼の一致性が悪く，水平経線を境とした上下差が明確でないものは，側頭葉深部白質の病巣による．しかし，左右眼での視野欠損部が一致し，垂直経線だけでなく水平経線を境とした上下差がくっきりとしている同名 1/4 盲を有する症例では，後頭葉病変が必ず含まれ，V1 を取り囲む V2 とそれをさらに取り囲む V3 の境界を巻き込んでいる．側頭葉病変がなくても，この部分の損傷だけで同名 1/4 盲が生じることもある．このように，同名 1/4 盲を見た場合の病巣診断では，左右眼の一致性と水平経線を境とした上下差に注目すると，概ねその病巣が推定できる．

5 同名半盲の黄斑分割は半側空間無視の合併を精査する

解説 視交叉より後ろの視路で片側が損傷すると，左右眼で同じ名前の側の視野が欠損する．これを同名半盲という．視野の中心からの線維を受ける後頭葉視覚野は，後端部の外側面に存在していて，ここは後大脳動脈ではなく，中大脳動脈の灌流領域である．そのため，後大脳動脈梗塞によって生じる同名半盲では，半盲側でも中心の数度が残存することが多い．これを黄斑回避という．それに対し，中心視野においても左右の感度差が明瞭で，垂直経線で切れている状態を黄斑分割という．左右の同名半盲の発生率には変わりはないが，黄斑分割の同名半盲に限ると左同名半盲が多い．これは，大脳の動脈分布の左右差はないので，後頭葉後極の解剖学的構造にその機序を求めることはできない．一方，半側空間無視は圧倒的に左側に多い．半側空間無視では，視野障害がなくても，視野検査では固視点から左を無視して左同名半盲として診断されていることが少なくない．これを考えると黄斑分割のある左同名半盲の場合，左半側空間無視の合併を精査すべきであろう．

6 眼が見えなくなった患者のためのロービジョンケア

解説 視覚障害者のQOLの向上に最も寄与しなければならないのは眼科医である．しかし，眼が全く見えなくなると多くの眼科医は，患者を診ようとしなくなる．そのため，かつて視覚障害のリハビリテーションは，福祉や特別支援教育の範疇で行われてきた．近年，眼科でもっとこの領域に関わりを持とうという趨勢があり，ロービジョンクリニックという専門外来が各地で開設されている．眼科でできるリハビリテーションには限りがあり，歩行訓練や職業訓練はできないが，それらへの道案内を眼科医が行うのが当たり前なのだという思想は広まってきている．視覚障害といっても，そのほとんどの症例で視覚が残存している．これをいかに有効に利用するかについては，福祉や教育の領域よりも眼科領域のほうが適切な指導が可能である．ここを重点的にそして福祉や教育への橋渡しをロービジョンクリニックでは行っており，これをロービジョンケアと呼ぶ．ロービジョンケアには6つのステップが存在し，それは①ニーズの意識化，②保有視覚の評価，③身体障害者手帳など書類の申請，④社会資源の情報提供，⑤ロービジョンエイドの処方と訓練，そして⑥環境整備である．

5 泌尿器科

1 間欠導尿のカテーテル保存液について

解説 ジャック・ラピデスが無菌間欠導尿法を提唱して以来，間欠導尿法は，排尿障害者の尿路管理法として広く普及した．筆者らは米国のものを参考に，本邦で初めてセルフカテーテルを商品化した．その際，保存液に関しては入手しやすい外用消毒薬（0.05％グルコン酸クロルヘキシジン液）および潤滑剤として減菌グリセリン液とを1対1の等倍とした混合液を使用することとした．その後，粘膜アレルギーへの配慮や家庭用排水として処理できることから，消毒剤として0.05％逆性石鹸液を使用することになった．そのほかに消毒剤としてポビドンヨード10％液（イソジン液）を使用するケースもある．この場合は，カテーテルの着色（茶色），加熱処理にて薬剤が変性することなどを考慮して使用している（グリセリン液500 mlに対し，イソジン原液5 mlを混注し，ヨードとして0.1％液で使用）．

1日数回の自己導尿施行患者35例を対象に，1週間使用後の保存液と患者尿の培養結果を比較した．結果は，①保存液と患者尿の細菌培養結果では，両者間でクロスオーバーを認める例はなかった，②保存液の沈渣鏡顕結果では，でんぷん顆粒3例，芽胞2例，細菌2例を認めるのみで，現在の保存液（0.05％逆性石鹸液/減菌グリセリン液の1対1）を使用することで，臨床上大きな問題はないように思われる．また保存液の交換時期は，セット内の保存液希釈・減量や異物混入（菓子などからのデンプン顆粒）の観点から，2～3日毎の全液交換を薦めている．

2 バルンカテーテル留置の条件と膀胱瘻の意義

解説 疾病発症の急性期や麻酔科管理下の手術後，あるいは急性尿閉をきたした場合，バルンカテーテルの尿道留置は，一般的尿路管理法である．しかし，必要以上にバルンカテーテル留置を継続することは，尿路感染や尿道損傷，膀胱結石の原因ともなり，

必要がなくなりしだい,すみやかに抜去することが望まれている.

1) バルンカテーテル留置の条件：①尿閉など下部尿路に強い尿排出障害が認められる場合,②凝結塊を含む血尿や多量の浮遊物を認めた時,これら異物を排出または必要により膀胱洗浄を行う必要のある場合,③前立腺術後や尿道損傷例では,尿路確保や尿道出血に対し止血を兼ねた処置としての留置,④腎不全の急性期などで,補液量を算出するため正確な尿量測定が必要な場合,⑤尿失禁に対しオムツ対応をしている症例で,しばしば尿浸潤により陰部皮膚が汚染され,発赤・カブレ（炎症）がみられる場合（特に,臀部褥創形成例やその可能性がある場合,留置は必須）などである.一時的な利用法としては,⑥障害の急性期を脱した時点で,自尿の有無や薬物療法の効果を評価しカテーテルフリーを目指す場合,一時的な膀胱瘻管理は,大変有用である.排尿観察が可能となり,膀胱瘻が不要となった場合,抜去後1日尿道バルンカテーテル留置にて,瘻孔はすみやかに自然閉鎖する.

2) 膀胱瘻の意義：長期バルンカテーテル留置を余儀なくされた場合,膀胱瘻の適応も検討する.尿路管理の方法から,無菌間欠導尿＞清潔間欠導尿＞膀胱瘻＞尿道留置の順で,尿路感染症は増加する.そのため,以下の条件を参考に膀胱瘻の適応を検討している.①性差：解剖学的差異により,男性での尿道留置は,女性例に比べ明らかに合併症（前立腺炎や尿道炎,尿道損傷など）の危険性は大きい.そのため,女性より男性での適応度は高くなる.男性例における合併症回避のため,薬物療法,外尿道括約筋切開術,尿道ステント留置術などにより,失禁排尿パターンへ移行し,コンドーム型尿集器の利用を勧めることがある.②女性の場合,シャワーなど陰部洗浄により陰部の清潔が保たれるならば,尿道留置法と膀胱瘻管理法を比較しても,両者間で尿路感染の観点から大きな差を認めない.

3 長期尿道留置例の管理法（膀胱洗浄の適応と意義）

解説 やむなくバルンカテーテル尿道留置を継続する場合の,カテーテル管理法のポイントについて述べる.

当院では,①飲水を促し,1日尿量を1,500 ml以上に保つこと,②膀胱内から沈殿物などの排泄を促すため,終日の臥床を避け,定期的な運動・体動を勧める,③2週間ごとにカテーテルの交

換を行う，④月1回の定期的検尿検査の実施，⑤陰部の清潔や外尿道口の状態（発赤・膿付着・粘膜損傷の有無）観察で，経過を見てゆく．

一方，日々の尿観察も大切で，尿量や尿性状を観察・記録し，もし浮遊物や膿様沈殿物の流出が多く認められる場合，必ず膀胱炎も併発していると考えて，放置することなく発熱や膀胱変形・結石形成の予防策をとること．対処法として，①飲水量増加を促す（1日尿量1,800 ml 以上を確保），②適切な抗菌剤の投与，③膀胱洗浄の実施，④バルンカテーテルの早期交換（1週間ごと）の順で行っている．

膀胱洗浄液は，生理食塩水にポビドンヨード10％液（イソジン液）あるいは抗生剤を加えたもの（ポリミキシンB50万単位/500 ml など）とし，1日2回朝夕施行する．これらの方法でほとんどの尿混濁（膀胱炎）問題は解消可能である．おおむね1～2週間の施行で尿の正常化を認め，従来の尿路管理法に戻すことができている．

4 障害者における尿路感染症予防のコツ

解説 健常人における急性膀胱炎は，強い排尿終末時痛や頻尿を伴うものの，適切な抗菌剤投与，日常生活上の注意（飲水量増加・尿を我慢しない・アルコールなどの刺激物を避ける・下腹部を冷やさず清潔に保つ・性行為を慎むなど）を守ることにより，短日で治癒する．一方，脊損・脳卒中患者などの障害者においては，常に尿路感染症の危険性に曝されている．必要な飲水量を摂取できなかった，排尿を我慢した，旅行など日常と異なるストレスがあった，仕事が忙しく過労気味であった，などが原因で簡単に尿路感染症（膀胱炎）を誘発してしまう．これは障害者において知覚障害や血行障害を認める麻痺した臀部や下肢において，簡単な外力により褥創を形成してしまうのと同様，本来の膀胱自浄機能が十分に機能していないためと考えられる．

当院では，排尿障害を有する障害者に対し，毎朝ペットボトルなど透明な容器に尿を採り，明るい背景で尿の透過性を観察するように指導している．尿の透過性が悪い（混濁尿）場合は，80％程の頻度で膀胱炎を発症している．障害者において発熱を有する尿路感染症（腎盂腎炎・前立腺炎・精巣上体炎など）は，多くの場合初発の膀胱炎から続発する，2次感染と考えている（すべての尿路感染症は膀胱炎をもって始まる）．いかに膀胱炎

の発症を予防するかが，障害者の尿路感染症対策のカギといえる．そのため，尿混濁を観察した時，過労ぎみと感じた時，旅行時や冠婚葬祭などの会合出席時など，屯用にて1日朝1回1錠の抗生剤または抗菌剤の予防投与を勧めている．早朝尿の観察と少用量の予防的抗菌剤頓服法は，障害者の尿路を感染症から守るために，大変有効な方法である．

5 間欠バルンカテーテル留置法の実際

解説 残尿を有する障害者における間欠自己導尿法は，大変有益な排尿管理法である．しかし一方では，飲水制限，定時的導尿の励行，外出中は導尿操作の可能な場所の確保など，煩わしい点も挙げられている．これらの不都合を補うために，筆者は間欠バルンカテーテル留置法を考案した．留置方法は，間欠導尿に準じた方法で，消毒操作にてバルンカテーテル (Fr. 14) を患者自身が尿道留置する．固定水には水道水を用い，バルンカテーテルは，1ヵ月間同一物を使用している．

本法の具体的な適応場面として

①夜間多尿例（600 ml 以上/夜）では，夜間に2～3回起きてトイレ排尿や導尿を要したり，オムツ失禁排尿を強いられる場合がある．そのため転倒や褥創の危険性，睡眠不足を訴える症例がある．このような場合，就寝時にバルンカテーテルを留置し翌朝抜去することにより，安眠が確保され，オムツ使用量も軽減でき，夕方からの飲水制限も不要になるなどの，利点が得られる．（ナイト・バルン）

②頚損（四肢麻痺）例など，手指の巧緻性不良のため間欠導尿に際し介助を要するような例：朝の出勤・登校時にバルンカテーテルを留置して職場や学校に向かい，帰宅後抜去する．一方，休日など在宅時には，介助者のもとで間欠導尿を行う．この方法により，社会復帰・学業継続が可能となった例を多く経験している．（ディ・バルン）

③旅行や会議・飲酒の席に参加する場合など，一定期間導尿ができないような場合：旅行に出発する時に留置し，目的地に着いたら抜去する．その後は間欠導尿法にて管理する．この方法で新幹線や飛行機を利用する長距離旅行も可能となった．また，利尿作用のある飲酒の席などへ出席する際，その時間帯は留置対応とすることで，排尿を気にすることなく楽しむことができる．（スポット・バルン）

本法は，間欠導尿法との組み合わせで実施され，障害者の行動範囲の拡大や QOL の向上，オムツフリーなどを目的に実施されている．尿路感染症予防のため適切な抗菌剤の頓用や飲水増量を心がけるならば，大変有用な排尿管理方法といえる．
注意点として，①固定水の注入は尿の流出を確認してから（膀胱内にてバルンを膨らませる）行うこと，バルンカテーテルを無理に引っぱったりしないことである．本法のため，コンパクトな間欠バルンカテーテルセットが市販されている．

6 留置バルンカテーテル抜去のタイミング

解説 疾病発症時に留置したバルンカテーテルは，いつ，どのような方法で抜去すべきか？　当院で行っている方法を述べたい．
①抜去前処置：膀胱洗浄時やバルンカテーテルのクランプにて尿意有無の確認．内服療法として，尿路感染例には適切な抗菌剤投与，蓄尿よりも尿排出を優先してコリン剤やα遮断剤の事前投与（5 日間）などを行う．排尿日記の記載として，尿量を日中と夜間で区別して測定記録，さらに早朝・午前中・夕方・食後など多尿の時間帯も把握しておく．
②抜去は朝食前後の時間とし，膀胱洗浄後 50～150 ml の洗浄液を膀胱内に注入（早く自排尿の有無を知るため）して留置カテーテルを抜去する．抜去後は，飲水を勧めて 2～3 時間ごとに排尿を促し，そのたびに自尿量と残尿量を測定，夕食前まで観察する．
③判定：
・排尿可能例：排尿を試みるたびに，自尿を認め残尿量が 150 ml 以下または，暫時自尿量が増加し残尿量が減少する場合，定時排尿または随意排尿の可能例とする．
排尿の主体が尿失禁でかつ残尿を認めない失禁排尿例の場合，抗コリン剤などの薬物療法を検討していく．
・抜去困難例：自尿を全く認めず，残尿量が 500 ml を超える例．その時点で，バルンカテーテル再留置とし，薬物療法単独では排尿困難なため，他の併用療法を検討する．
・判定保留例：抜去直後は残尿少なく十分な自尿を認めるものの，だんだんに自尿量が減少し残尿量の増加を認めていく例．夕方までに再留置とする．
投与増量や併用薬など，薬物療法の工夫により抜去の可能性が高い例と考える．

④判定には残尿測定がポイントである一方,尿失禁の病態区別(切迫性・腹圧性・溢流性)を検討することや,脊損では障害レベル・ADL の状態,脳卒中例では ADL の状況,脳の障害領域や範囲など,患者情報から抜去の可能性を予想しておくことも大切である.

7 排尿障害治療における薬物療法の役割

解説 排尿障害に対し薬物療法を行う場合の,障害パターンと薬物療法の基本的な考え方を述べたい.

排尿障害の病態は,単純に病態の尿が出ない・出せない(尿失禁を認めない尿排出障害=A)と,尿が漏れてしまう・尿が近い(残尿を認めない蓄尿障害=B),および排出・蓄尿の両障害を有する(尿失禁と残尿を有する混合障害=C)複雑な病態の 3 タイプ(A,B,C)に大別される.

①単純性排尿障害タイプ:排尿日記の検討と残尿測定結果を基に,前者の単純 2 タイプに対し,コリン剤・α 遮断剤(B),または抗コリン剤・α 刺激剤・3 環系抗うつ剤(A),の組み合わせにて対応する.薬物療法が奏効しない場合は,間欠導尿(A),尿集器の利用(B)などの介護用品の併用を検討する.

②複雑性混合障害タイプ:排出・蓄尿の両障害を有する場合,患者 ADL の状態・両障害の比率・性差などを勘案し,どちらか一方の障害へ人為的に収束させて単純性排尿障害に類似した病態にできるならば,上記治療法のうち間欠導尿や尿集器など介護用品の利用により,排尿自立が可能となる.この人為的な病態の一本化のために薬物療法が存在する.

頻繁に使用される抗コリン剤の使用上の注意点としては,緑内障の既往または治療症例では眼科専門医へのコンサルトが必要である.また,投与後の 1〜2 カ月は残尿測定を実施して,過剰投薬とならないよう注意する(残尿増加時は,投与を中止).記憶力の低下や意欲の低下など認知障害を疑う副作用を認めた場合も投与を中止する,などが挙げられる.

8 夜間多尿例の排尿管理

解説 高齢者や脳血管障害者において，夜間多尿はしばしば経験し，飲水制限も奏効しない場合が多い．夜間尿率（夜間尿量÷1日尿量×100）を計測し，30％を超える場合を夜間多尿と判断する．対象患者が夜間頻尿により不眠を訴えたり，夜間のトイレ動作により転倒の危険性がある場合，①デスモプレシン酢酸塩水和物（デスモプレシン点鼻など），または②ロキソプロフェンナトリウム 60 mg（ロキソニン錠）投与が有効な症例がある．心不全など心疾患が基礎疾患にないこと，下肢の浮腫など認めないことなどを確認して使用する．後者による尿生産低下の作用機序として，腎血流量の抑制が考えられている．

【関連項目】
第 2 章 3.「4 夜間頻尿の治療は排尿障害単独のみの治療では効果がでないことが多い」114 頁

9 排尿自立に向けてのステップ

解説 障害者の排尿自立（自分で尿の始末ができる）を考えるうえで，排尿管理のゴール設定ができれば，リハビリの適切な訓練計画も立てやすい．当院では患者の置かれている排尿管理の状態を，排尿自立の4段階（A～D）で評価し，上位のレベルに持って行くことを目指して訓練を行っている（図1）．ステップのD段階とは，寝たきりのオムツ排尿，または長期バルンカテーテル留置の，最下位状態である．C段階は，オムツ排尿や留置カテーテル状態を脱するために，薬物療法に加え介護者が排尿介助用品を十分に使いこなしている状態．B段階は，リハビリ訓練により，上記の介護用品の扱い方を，患者自身が習得して使いこなせている状態．最終のA段階は，患者自身がトイレに行き，排尿および排尿関連動作を自分自身で行うことができる，排尿の完全自立レベルである．

主治医または排尿担当医は，患者の置かれている排尿の段階を評価し，それより上の段階に進めるため，基礎的薬物療法の選択，必要な運動訓練計画，適切な介護用品の選定，患者および

患者家族へ排泄方法の手技指導とその意義や必要性を教育する責任がある．
・基礎的薬物療法：コリン剤，抗コリン剤，α遮断剤，α刺激剤，三環系抗うつ剤
・介護用品：パッド・オムツ，ポータブルトイレ，尿集器，間欠導尿

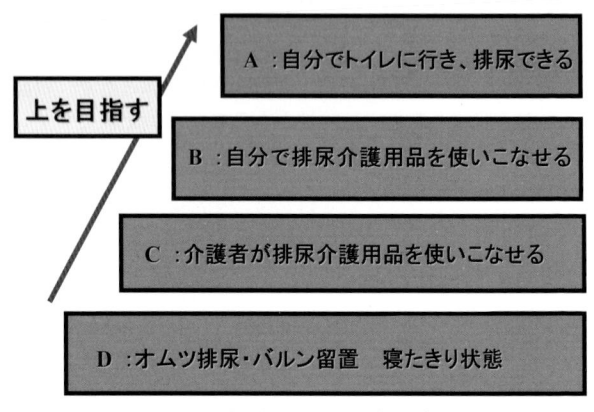

```
上を目指す ↑

A：自分でトイレに行き、排尿できる

B：自分で排尿介護用品を使いこなせる

C：介護者が排尿介護用品を使いこなせる

D：オムツ排尿・バルン留置　寝たきり状態
```

図1　排尿自立への段階（A～D）

10 障害者の尿路管理に関する外来経過観察のポイント

解説　脳血管障害・脊髄損傷・変性疾患患者において，外来経過観察中に気を付けるべきポイントをまとめる．

①検尿検査：白血球の数（膿尿の有無）は，本来尿路感染の有無を確認するものであるが，障害者においては尿路管理の状態（良し悪し）を知る目安・指標となる．たとえ患者が排尿管理のルールを守っているように見えても，膿尿が継続する場合，排尿方法の再確認・再指導の必要があると判断される．よって，月1回の検尿検査は必須である．

②排尿日記の記載：1回排尿量や失禁量，飲水量やタイミングは適切なのか．定期的排尿は正しく実施されているか．尿混濁や発熱を認めた場合，その原因は何によったものなのか（服薬状況・飲水方法・排尿時間は適切であったのか，疲労やストレスの有無は関係なかったのかなど）を患者自身が記録を付けることにより，適切な排尿管理を学習してもらうための，大切な

記録である．また，記録の期間は，小児では成人を迎えるまで，成人では3年以上が望ましい．

③KUB（腹部単純XP）・残尿測定：急性期に2カ月以上のバルンカテーテル留置既往のある症例では，青・壮年の比較的若い患者でも尿路結石（腎・膀胱）を認めることがある．長期留置例では，6カ月ごとにKUBを撮影し，尿路結石の有無確認を行う．残尿測定は，排尿に関する薬剤量が適切であるか，特に抗コリン剤では，投与開始後2カ月間は残尿量の増加（過剰投与）を認めることがあり，注意を要する．エコー残尿測定器は大変有用であり，排尿障害外来には常備すべき機器である．

これら①～③を適切に組み合せて経過観察を行えば，尿路に関して生じる大きな問題を見逃すことはない．

6 歩行分析

1 kinetic data（運動学的データ）と kinematic data（動力学的データ）

解説 歩行分析に求めるデータとしてイメージしやすいのは，下肢や体幹の移動の軌跡である．これは，赤外線カメラなどを用いて3次元的に計測できるものであり，kinetic data といわれる．それに対し，床反力計などを用いて計測できるものを kinematic data という．両者の違いは「目に見える」か否かであり，それゆえに後者のデータの利用は敬遠されがちである．しかし，この両者があると，重心や関節モーメント（後述）などの計算ができ，臨床的にもより重要な情報を得ることになる．

2 関節モーメントと義足の調整

解説 例えば大腿義足の適合判定をするとき，ソケットや継手の調整により，義足側の膝折れや伸び上がりを調整することができる．実をいうと，この作業は関節中心と床反力線の位置関係を調整していることと同義である．膝関節の前方に床反力線が通っている場合，膝は伸びようとする力がかかる．この力を「伸展モーメント」という．逆の場合は「屈曲モーメント」である．これらを総称して関節モーメントという．先ほどの義足の調整では，初期屈曲角の設定や，膝継手ダンパーの調節などが関節モーメントに大きな影響を与えるわけである．ちなみに関節中心は kinetic data であり，床反力線は kinematic data である．最新の歩行分析機器によると，100 Hz 位での計測（1秒間に100コマ）が容易となってきた．これで得られた関節モーメントを経時的に分析することで，立脚中期の膝折れの傾向や，遊脚相初期（加速期）のホイップなどの原因をきわめて正確に突き止めることが可能になった．

3 重心線と歩行について

解説 静止立位時のヒトの重心は第2仙椎前方に存在するとされている．床面から重心への垂線を重心線といい，矢状面で耳垂，大転子，膝蓋骨と膝関節の間，足関節の前方を通る．大腿骨骨頭は前捻しているため，股関節中心は重心線の前方に存在する．また，膝関節中心は重心線の後方に位置する．すなわち股関節，膝関節は静止立位時に伸展モーメントがかかっている．股関節には腸骨大腿靱帯，膝関節には前十字靱帯による伸展制限がなされるため，筋の収縮がなくても楽に静止立位を保持できることになる．しかし足関節は常に背屈モーメントが存在するため，下腿三頭筋は静止立位でも等尺性収縮をする必要がある．下腿三頭筋の弛緩した場合，足関節の背屈モーメントが生じ，体が前方へ倒れることから，ヒトは歩き始めるといわれている．

4 歩行分析における計測時の留意点

解説 一般的には3mの予備区間の後に10mの歩行を計測し，最後に3mの停止区間を設けることが多い．自由歩行の場合は10回程度の平均が理想だが，実際には被検者の疲労が出ない範囲で最大限の回数を設定する．自由歩行に加えて，メトロノームを用いてケイデンス（歩行率；1分間に何歩歩くか）を一定にした計測を行うと，加算平均によるデータ処理がしやすくなる．赤外線カメラを用いて kinetic data を計測する際は，マーカーセットを設定し，どこの部分の反射マーカーから得られたデータかを，コンピューターが認識できるようにする必要がある．というのは，カメラから得られる計測データそのものは，コンピューターにとって，単なる点の軌跡に過ぎないからである．臨床歩行分析研究会が推奨する DIFF マーカーセットは使いやすく，臨床においても実用的である．また，kinematic data を計測する際は，床反力計を踏み出す側を一定にする必要がある．このことは，片麻痺や変形性関節症などの片側性の疾患を計測する場合，より重要である．

5 歩行分析による治療効果判定はテーマをしぼって行う

解説 臨床場面で歩行分析に求める情報は,治療の効果判定であろう.しかし,赤外線カメラと床反力計によって本格的に kinetic data や kinematic data を計測するのは,反射マーカーの貼り付けなどに手間取ってしまい,いざ計測時には被検者ともども疲れきってしまうことがよくある.したがって,忙しい臨床現場で片手間に行うことは,非現実的であると考えてよい.熟練した専任のスタッフを配置していない施設では,かなりの確率で高価な機器がほこりをかぶっているものである.まずはストップウォッチのみで可能な計測を考え,どうしても特定のデータが欲しいと感じたときに,テーマをしぼって計測を行うべきである.漫然と歩行分析を行っても,データのばらつきばかりが大きくなって,治療前後でも大した変化を検出できないことが多い.

7 胃瘻

1 胃瘻にまつわる誤った見解

解説 胃瘻は，主に
① 内視鏡的に造る胃瘻造設術（percutaneous endoscopic gastrostomy；PEG）
② 開腹で造る胃瘻造設術（open gastrostomy；OG）
③ 腹腔鏡下に造る胃瘻造設術（laparoscopic assisted gastrostomy；LAG）の方法で造設される．頻度としては内視鏡的に造る PEG が最も多い．胃瘻造設術は，胃の内腔と体表の皮膚の間（腹壁と胃壁）に瘻孔を造る手術であることから，いずれの方法で造っても，胃瘻そのものには違いはない．

以前，「胃瘻を造ることは最終手段であるのでなるべく造らないほうがよい」とよく聞いた．その最終手段という言葉の行間には，
・胃瘻は手術だから危険だ
・ひとは食べられなくなったときが終わりだ．だから回復の見込みのないひとに胃瘻を造る価値はない
・胃瘻を造ったら口から食べさせてはいけない
・胃瘻の刺入部は毎日消毒しなければならない．また，入浴時には胃瘻部を濡らしたり洗ってはいけない
・胃瘻は一度造ったら元に戻せない．
などのニュアンスがある．
これらの見解は，完全にもしくはほとんど誤りである．

2 胃瘻は手術だから危険だという断定は適さない

解説 胃瘻患者は確かに全身状態が不良で高齢者が多いので，患者の予備能力は少ない．小さな侵襲の手術であっても患者の状態と照らし合わせると相対的には大きな手術になる．したがって，胃瘻は手術だから危険であるという見解は全くの誤りではない．しかし，最近の胃瘻造設の多くは内視鏡下で行う PEG に移行

してきた．PEG は他の術式と以下の点で大きく異なる．
① 全身麻酔が必要ない
② 手術時間が短い
③ 切開創が 1 カ所で，しかも小さい

さらに最近では感染を防止するキットが開発され，免疫能力が低下している患者でも PEG 後の感染を抑えられるようになった．また，経鼻内視鏡も普及してきたので開口障害や呼吸機能に障害のある患者にも行えるようになってきた．以上より，通常の内視鏡検査ができる患者には，PEG は比較的安全に行い得る手術になってきている．したがって，胃瘻は確かに手術ではあるが，PEG は危険な手術という断定は適さない．当然，全身状態が極端に低下していたり，生命予後が 1 カ月以内の患者には，逆に胃瘻造設の適応はなく，そのような患者への手術の危険性は高い．

3 食べられなくなったとき，生きたいひとを餓死させる権利は医療者にはない

解説 経口摂取できなくなったら死に至る．これは，自然界の掟であり，ひとも 100 年くらい前までは自然の摂理として受け止められていた．しかし，医学の進歩に伴って，食べられなくなっても，生きられる方法が 1960 年ごろから考案された．それが静脈栄養や経腸栄養である．日本では，1960 年代から完全静脈栄養（静脈栄養だけで生命の維持ができる）が発展し，1980 年代にほぼ完成した．経腸栄養も同時期に開発されたが，日本の保険制度や栄養投与に苦痛を伴う（経鼻経管栄養）ことから，ほとんど普及しなかった．PEG は，経鼻胃管の留置に比べると，違和感が少なく長期留置に適していたが，これも日本独自の国民性によって広まらなかった．ところが，長期入院の問題や介護保険の導入によって，簡便で安価な経腸栄養が見直され，2000 年くらいを境に急激に PEG と経腸栄養がペアで普及し始め，現在に至っている．このように，偉大なる変革によって，食べられなくなることが死を意味しなくなった．しかし，治療の選択枝が多くなることは，また新しい問題を生むこととなる．胃瘻は確かに管理が簡便で合併症も少ない．したがって，経管栄養のみで長生きする患者が増えたのである．しかし，今度はひとが生きていればそれだけでよいのかという，人間の根源に関わる問題が提起され始めた．北欧では，アルツハイマー病などの認知を伴う患者の経管栄養は疑問視され，患者の発症前意思（リ

ビングウイル）が重要視されている．
ここできちんと整理しなければならないことは，「食べられない」という事象は，すべて同じでないということである．つまり，脳血管障害の患者やALSなどの神経難病，さらには（言葉が適切か否かは若干の問題があるが）老衰の患者さんは，食べられなくなる原因も経過も異なるのである．食べるリハ（摂食・嚥下リハ）を行えば，ある程度回復し，再び食べられるようになる患者は少なくない．ALSなどの患者は，自分の意思を表現できるのであるから，生きたいひとを餓死させる権利は，医療者にはない．したがって，「ひとは食べられなくなったときが終わりだ．だから胃瘻を造る価値はない」と考えるのは誤りである．しかし，「ひとが食べられなくなったら胃瘻を造るべきだ」も誤りである．つまり，食べられなくなったときは，専門家の診断とともに患者の意向が重要であって，答えが単一に決められないのである．

4 胃瘻造設後の消毒は不要でシャワー，入浴も可である

解説 長い間，外科の回診車にはイソジン®とガーゼが定番であった．しかし最近，創傷治癒の研究が進み，感染が伴わない傷には，原則として消毒は不要で，むしろ，消毒は禁忌となった．また，手術後72時間以降には，シャワーも問題なしと変貌した．
胃瘻は，確かに新しく造った傷で異物と接触している．しかし，基本的には手術後の傷と何ら変わらず，術後の消毒は不要でシャワーも可であることは何ら変わらない．瘻孔が安定した後も，消毒の必要性は全くなく，シャワーも洗剤で洗うことも問題ない．むしろ，入浴して清潔に保つことによって，創傷管理を上手に行うことができる．
胃瘻は，ピアスと考えると理解しやすい．ピアスの耳たぶを消毒したり，入浴時に洗顔を控える人はおそらくいないだろう．胃瘻は，消毒する必要はないが，きれいに洗って清潔に保つことが肝要である．

5 胃瘻を造っても食べ物の制限はない

解説 胃瘻は胃内と外界を交通させるトンネルのようなものである．胃に食べ物が入れば，おなかの外へ胃液と混じった食べ物が出てくるのではと考えるのは自然な考えである．しかし，実際には，食べたものが外へ出てくることはほとんどない．

これを説明するためには，まず胃の構造と胃瘻が造られる場所の関係を示す必要がある．胃に食べ物が入ると，通常穹窿部に貯まる．穹窿部は，一番食道よりで背中に近い胃の部分である．一方，胃瘻は胃の真ん中の前壁に通常造られる．つまり，食べたものは胃瘻と最も距離的に離れたところに一度貯まるのである．しかし，食塊（食べ物）は，胃の出口（幽門）に運ばれなければならないので，胃瘻の周囲を全く経由しないわけではない．ところが，食塊（食べ物）はひとつになった固まりのまま移動することはなく，少しずつ幽門に運ばれるために胃瘻にはあまり接触することがないのである．このような原理で，食塊がおなかの外へ出てくることがないのである．胃瘻を造っても，食べ物の制限はなく，むしろ胃瘻からの栄養補給が全身状態を改善させることによって食べるリハ（摂食・嚥下リハ）の一助になることが期待されている．

6 胃瘻は一度造っても元に戻せる

解説 通常，外科の手術は悪いものを取り除く．癌を考えると明快である．胃癌であるならば，胃とその周囲のリンパ節を切り取り，膵臓癌ならば膵臓と十二指腸およびリンパ節を切除する．胃瘻は，これらの通常の外科手術とは根本的に異なる．胃を切り取ることはせず，胃の一部に穴を開けるだけなのである．

胃瘻はピアスに例えると分かりやすい（前頁でも述べた）．胃瘻カテーテルを外すと，多少の個体差はあるものの，約1日で瘻孔は閉じる．ピアスを外したままにしておくと，穴が塞がるのと同じ原理である．つまり，胃瘻は役割がなくなったら，カテーテルを外すことによって，元に戻せるのである．胃瘻は一生ものではなく，必要なときだけ使う投与ルートである．

8 薬物治療

1 痙縮に対する薬物治療の考え方

解説 脳卒中や脊髄損傷などにより中枢性麻痺が起こった患者に対してリハビリテーション（リハ）訓練が行われる．これらの運動麻痺では痙縮が多く認められるが，運動訓練効果をより引き出すためには痙縮のコントロールが重要である．このため痙縮の治療薬である筋弛緩剤はリハ科で処方されることが望ましい．痙縮が運動時にどのように出現し，どのように運動を妨げているかを訓練中に十分評価したうえで処方を調整すべきである．また，痙縮があることで麻痺した下肢の支持性が増し，立位や歩行の安定が得られている場合があるため，痙縮を減弱させればよいとは限らない．筋弛緩剤の内服で十分な効果が得られないときは，脱力やふらつき，眠気といった副作用を避けるという意味からも，むやみに増量することは避ける．局所的に筋緊張を減弱させることで歩行改善が見込まれる場合は，フェノールブロックやボツリヌス毒素注射が適応となる．ただし後者は現時点では痙縮に対して健康保険の適応になっていない．重度の痙縮がある場合はバクロフェン髄腔内投与（intrathecal baclofen；ITB）療法を考慮する．これはポンプを体内に植込み，髄腔内に持続的に筋弛緩薬であるバクロフェンを注入するもので，効果は強力である．なお，ITB療法は講習を受けたうえで許可を得た医師でないと行うことはできない．

2 運動麻痺の改善に効果がある薬剤については見解が一致していない

解説 このような薬剤は種々研究され，その効果が報告されてはいるものの，確立された治療法にはまだ至っていないのが現状である．以下にこれらの報告の概略を述べる．

脳卒中でおこる運動麻痺に対しては，まず麻痺の改善を目的としてリハが行われる．このときに麻痺の改善に効果がある薬剤を投与すれば訓練効果を増強できる．このような薬剤の候補と

しては脳内ノルエピネフリン作用を増強するものが挙げられる．D-amphetamine（覚醒剤；ノルエピネフリン・ドパミン・セロトニン作動性），Methylphenidate（ナルコレプシー治療薬；ドパミン・ノルエピネフリン作動性），Levodopa（パーキンソン病治療薬；一部はノルエピネフリンに代謝），L-DOPS（パーキンソン病・起立性低血圧治療薬；ノルエピネフリンの前駆物質）などの効果が報告されている．この中でも D-amphetamine は最もよく研究されているが，有効，無効両者の報告があり，見解は一致していない．その他の薬剤としては，SSRI の Fluoxetine（日本未発売），MAO-B 阻害薬の Selegiline について効果が報告されている．しかしながら，どの薬剤も効果を検証する大規模な研究が待たれる．

3 運動麻痺の改善を妨げる薬剤

解説 脳内ノルエピネフリン作用を阻害する薬剤など，脳細胞に対して抑制的に働く薬剤は運動麻痺の回復を阻害する可能性がある．ベンゾジアゼピン系薬剤，$α_1$拮抗薬，$α_2$作動薬，抗てんかん薬（phenytoin と phenobarbital）が使用された脳梗塞症例の運動機能の推移を調査した後ろ向き研究では，これらの薬剤が投与された患者群で，上肢運動機能と日常生活動作の改善が非投与群に比べて不良であった．脳卒中では不眠，不安やその他の精神症状，高血圧，てんかんなどの合併症は比較的よく認められ，これらの薬剤の投与が考慮される機会が多いと考えられる．必要不可欠な薬剤は投与すべきであるが，もし可能であれば，特に運動機能の改善が期待できる期間においては，これらの薬剤の投与を控えるべきであろう．

Goldstein LB, et al：Common drugs may influence motor recovery after stroke. Neurology 45：865-871, 1995.

4 ドラッグチャレンジテストについて

解説 リハの妨げになる要因の一つとして痛みがある．痛みの原因は様々であるが，痛みに関係している受容体や神経伝達物質を明

らかにできれば，それを手がかりとして治療法を検討できる．このようなことから痛みの薬理学的機序を明らかにするためにドラッグチャレンジテスト（drug challenge test；DCT）は行われる．方法は注射剤を静脈内投与した後，痛みの程度を問診して効果を判断するが，痛みの程度を数値化（たとえば注射前の痛みを 10 点として，何点になったかを答えさせる）して評価することが多い．DCT によく用いられる薬剤は，チアミラール，フェントラミン，リドカイン，ケタミン，モルヒネ，アデノシン三リン酸などである．チアミラールはバルビツレートの一種で GABA 作動薬であり，これが有効であればバルビタール薬の内服などを行う．フェントラミンは α 受容体遮断薬であり，これが有効であれば交感神経ブロックや交感神経遮断薬の内服を行う．リドカインはナトリウムチャンネル遮断薬で，これが有効であればメキシレチンの内服，ケタミンは N-methyl-D-aspartic acid 受容体拮抗薬で，これが有効であればデキストロメトルファンの内服，などを行う．モルヒネが有効であればオピオイドの内服など，アデノシン三リン酸が有効であれば同剤の内服を行う．

9　病期に応じたリハ：①急性期リハビリテーション

1　重症患者に対するリハビリテーションの考え方

解説　ICU や SCU で管理しなければならない意識もはっきりせず，バイタルサインも安定していない患者に対しては，治療の主体が全身管理に注がれ，リハビリテーション（リハ）まで手が回らないというのはよく見られることである．しかしどんなに重症であってもリハは入院した時点から始めるべきである．初期の正しい対応はその後のリハ，機能予後に大きく影響する．「今は重症でも状態が安定したときに ADL に支障をきたす障害が残ったら大変」という考えを持って対応する必要がある．ここでは「ADL に支障をきたさないように」との観点から，特に関節拘縮予防，筋・軟部組織の伸展性維持に重点を置いて，重症患者に対応すべきことを述べる．

●上肢では，特に肩関節，肩甲帯が上肢の機能に影響するので，早期から十分に可動域を維持することが必要である．また肩関節の運動は肋間筋のストレッチにもなり，胸郭を広げ，呼吸理学療法の一つとしても重要である．ただし弛緩状態の時は損傷を起こしやすいので，当初は正常可動域の半分程度に留めておく．身体失認，深部感覚障害などにより，麻痺側への注意がおろそかになる患者では，肩関節損傷を予防するために麻痺側上肢のポジショニングに気をつける．

●下肢では，立位の安定性に影響を及ぼすのは，股関節伸展制限，膝関節伸展制限，足関節背屈制限なので，股関節屈筋，膝関節屈筋，足関節底屈筋のストレッチをしっかりと行う．また早期からの下肢の運動は深部静脈血栓予防としても重要である．

2　積極的なリハビリテーションの開始は座位開始にある

解説　積極的なリハの開始は座位開始にある．
座位開始は①意識レベル JCS I 桁，②麻痺の進行の停止，③バ

イタルサイン安定,を満たせば可能とされているが,意識レベルがJCS Ⅱ桁でも動作協力がどうにか得られるⅡ-10程度であれば,座位を開始しても問題ない.上記基準を満たせば,自動血圧計等(必要に応じて心電図モニター)を用い,持続的に血圧等をモニターしながら端座位を開始する.その際,安定性を高めるため足底が床に接地するよう座面の高さを調整する.
座位を開始するうえで,病型ごとに注意すべきポイントをあげる.

●ラクナ梗塞は,原則として安静は必要ない.リハは積極的に行う.

●アテローム血栓性脳梗塞の多くは血栓性,塞栓性により起こるので,上記基準を満たせば座位訓練を行って問題ない.ただし,血行力学的機序による発症が考えられる症例(主幹動脈に高度狭窄または閉塞があるが,画像的には分水嶺梗塞を示し,症状が軽度の場合など)は進行型脳梗塞をきたすことがあるので,このことを念頭に置いて座位訓練開始を検討する.

●心原性脳塞栓については出血性梗塞により症状が増悪する可能性はあるが,心内血栓があっても早期離床で再発はほとんどないという報告[1]もあり,注意深く観察しながら座位訓練を進めていく.

端座位開始にあたっては,患者の不安をやわらげるため,医師が付き添ったり,話しかけをする(座ると気分いいでしょう,外の景色はどうですか?)など,リラックスさせるように配慮する.

座位中に収縮期血圧が20 mmHg以上低下したり,顔色や表情・応答の変化,冷汗などの自覚症状が出現した場合には臥位に戻し,休憩の後,再度座位を開始する.初回座位は5～10分とし,特に問題なければ,車椅子を用いて漸増的に座位時間を延長させる.

意識障害が遷延している例でも発症1週後にはリクライニング車椅子乗車を開始する.しばらく続けることで座位保持が可能となり,意識障害が改善する例もよくみられる.

1) 山田浩二,他:心内血栓が残存した急性期心原性脳塞栓症患者の早期離床.総合リハ 31:275-280, 2003.

3 ベッドアップは座位訓練にならない

解説 座位訓練が始められた後は，病棟生活でもできるだけ座位をとらせるよう心がけねばならない．ところが病棟でも座位をできるだけとらせてくださいと指示すると，ベッドアップを座位ととらえて行っていることがある．これは座位であろうか？

そもそも，ベッドアップは寄りかかっている状態なので，座位というよりは臥位である．体幹の筋力強化にはならず，座位訓練にならない．また高齢者ではハムストリング筋が短縮しているので，長座位保持は困難であり，ベッド上でずり落ちてしまう．

望ましい座位は足底が床に接地する高さの端座位，もしくは背もたれがしっかりして，肘掛けがある椅子（車椅子）座位である．

背もたれ肘掛け座位は臥位に比べて心臓に対する負荷は少なく，心筋梗塞のリハでも一番最初にとらせる座位姿勢である．逆にベッドアップでずり落ちないよう膝を過度に屈曲するような姿勢では，腹部の圧迫により心臓の後負荷が増加するため心負荷は大きくなるので，心疾患を有する患者では注意しなければならない．

急性期に座位耐性をあげるための適した姿勢はベッドアップではなく，端座位や背もたれ肘掛け座位であることを強調したい．

4 病棟 ADL 早期自立を目指したベッドサイド訓練として重要な立ち上がり訓練

解説 急性期におけるリハの目標は病棟 ADL の早期自立である．それに向けて，移乗・移動能力の獲得が最重要課題となる．

歩行困難な例では，まずは車椅子駆動訓練を行い，早期に車椅子操作の自立を目指す．本人の体に合う足が床に届く高さの車椅子を選択し，非麻痺側上下肢で駆動させる．座位姿勢が崩れてしまうような例では滑り止めネットなどを使用するとよい．

移乗・歩行能力の獲得のために，どこでもできて，効果的な訓練として立ち上がり訓練がある．この運動では，単に非麻痺側下肢の筋力強化のみでなく，麻痺側下肢への回復効果，立位バ

ランスの改善などが期待できる．下肢麻痺が重度な例であっても，座面を楽に立てる高さに調整すれば，少ない介助で行える．1セット5〜10回程度から開始し，バイタルをチェックしながら徐々に回数を増やしていく．また立ち上がり訓練は看護師や家族の手によっても簡便に行うことができるので自主訓練として最適である．休憩を十分にいれ，1日の中でトータル100回は行ってほしい．

寝返り，起き上がりなど，他の基本動作訓練では上肢の等尺性運動や息こらえを伴う動作となり，一過性の収縮期血圧の上昇を起こしやすい．よって特に心疾患や高血圧症を有する患者では初期には行わないほうがよい．立ち上がり訓練をしっかり行うことで，これらの動作は，その運動パターンを指導するのみで可能となることが多い．

5 重要な早期からの下肢装具療法

解説 従来，下肢装具は運動回復がこれ以上期待できなくなった段階で処方されることが多かったが，現在では早期から積極的に用いて運動回復の促進やADLの自立に役立てようとする方向にある．発症早期の弛緩性麻痺の段階から使用する下肢装具の機能としては，しっかりとした支持性を有することの他に，変化していく病態（弛緩性麻痺から痙性麻痺へ）に応じて調整が可能であることが重要である．よって早期からの下肢装具療法には，金属支柱付き装具がプラスチック装具よりも適している．特に重度の麻痺患者に対しては治療用装具として支柱付装具を使用した訓練を積極的に行うべきである．

足継手には固定，底背屈制限などさまざまな調整が可能なダブルクレンザック継手が適しており，また長下肢装具の膝継手としては単に固定のみのリングロックではなく，機能回復に伴い角度調整の可能なダイヤルロックの使用がよい．本人の体に適合した装具が望ましいが，使用する頻度が多くなければ訓練室にある備品の装具を使用してもよい．

＜装具の選択＞
装具の処方にあたっては，訓練室備品の支柱付短下肢装具（足継手固定）を用いて，実際に立位をとらせ，膝の安定性，立位保持の状況を確認する．

・膝の安定性不十分で，かつ股関節周囲も安定せず立位保持困難な場合，長下肢装具を処方する．下肢の支持性の低下は，

単に重度弛緩性麻痺のみだけではなく，深部感覚障害や重度半側空間無視の合併によっても起こる．長下肢装具は麻痺の回復に伴い短下肢装具に移行できる．

・立位保持はできるが，歩かせると膝の安定性不十分の場合，支柱付短下肢装具を処方する．

【関連項目】

第5章2．①「②脳卒中の下肢装具は急性期から必要である」（240頁）

6 心房細動を併存疾患としてもつ脳卒中患者の運動時のモニタリングと適した運動

解説 心房細動を有する患者で訓練中問題となるのは，頻拍性の心房細動である．また安静時では心拍数に問題がない患者でも，軽度な運動で心拍数の著明な増加がみられることがある．

運動時のモニタリングの一つとして脈拍があるが，心房細動では心拍数と脈拍数は一致しないので，脈拍のみのチェックでは正確なモニタリングとならない．頻拍が続くと有効心拍出量が低下し心不全を引き起こす危険があるため，心房細動を有する患者の訓練開始にあたっては運動中の心電図モニターは必須である．運動処方に対する配慮も必要である．運動内容としては等尺性運動の要素の強いベッド上基本動作やマット上の訓練を避け，等張性運動で大きな筋群を使う立ち上がりや歩行訓練を主体にする．失語症などの合併により，自覚症状がうまく訴えられない症例では，より注意深く状態を観察しながら運動すべきである．

運動中，著明な心拍数の増加がみられるときは，主治医に連絡し薬物療法による心拍数コントロールを行ってもらう．

9 病期に応じたリハ：②回復期リハビリテーション

1 回復期リハビリテーション病棟におけるリハビリテーション専門医の役割

解説 回復期リハビリテーション（リハ）病棟における医師の役割は，主治医として患者の内科的管理を行うに留まらず，リハ的な評価に基づいた適切なゴールの設定・リハ処方，障害の受容を助けるインフォームドコンセント，装具処方，さらには効率的な回復期リハシステムの構築，リハスタッフや非リハ専門医の教育など多岐に渡る．野球に例えると，選手とコーチと監督を同時にこなすようなものである．その多角的な役割を果たすためには，リハ医学のみならず福祉・行政などを含めた幅広い知識が必要であり，回復期リハ病棟はまさにリハ専門医を最も必要とする場ともいえる．実際に，リハ専門医が深くかかわっている回復期リハ病棟はリハ治療の効果が高いという報告もある[1]．近年回復期リハ病棟は増え続け，平成20年時点で全国に約5万床が稼動しているが，その中で働いているリハ専門医は100床あたりわずか0.49人とされている[2]．つまり，回復期リハ病棟の要となるリハ専門医が不在のまま運営されている回復期リハ病棟が数多く存在し，施設間でのリハ医療の質に差が生じていることが問題視されている．平成20年度の診療報酬改訂で回復期リハ病棟の入院基本料に差が設けられ，質の良いリハ病棟により多くの入院基本料を与えるという，いわゆる「成果主義」が導入されたが，リハ専門医が不足したままでの制度導入で質の差が埋まるのか定かではない．肝腎のリハ専門医を志す医師は年間約50名づつで細々としか増えていないため，回復期病棟の全ての患者にリハ専門医の目が届くという理想が達成される目処は立っていない．

1) 日本リハビリテーション医学会社会保険等委員会：リハビリテーション科専門医の関与の有無と患者のアウトカム―ADL改善度，ADL改善率および自宅退院率との関連．リハ医学 42：232-236, 2005.
2) 佐伯 覚, 他：リハビリテーション科専門医の需給を考える「リハビリテーション科専門医需給」に関する報告．リハ医学 45：528-534, 2008.

2 回復期リハビリテーションにおける病棟訓練の重要性

解説 リハ訓練の一般的なイメージは，リハ訓練室でストレッチや筋トレや歩行訓練をしているような姿かと思われる．訓練室には訓練難易度を調整するためのさまざまな訓練機器があり，リハを行うのに欠かせない場であるが，訓練室ばかりで訓練を行い，実際に患者が生活する場であるベッドサイドや病棟トイレ・洗面所等での病棟内ADL訓練を疎かにすると，訓練室では一生懸命リハをやるのに，病室に帰ると寝てばかりいてできることも看護師へ依存してしまう患者を作り出してしまう．いわゆる「訓練室でできるADLと病棟でしているADLのギャップ」である．このギャップを解消するためには，リハ訓練士が病棟に出向いて病棟の環境でADL訓練を行い，看護師とも協力しながら患者に生活場面でのADLの成功体験を積み重ねさせ，徐々にADLの自立に導いていくという工夫が有効である．訓練室訓練に加えて病棟での訓練を導入すると，訓練室のみでのリハを行った場合に比べて，ADL回復効率が向上するとの報告もある[1]．また，病院の設計段階から訓練室と病室が隣り合わせになるような構造にして，訓練士が病棟に入りやすくすることにより自然に病棟訓練の比重が高まるような工夫を施している病院もある[2]．

1) 後藤杏里，他：回復期リハビリテーション病棟における病棟訓練導入効果について．総合リハ　35：1469-1474, 2007.
2) 才藤栄一，園田 茂：FITプログラム．医学書院, 2003.

3 利き手交換訓練導入時における説明の重要性

解説 片麻痺発症後1カ月で上肢に共同運動パターン以下の重度麻痺が残存している場合，十分なリハを行っても非機能手もしくは補助手に留まる可能性が高い．利き手に重度麻痺が残る場合は，利き手でない方の手を主として日常生活を送る必要性が出てくるため，利き手交換の訓練が必要となる．ただ，患者は片麻痺の機能予後について急性期病院にいる時点で詳しい説明を受けることは稀で，回復期リハに移ってきた時点では，「これから麻痺した手の訓練をしてもらってどんどん回復していきたい」

と考えていることも多い．何ら説明もないままに利き手交換訓練の比重を高めていくと，「麻痺している手のリハをしてもらいたいのに反対側の手しか訓練してくれない」というネガティブな思いが生じ，効率的な日常生活能力向上に結びつかないだけでなく，リハ医療への不信にまで結びつくこともある．このような事態を避けるためにも，利き手交換訓練を始める前に，麻痺手の機能予後・利き手交換等の残存機能利用の重要性について主治医からしっかりとした説明をしていく必要がある．回復期リハ病棟の入院期間は限られており，利き手交換には相当の時間が必要となるため，説明の時期はなるべく早いほうが良い．ただし，厳しい予後の説明に患者は相当なショックを受けることも多く，家族やリハ・看護スタッフによる心理的なフォローアップがきわめて重要である．よって説明の時期は，患者家族とリハ・看護スタッフとの人間関係がある程度形成され，協調して心理的フォローアップができるようになった時点で，家族の同席の下に行われることが望ましい．筆者の場合，入院時に「できるだけ麻痺した手の機能が良くなるように訓練していきましょう．同時に，更衣やトイレ動作の自立を目指して麻痺のないほうの手でできる ADL も増やしていきましょう」などとやんわりとした表現で説明し，入院2週間後のケース会議後の本人・家族との面談の際に，利き手交換の必要性について30分～1時間かけてはっきりと説明することが多い．

4 患者・家族が持つ「自宅退院への不安」を軽減するための方法

解説 患者・家族はいざ自宅退院が近くなると不安感が高まることが多い．「病院内でトイレや入浴ができても，環境が異なる自宅でできるだろうか？」「病院内では歩けるようになったが，屋外の舗装道路・坂道・段差・人ごみのなかでうまく歩けるだろうか？電車・バスの乗り降りは？実際に歩いたら転んでしまわないか？」「入院中にはやる必要のない調理や掃除等の家事を退院後にうまくできるだろうか？」など，退院後に出てくるであろう問題点を曖昧にしたままでいると，患者の不安も当然高まってくる．まともな回復期リハ病棟であれば，退院後の生活も視野に入れて，不安が軽減された状態でスムースに自宅退院できるような配慮がなされる．例えば，入院当初に自宅環境を写真や図面で調査する，実際に患者宅に出向いて家屋調査をして，なるべく自宅環境に近い環境を病院内でシュミレーション

して訓練を進める，退院までに家屋改修が完了するようにケアマネージャーと綿密に連携をとる，外泊時の様子や問題点を聞いて ADL 訓練に生かす，屋内歩行が自立した後に屋外歩行訓練や実際に公共交通機関を利用して外出訓練を行う，調理等の家事動作訓練を行う，等の細かな配慮である（残念ながらそのような工夫・努力には時間も人手もかかる割には診療報酬単価が低く，病院施設外でのリハ訓練は診療報酬の算定ができず，サービスの良いリハ病院が損をしてしまうという構図になっている）．ただ，入院中にできる屋外歩行訓練や家事動作訓練や外泊は時間・回数が限られているし，自宅や自宅周囲とまったく同じ環境で訓練を行うことは不可能である．退院後に実際の生活場面で屋外歩行訓練や家事動作訓練を十分に反復し，生活場面に定着させる必要がある．問題は誰がその訓練を指導していくかということである．外来で指導していくのか？訪問リハを導入して指導するのか？家族やヘルパーの監視のもとに自主的に行わせるのか？さまざまな選択枝があるなかで，本人・家族あるいはケアマネージャーや退院後のリハ提供者と十分に協議しながら退院までに方向性を煮つめていくことが重要である．そこまでやって初めて患者・家族は安心して自宅に退院できるのである．

9 病期に応じたリハ：③維持期リハビリテーション

1 維持期とは発症後6カ月以内のことではない

解説 維持期とは，障害が固定されてからの時期だと考えられるが，一般的には回復期リハビリテーション（リハ）が終了してからと考えられがちである．さらには，保険制度の問題から，発症6カ月以内と考えられることもある．しかし，個々の患者によって，または疾患によって維持期の概念は大きく異なると考える．改善の可能性が十分あるにもかかわらず，時間の経過とともに，維持期と判断される患者もいるという事実をまず認識する必要がある．当院においても，発症後，6カ月経過，脳卒中弛緩性麻痺でほぼ寝たきり，嚥下障害のため胃瘻より経管栄養の患者が，回復期リハを終え転院，約1年以上のリハのうえ，歩行自立，ADL自立，経口摂取となり退院した症例や，ギランバレー症候群にて約1年人工呼吸器管理のうえ，回復期リハ6カ月終了後に転院，気管切開あり，四肢麻痺で寝たきり状態であったが，気管切開閉鎖，トランスファー自立，車椅子操作自立，屋外は電動車椅子にて退院し，現在もリハ施行し，上肢動作の改善を認めている症例など，時間をかけて回復している患者を多く経験している．まず，維持期といっても時間の経過で判断せず，個々の患者をよく診察し，リハの方針を決定していくことが重要である．

2 維持期リハビリテーションは，基本的には日常生活の中で自分で行うものである

解説 維持期のリハには，病院に通院しての外来リハ，デイケアにおいての個別リハ，訪問リハなどの制度があるが，基本的には，日常生活の中で自分で行うものである．言いかえると，日常生活において自分でできることは，できるだけ自分で行うことが，最も大切なリハとなる．また，日々のリハを指導するうえで大切なことは，麻痺上肢の関節可動域の維持が挙げられる．上肢は，廃用手となることが少なくなく，その結果，リハもおろそ

かになりがちである．しかし，肩関節や肘関節の屈曲拘縮のため，上着の脱着衣のたびに疼痛が生じ，徐々に着替えをしなくなり，その結果，生活範囲が縮小してしまうことや，手指の屈曲拘縮のため清潔が保てず，皮膚の難治性の感染が生じることは，よく経験する．以上のようなことを，患者によく説明し，たとえ廃用手でも，関節可動域の維持は大切であることを十分に指導する必要がある．

3 筋弛緩薬の過剰投与で歩行が不安定になったり，転倒したりすることがある

解説 脳卒中は，急性期は弛緩性麻痺を呈するが，時間の経過とともに痙性片麻痺を呈してくる．維持期では，多くの場合，上肢では屈曲パターンを，下肢で伸展パターンを呈する．上肢の屈曲パターンは ADL 上有利になることはほとんどないが，下肢の伸展パターンは，足関節以外は体重を支えるという筋収縮であり，麻痺が重度の場合，下肢装具を装着し，この伸展パターンを利用して歩行可能となっている患者も少なくない．そこで，上肢を基準に筋弛緩薬の投与や，クローヌスの程度や腱反射の亢進のみを評価対象として筋弛緩薬を投与すると，下肢の伸展パターンも抑制され，膝折れが生じ，歩行が不安定になったり，転倒したりすることがある．筋弛緩薬を投与するには，必ず，患者の動作も評価しながら，その処方や量を決定していくことが望ましい．局所の筋緊張異常に対しては，モーターポイントブロック等が有効なことが多い．

4 適時歩容のチェック，装具の適合性のチェックが必要である

解説 回復期のリハにおいて，麻痺肢は，股関節中間位で，矢状面に振り出し，踵接地とプッシュオフを意識して，健常に近い歩行の獲得を目指す．また，脳卒中片麻痺の多くの場合は，短下肢装具にて膝関節をコントロールしている．しかし，軽～中程度の麻痺の患者が，歩行自立して，退院，在宅生活を始めると，分廻し歩行や，外旋歩行（股外旋位で振り出し，足底外側面での接地する歩行）になってしまうことをよく経験する．これは，

実際の生活のうえでは，歩行スピードが要求されるため，歩行スピードを得るために，歩幅やケイデンスの増加を得るために，自己流の歩容になってしまうと筆者は考えている．また，筋緊張の変化のため，回復期で作った下肢装具では，十分な膝コントロールができず，反張膝で歩行していることもよく経験する．歩容の乱れや装具の不適合は，移動という動作自体には問題とならないため，放置されていることが少なくないが，股関節や膝関節に負担となり，将来，変形性関節症を招く可能性があることを説明し，維持期においては，十分にチェックしていく必要がある．

5 廃用症候群の診断にてリハビリテーションの処方が可能である

解説 廃用症候群は，肺炎など全身状態の悪化により，臥床生活が余儀なくされたため，筋力低下，関節可動域制限や精神機能の低下により，それまでできていた動作ができなくなることであり，高齢者や障害者に起こりやすい．廃用症候群は，脳血管リハ適応疾患に位置づけられており，回復期病棟の入院も可能である．障害が固定し，維持リハ中に別の急性疾患による臥床生活が原因となり，廃用症候群を生じ，機能障害が悪化することは少なくない．高齢者や障害者では，原因となる疾患の治療とともに，できるだけ廃用症候群を予防し，廃用症候群が生じたときは，短期的に集中リハを施行し，すみやかに元の ADL 状態に戻すことが重要である．急性期疾患にかかわる全ての医師が，もともと障害があるので ADL の低下は避けられないという考え方ではなく，できるだけ廃用症候群を予防するとともに，機能低下に陥ったときは，廃用症候群の診断にて集中リハが可能なことを認識し，専門施設への紹介等できるだけ元の状態に戻れるようコーディネートする必要がある．

第5章
地域支援の常識非常識

1 障害者手帳：①身体・知的障害者の手帳

1 15条指定医が記載するのは診断書・意見書である

解説 身体障害者福祉法は，身体障害者の自立と社会経済活動への参加を促進するため，身体障害者を援助し，および必要に応じて保護し，もって身体障害者の福祉の増進を図ることを目的として昭和24年に公布された法律である．5章からなり，第2章（更生援護）・第1節（総則）・第15条が身体障害者手帳についてであり，その第1項に規定する医師が診断書を交付する．その15条指定医の役割は，身体に障害のある者が，身体障害者手帳の交付申請に要する診断書を作成するとともに，その者の障害が法別表に掲げる障害に該当するか否かについて意見を付さなければならないとなっている．そのため，15条指定医の記載する書類は「身体障害者診断書・意見書」であり，障害の程度が，身体障害者福祉法別表に掲げる障害に「該当する」「該当しない」を○で囲い，障害程度等級について参考意見を記入する箇所がある．

2 リハビリテーション科の15条指定医は音声・言語・そしゃく機能障害の診断書・意見書を記載できる

解説 廃止された昭和59年9月29日社更第130号通知「身体障害者福祉法施行規則第3条第1項の規定による医師の指定基準について」によって以前定められていた医師の指定の状況では，同通知において例示している各障害に関係のある診療科に固定化され，必ずしも医師の専門性および臨床経験の評価が十分なされていない状況があるなど，以前に認定されているリハビリテーション科（リハ科）の医師が肢体不自由のみの認定であるなど，適切な医師の指定に支障がある実態がみられた．平成12年3月31日障第275号通知「身体障害者福祉法第15条第2項の規定による医師の指定基準について」によって，リハ科は平衡機能障害，音声・言語機能障害，そしゃく機能障害，肢体不自由，

心臓機能障害，呼吸器機能障害の医療に関係のある診療科名と別表に例示されている．同通知が地方自治法第245条の4の規定に基づく「ガイドライン（技術的助言）」として位置づけられるため，すべての自治体で複数の障害について認定されるわけではないが，失語症や嚥下障害を担当するリハ科医師が音声・言語・そしゃく機能障害の担当となることが多くなっている．

3 脊髄損傷による完全麻痺の場合には受傷後すぐに診断書・意見書を記載できる

解説 疾病や傷害によって，障害が固定し永続する場合に身体障害として認定が可能になるため，切断の場合などは受傷後すぐに認定が可能であり，脊髄損傷による完全麻痺と診断された場合についても，受傷後すぐの認定を認める自治体が多い．一方で脳血管障害については，どの程度の機能障害を残すかを判断するためには，ある程度の観察期間が必要と考えられている．その期間について，以前は一つの目安が6カ月とされていたが，一律に定められるものではなく，障害部位や症状の経過などにより，それぞれの事例で判断可能な時期以降に認定することとされている．画像などから重度の障害と発症後3カ月程度の比較的早い時期での認定する場合においては，入院中であるなしにかかわらず，原疾患についての治療が終了しているのであれば，将来再認定の指導をするなどして慎重に判定することが可能である．なお，「永続する」障害とは，その障害が将来とも回復する可能性がきわめて少ないものであれば足りるという趣旨であって，将来にわたって障害程度が不変のものに限られるものではないこととされている．

4 脊髄損傷は二分脊椎と同程度のぼうこう又は直腸の機能障害であっても，脊髄損傷の場合には認定できない

解説 身体障害認定基準の一部改正が平成15年に行われ，4級に該当する障害である高度の排尿機能障害または高度の排便機能障害があるものについて，先天性疾患については「二分脊椎」に限

定せず認定対象と拡大された．一方で先天性疾患による場合を除き，直腸の手術や自然排尿型代用ぼうこうによる神経因性膀胱に起因した場合にのみ認定となる．具体的には，頚髄損傷などでコンドーム型カテーテル・蓄尿袋などを使用している場合であっても認定の対象にはならないが，ぼうこう瘻などの尿路変向（更）のストマは4級に該当する．補装具から日常生活用具に移行したストマ用装具・紙おむつなどは，ぼうこう又は直腸機能障害による身体障害者手帳を所持するものに支給されることから，後天性疾患の方にリハ科医師は相談されることもあるため知っておきたい事項である．

5 一下肢機能の全廃（3級の3）は国の通知では家族が運転する自動車税の減免にあたらない

解説 障害者に対する自動車税・軽自動車税または自動車取得税の減免については，平成9年3月27日障第125号通知にて，身体障害者が自ら使用する自動車，身体障害者と生計を一にする者が身体障害者の社会活動を行ううえで常時介護する者が運転するものについて，減免がなされることになっている．下肢障害に関しては自ら障害者が運転する場合には1級から6級すべてが減免になるが，家族が運転する場合には1級から3級の1までであり，一下肢機能の全廃（3級の3）は減免対象となっていない．これらの減免措置の実施については，条例による措置であり，自動車税は県税，軽自動車税は市町村税となり，各地方自治体により独自に減免の範囲を拡大していることもあり，自動車税は3級の3まで減免であるが軽自動車税は3級の1まで減免という自治体もあるわけである．

また，駐車禁止除外標章交付見直しにおいて，特定の車両ではなく障害者本人に除外標章を交付する制度が設けられた平成19年2月に，下肢障害の級別が1級から3級の1までの各級に該当する者に交付すると変更がなされ，話題になった等級でもある．駐車禁止除外標章においては平成20年12月18日警察庁丁規発第106号，丁交指発第149号にて，関係団体等との意見交換の結果等にかんがみ，「1級から4級までの各級」に変更することとされている．

6 身体障害者手帳の等級と年金の等級は異なる

解説 身体障害者手帳の等級は数字であらわされ，1級から6級までで数字が小さいほど重度であり，特に1・2級は，重度（特別障害者），3級以下は，中度・軽度（一般障害者）に区別される．また，肢体不自由には等級上「7級」が存在するが，7級単独の障害では身体障害者手帳は交付されず，7級の障害が重複して6級以上となる場合は手帳が交付される．障害年金に関しては，障害国民年金は1・2級に分けられており，障害厚生年金には3級が存在する．身体障害者手帳の等級と年金の等級について誤解している障害者も多いが，障害年金2級の別表に定められた程度は，「一上肢の機能に著しい障害を有するもの（身障手帳3級相当）」「一下肢の機能に著しい障害を有するもの（身障手帳4級相当）」「一下肢を足関節以上で欠くもの（身障手帳3・4・6級相当）」と必ずしも重度障害者だけが支給対象になるわけではない．障害認定の時期についても身障手帳は永続する障害となった時でおおむね6カ月経過であるのに対して，障害年金は1年6カ月経過したとき，もしくは1年6カ月経過する前に傷病が治った（症状固定した）場合である．

7 知的障害に精神薄弱の用語が平成11年4月1日から改められた

解説 知的に障害があることを従来は「精神薄弱」という用語を用いてきた．しかし精神薄弱という用語は知的発達に関わる障害を的確に表していないことや，障害に対する差別，偏見を助長する問題があることが指摘され，平成5年11月，保護者や施設などの関係団体から，「精神薄弱」に替わる用語として「知的障害」を用いるべき，との意見要望が出された．平成7年12月，障害者プランにおいて，「保護者団体その他関係者の意見を踏まえ，見直しを行う」こととされ，平成9年4月，関係医学団体より，法令用語として「知的障害」を用いることは差し支えないこととなった．「精神薄弱の用語の整理のための関係法律の一部を改正する法律」が平成10年9月18日に成立し，平成11年4月1日から施行され，それに伴い，精神薄弱者福

祉法，障害者基本法など32の法律において用いられていた「精神薄弱」という用語が「知的障害」に改められた．
精神薄弱は mental deficiency の直訳であり，現在も知的障害の訳で使われることもあるが，intellectual disability が広く使用されるようになっている．

8 知的障害者の手帳（療育手帳）は法律ではなく通知により判定されている

解説 身体障害者手帳については身体障害者福祉法に，精神障害者保健福祉手帳については精神保健及び精神障害者福祉に関する法律に，それぞれ手帳発行に関する記述があるが，療育手帳に関しては知的障害者福祉法にその記述はない．昭和48年に旧厚生省が出した「療育手帳制度について」に基づいて，都道府県知事または政令指定都市の長が知的障害者に対して交付するものである．手帳の名称も，国によって手帳を規定する法律がないため，東京都は「愛の手帳」，埼玉県は「緑の手帳」，青森県は「愛護手帳」という別名を併記し，その別名が広く使われている地域も多い．また知的障害者福祉法には実施についての記載もないため，同年の通知「療育手帳制度の実施について」に基づき，各都道府県（政令指定都市）が判定を行なっている．原則的に18歳未満は児童相談所，18歳以上は知的障害者更生相談所が判定を行うことになっている．ちなみに，平成11年の地方自治法の改正により，機関委任事務が廃止され，通知・通達で国が地方自治体の事務に関与することができなくなり，通知は直接には発行の根拠にはならないため各自治体独自の施策となっている．

9 療育手帳の障害程度は A, B に分かれている

解説 昭和48年に旧厚生省が出した「療育手帳制度について」において，療育手帳の障害の程度の記載欄には，重度の場合は「A」と，その他の場合は「B」と表示するものと定められている．この場合の重度「A」は知能指数が概ね35以下であって，日常生活において常時介護を要する程度のもの，もしくは知能指数

が50以下であって肢体不自由，盲，ろうあ等の障害を有し日常生活に個別指導もしくは介助を有するものとされている．
「療育手帳判定基準ガイドライン（案）」が平成17年3月に，全国知的障害者更生相談所長協議会で作成され，判定基準の全国レベルでの統一が望まれている．このガイドライン（案）は，障害程度を判定する際の基準として日常生活能力や社会生活能力を知的能力と同様に評定して，2軸でのクロス判定とする方法である．また多くの自治体で用いられている，重度「A」を最重度A1と重度A2，その他「B」を中度B1と軽度B2にする表記法が提唱されている．
また「高機能自閉症」「アスペルガー症候群」などの診断名をもつ発達障害への療育手帳制度の援用においては特に議論があるところで，神奈川の県市ではすでに知能指数が境界線級（IQ76～91）であって自閉症の診断があり，児童相談所長等が認めたときにはB2とする制度化がなされていることは知っておきたい．

10 療育手帳の再判定は原則2年である

解説 療育手帳の障害の程度については交付後も確認する必要があるので，その必要な次の判定年月を指定するものとされており，確認の時期は，原則として2年後とされている．ただしその障害の状況からみて，2年を超える期間ののち確認を行ってさしつかえないと認められる場合は，その時期を指定してもさしつかえないとされている．一方で身体障害者手帳においては，平成12年3月31日障276号にて，障害の状態が永続的であると認定できる場合には，再認定は原則として要しないものであるとものとするとされ，更生医療の適用，機能回復訓練等によって軽減する等の変化が予想される場合には再認定を実施することとされている．しかし等級変更する場合も本人申請が前提であるため，手帳を再交付される機会があまりないのも現状である．ただし，乳幼児については，障害程度の判定が可能となる年齢が一般的には「概ね満3歳以降」と考えられることから，障害認定の時期がこれ以降とされているが，障害程度が医学的，客観的データから明らかな場合は，発育により障害の状態に変化が生じる可能性があることを前提に，①将来再認定の指導をしたうえで，②障害の完全固定時期を待たずに，③常識的に安定すると予想し得る等級で，障害認定することは可能であるとされているため，再判定が必須となっている．

税の種類	該当等級	内容	窓口
個人事業税	1〜3級	本人又は障害者を扶養している方が，前年度の総所得額が370万円以下の場合，級に応じた額が減免されます．	都道府県税事務所等

(東京都立中部総合精神保健福祉センター作成「精神障害者保健福祉手帳制度」パンフレット一部改変)

(2) 交通費の負担軽減

各自治体により異なります．例えば東京都内では，都電，都バス，都営地下鉄など都営交通に無料で，都内路線バスの多くに半額で乗車できます．

(3) 生活保護の障害者加算（1・2級のみ）

生活保護をすでに受給していて，障害の原因となった疾病について，初診から1年6か月以上経過し，1・2級の手帳を所持している場合は，障害者加算が付くことがあります．

(4) 公共施設・住宅の費用負担軽減

各自治体により異なります．例えば東京都では，都営住宅の抽選倍率の優遇や減額措置があります．また，都営の公園や博物館，美術館，スポーツ施設等への入場が無料になります．

(5) NTTの電話番号案内の無料利用（ふれあい案内）

事前の申し込みにより，NTTの電話番号案内が無料で利用できます．

(6) 携帯電話の割引利用

基本使用料，通話料が割引されます．

(7) 生活福祉資金貸付制度

障害者のいる世帯に対し，資金の貸付と必要な援助指導を行うことにより，その経済的自立と生活の安定を図ることを目的とした制度です．貸付金の種類は，障害者更生資金，障害者自動車購入資金等の6種類です．各地区の社会福祉協議会が窓口です．

(8) 駐車禁止規制の除外

1級の手帳を所持し，かつ自立支援医療費制度の支給認定を受けている方が対象です．

(9) 都道府県や市町村独自のサービス

各地方自治体が独自に減税措置や，社会復帰施設利用の際の助成などの独自のサービスを行っています．

(10) 障害者枠での就労

障害者雇用率制度を利用した障害開示就労が可能となります．公共職業安定所（ハローワーク）専門援助部門での登録ができ，障害開示就労に向けた職業相談や障害者を対象とした就職面接会への参加，障害者職業センターでの訓練や判定が受けられる

ようになります.

×デメリット
　ほとんどありません.「精神障害者である」という認定を受けることに対する,本人および家族の葛藤や抵抗感,障害開示就労した際の周囲からの偏見への不安がデメリットといえます.

2 福祉機器・住宅改修：①装具・（電動）車椅子・福祉機器

1 装具の目的と役割

解説 装具とは，「四肢・体幹の機能障害の軽減を目的として使用する補助器具」と定義されている．装具の目的は，①変形の予防，②変形の矯正，③病的組織の保護（炎症や障害のある組織を安静・固定し，病勢の進行を止め，治癒を促進する），④失われた機能の代償または補助（弱化した筋力や，構造的に不安定な関節などに対してそれを代償または保護する）といわれる．また，リハビリテーション（リハ）医学における装具の役割は，①歩行機能を向上する（歩行の安定性・支持性・歩容等を改善する），②変形の予防・矯正をする（例えば，尖足・反張膝・X脚・手指の拘縮・側彎症などに対して，予防・矯正ができる），③ADL が向上する（例えば対立装具や手関節駆動把持装具などで物が把持しやすくなる），④病気の治癒が促進できる（例えば骨折・神経麻痺・内反足などの治療に用いる），⑤障害を予防できる（例えば頭部保護帽，二分脊椎の腰仙椎装具，病的骨折予防装具などは，起こりやすい障害を予防できる）などがあげられる．装具を処方する際には，これらの目的や役割を理解し，さらに，患者の病態や機能障害の程度，経過，性別，年齢，職業，生活様式，心理状態，経済状態，装具を作製する際に利用する制度など多くの因子を検討する必要がある．

2 脳卒中の下肢装具は急性期から必要である

解説 脳卒中片麻痺は，病変の部位や範囲によってその程度に差が生じるが，急性期の治療いかんによってもその予後は大きく左右されるとされ，早期リハが重要とされている．脳卒中片麻痺の特徴として，中枢性麻痺の一つの側面である随意運動の障害や筋緊張の異常を伴うが，これは時期によって変化するものである．急性期においては弛緩性麻痺を呈し，その後，痙性麻痺へ移行するという過程を経て回復していくという特徴がある．リ

ハを施行するにあたり，より早期に的確に病態を把握し，その病態に応じた適切な装具を選択し治療を進めることが重要である．また，運動麻痺以外にも知覚障害や高次脳機能障害などの種々の症状も把握しておくことが必要である．

脳卒中患者における早期リハでは，ベッドサイドの座位訓練から始まり，座位が安定したら訓練室で立位・歩行訓練と進めるが，より早期に立位・歩行訓練を施行するためには，麻痺肢の支持性を得るために装具を必要とする場合が多い．急性期では麻痺肢は弛緩性麻痺を取ることが多く，股関節・膝関節が不安定で，荷重時に膝折れがある場合には，長下肢装具を使用し，麻痺の回復状況に応じて短下肢装具へ変更していくと良い．この場合は，治療用装具として考えられ，健康保険の適応となる．症状が固定し，日常生活において装具の使用が必要となる場合には，生活必需品としての装具として，身体障害者手帳による交付となる．

3 アームスリングによる固定は最小限にしよう

解説 脳卒中患者の肩手症候群による疼痛は複合性局所疼痛症候群（Complex Regional Pain Syndrome：CRPS）の一つとして生じ，片麻痺に約 20％合併するといわれ，肩の痛みとともに手と疼痛，腫脹，関節拘縮などを起こしてくる．先行する小さな外傷などが原因とされており，急性期の良肢位保持や愛護的な関節可動域訓練など注意が必要であるが，ひとたび生じると感覚，運動，自律神経系の変化を起こしてくる．麻痺側の肩の疼痛は回復期にはよく見られる症状で，アームスリングなどで固定されていることが多い．しかし，肩手症候群や肩関節亜脱臼に伴う疼痛に対して三角巾やアームスリングを使用し固定すると，固定肢位によっては肩関節内転拘縮や肘関節屈曲拘縮を生じることが多く，注意が必要である．局所の安静のために使用するのはよいが，不用意に固定し続けることは避け，良肢位保持や温熱療法を併用し関節可動域訓練，リラクゼーションなどを合わせて行うのがよい．

4 下肢切断者における義足の適応と交付について

解説 下肢切断者における義足の適応でないものは，①松葉杖歩行ができない，②下肢の機能的問題を有する，③中枢神経系の合併症があり義足を制御しえない，④断端に克服不可能な問題を有する，⑤義足に拒否的，⑥NYHA分類で第Ⅳ群の心疾患などの重篤な内科疾患を合併し，安静が必要な症例，などである．また，義足歩行で必要なエネルギーは正常歩行と比較して下腿切断は 1.5 倍，大腿切断では 2 倍といわれており，心疾患や呼吸器疾患の合併がある場合には注意が必要である．機能的な評価だけでなく，外観，介護や介助の利便性，本人の希望などを総合的に考慮し義足の適応を決定すべきである．

義足には，仮義足と本義足があるが，仮義足とは訓練のために作製される義足のことで，訓練用義足ともいわれ，健康保険の適応となる．一方，本義足とは，日常生活のための義足で，生活用義足ともいわれ，仮義足で歩行が可能となり，生活に義足が必要不可欠になっている際に作製する．これは，身体障害者手帳による交付となる．

5 車椅子が必要かは総合的に判断する

解説 運動機能障害のある患者に安定した歩行能力を獲得させることはリハの主要目標の一つであるが，安全な歩行の獲得にはさまざまな要因が関係しており，いくつかの要因により歩行が制限されたり，歩行ができない時には，移動手段として車椅子をはじめとするさまざまな歩行関連用具が必要となる．

歩行能力獲得を阻害する要因は，①神経系，②運動器系，③呼吸循環器系に大別され，また，①歩行時に必要なエネルギー，②歩行時の危険度，③歩行速度・耐久性，④生体への影響などの要因も考慮する必要がある．このような阻害因子がある場合には車椅子の使用を選択すべきであるが，わが国で車椅子を使用する場合には，環境による制約も検討する必要がある．

歩行障害を持った患者に接した際には，①歩行をしているか？，②屋外歩行か？ 屋内のみか？，③歩行に危険はないか？ 歩

行が身体的に負担になっていないか？，を検討し，車椅子を使用している場合には，①車椅子を使用する目的は何か？，②どんな環境で車椅子を使用しているのか？　③車椅子のサイズが身体に適合しているか？，④車椅子を安全に使用できているか？，⑤使用している車椅子に必要な機能が備わっているか？，を確認すべきである．

6 車椅子の種類と適応

解説　車椅子の種類には，駆動のための動力源によって手動車椅子と電動車椅子に分けられる．手動車椅子は使用者自身が後輪を駆動する普通型車椅子と，介助者が操作する介助型車椅子に分けられる．特殊な構造の車椅子として，リクライニング車椅子やチルト式車椅子，6輪車椅子のようなものもある．車椅子は移動のためだけの用具ではなく，手軽に移動できる座具として離床生活を促す役割を果たすなど有用な用具であり，利用者の身体機能や使用目的に合わせて車椅子の型や付属する装備を選択することが望ましい．例えば，車椅子を車のトランクに積んで移動することが多い場合には，バックレストを折りたたみの可能なものにする，片麻痺患者で麻痺側のブレーキレバーを延長し，健側肢で麻痺側のレバーを操作できるようにするなど，状況に合わせた装備の選択が必要である．電動車椅子には，ジョイスティックレバーを1側上肢で操作して走行する普通型電動車椅子と，普通型車椅子の後輪を電動モーターを内蔵する車輪と交換し，これにバッテリーとコントロールボックスを装備した簡易型電動車椅子とがある．これらの種類の車椅子を使用する場合，車椅子を自走できる場合には普通型車椅子，介助のみでの使用の場合では介助型車椅子の適応となり，電動車椅子は，一般には3肢以上の障害で適応となる．

7 車椅子の支給と社会福祉制度について

解説 車椅子は，介護保険制度の開始とともに，福祉用具としての貸与が可能となり，多くの場合は利用者の1割負担でのレンタルとなっている．しかし，介護保険制度での福祉用具の貸与は，貸与品目があくまでも「標準的な既製品」である．「身体状況などを含め個別に対応することが必要である」と医師や身体障害者更生相談所などにより判断された高齢「身体障害者」は，これら個別に対応を必要とする車椅子などについて，障害者自立支援法に基づく補装具給付制度の手続きにより対応できることとなっている．

わが国の社会福祉制度では，どの制度を利用しての給付になるかは，「他法優先の原則」があり，①自動車賠償責任保険法など，②労働災害補償保険，③医療保険・介護保険法，④障害者自立支援法，⑤生活保護法の順となっている．同じ目的のサービスが重複して別制度で給付される条件がある場合には，自賠責や労災が最優先され，これらのサービスが利用できない場合に，相互扶助の社会保険で対応し，その範囲を超える場合に限って，租税で運用されている社会福祉法が適用されることとなっている．

8 身体状況・目的に合った車椅子を考えよう

解説 普通型車椅子は最も一般的に使用されているものであるが，座位が安定しない場合や長時間座位姿勢を保てない場合には使用できないこともある．また，屋内での使用に限った場合には，使用するスペースが十分に確保できない場合では普通型車椅子の使用が困難なこともある．6輪車椅子は，屋内使用を前提に開発されており，回転半径が小さく小回りがきくため，クランク上の狭い廊下などでは非常に便利である．座位が安定しない場合や長時間座位姿勢が保てない場合には，背もたれが後方に傾斜する機構を持ったリクライニング車椅子を使用するとよいといわれている．しかしリクライニング位で使用する場合には，臀部が前方へすべりやすく安定した座位姿勢を確保するために

は，ベルトを使用し固定するなどの工夫が必要なことが多い．このような場合には，背もたれと同時に座面も傾斜する機構を持ったチルト式車椅子の使用も効果的である．

9 介護保険で利用できる福祉機器

解説 高齢者や障害者が自立した生活を送るうえで，福祉機器は欠かせないものとなっている．福祉機器を利用することも多くなり，広く普及しているが，一方で不適切な機器を使用し，逆に身体機能が低下させてしまう危険性も指摘されている．福祉機器は，制度上「介護保険制度における（介護予防）福祉用具貸与費，特定（介護予防）福祉用具販売費として保険給付される場合」，「補装具費として支給される場合」，「日常生活用具として給付される場合」に分かれることとなっている．介護保険で貸与の対象となる福祉用具は，①車椅子，②車椅子付属品，③特殊寝台，④特殊寝台付属品，⑤床ずれ防止用具，⑥体位変換器，⑦手すり，⑧スロープ，⑨歩行器，⑩歩行補助つえ，⑪認知症老人徘徊感知装置，⑫移動用リフトがある．また，購入可能な福祉機器は，①腰掛便座，②特殊尿器，③入浴補助用具，④簡易浴槽，⑤移動用リフトのつり具の部分，となっている．それぞれ，貸与，購入に当たっては市町村への申請など所定の手続きが必要となっている．購入に当たっては，限度額が定められており，年間10万円が上限で，これを超える場合には自己負担となる．

10 杖を適切に使おう

解説 杖や歩行器は歩行補助具として位置づけられており，これらを使用することで，身体を支えるための支持基底面をより大きくすることで歩行時の安定性を得ることができる．しかし，杖の長さや不適切な使用方法によっては安定性を得るどころか，逆に危険を伴うこともあり注意が必要である．杖の長さは，足尖から15 cm前方，15 cm外側に杖の先端を接地し，その時に杖を持った上肢の肘関節が屈曲30°程度になるように調整する．

円背などがある高齢者の場合にはやや短めに調整するとよい．また，一本杖よりも安定性の高い多脚杖や前腕部と手部の2点で上肢が固定され安定した支持性が得られるロフストランドクラッチ，免荷時に使用する松葉杖などさまざまな種類のものがあり，必要に応じて選択するのがよい．杖の先端部には滑り止めのゴムがついているが，長年使用していると磨り減って滑り止めの意味を成さない状態になっていることがあり，思わぬ転倒事故の原因となることがあり，定期的に確認する必要がある．

2 福祉機器・住宅改修：②住宅改修

1 壁をたたいても，結局何もわからない

解説 退院前の訪問調査等に行って，壁をたたいて強度をしらべている理学療法士・作業療法士（以下 PT・OT）をよく見かける．しかし，これは全く無意味な行動である．本職である建築士ですら，実際には壁を叩いたくらいでは大して何もわからない．建築職も壁の下地の強度，柱の位置を確認するために，まずは予備的な調査として壁を叩いているだけであって，実際に壁を叩いただけで手すりの取り付け方法を判断しているわけではない．手すりは万が一にもはずれることがあってはならないので，その取り付けには常に細心の注意を払っている．時には，床下や天井裏にもぐったり，壁を部分的に剥がして，壁の内部構造を調べることさえある．建築職のしていることを，表面だけ真似しようとせず，PT や OT の方々には，セラピストとしての本来の仕事＝動作の評価や指導，生活の仕方に対するアドバイス等を精一杯していただきたい．その結果，その方にとってどうしても必要な手すりであれば，その旨を建築職に伝えていただくだけでよい．そのオファーを受けて建築職は，下地があろうがなかろうが，さまざまな技術を駆使して，なんとかして手すりをつけようとするのである．

2 トイレの床をかさ上げしても，便器の高さは変わらない

解説 トイレの床の段差を解消するために，床をかさ上げしてバリアフリーにすることがよくある．その際，トイレの床をかさ上げすると，便器の高さが低くなってしまうと考えている人が多い．便器が低くなってしまうと，立ち上がり動作がしにくくなるので，補高便座を使用する必要があるというふうにアドバイスしてしまうのである．しかし，これは間違いである．トイレの床をかさ上げする工事をしても，便器の高さが変わる心配はない．理由は，下図の工事手順に示すとおりである．床の工事をする

前に，いったん便器をはずし，床のかさ上げが完了してから便器を元に戻すから，結果的に便器の高さは変わらない．

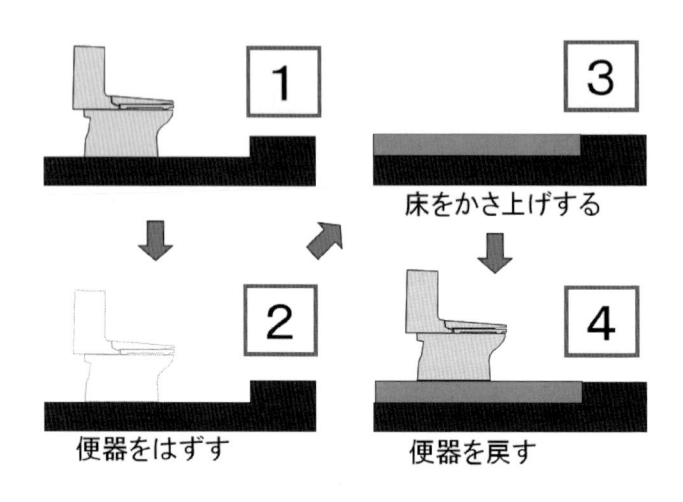

1 → 2 便器をはずす
3 床をかさ上げする → 4 便器を戻す

3 合い見積もりの落とし穴

解説 工事会社を決定する際，必ず「合い見積り」をとるべきだと促すケアマネージャーが多い．たしかに，2社，3社と見積をとれば，安い会社を選ぶことはできる．しかし「合い見積り」は，あまり奨励されるべきシステムではない．理由は2点．1つ目は，建築職のモチベーションを下げてしまうという点である．わかりやすい例えをすると，3人のケアマネジャーに，それぞれケアプランを作成していただき，一番気に入ったケアプランを作成してくれた，一番安いケアマネジャーと契約するのと同じだということである（ケアマネジメント料が自由に設定できると仮定）．こういう前提で，本当にいいケアプランを作ってあげたいという気持ちを維持するのは難しいのは明白である．
2点目は，見積りに要する稼働を無視している点である．工事金額を見積るためには，現地調査やニーズの聞き取り，プランニングなどの業務をしなければならない．プランニングとは，つまり住環境に関するコンサルティング業務である．「合い見積り」によって，他社に仕事が依頼された場合，これらの行為はすべて無料で行ったことになってしまう．つまり「コンサルティング行為は無料」だと言っているのと同じなのだ．

4 スロープの考え方

解説 家の出入りの段差をスロープで解消する場合，スロープの設置を採用することが多い．スロープが悪いというわけではないが，次のようなことを念頭に置いて，慎重な考えのもとに行ったほうがよい．

スロープというのは，家から出るときは，下り坂で楽だが，疲れて家に帰ってきた時に上らなければならないという点が，完全に見落とされている．その方が外出する目的や頻度によって考え方は変わってくるが，一般的に外出先から帰ってきた時は，疲れていることが多い．疲れてわが家に帰ってきた時に，しんどい思いをして家に入ることを望む人はいないであろう．だから，基本的に，スロープを設置するなら，できるだけ緩やかなほうがよい．スロープの勾配を緩やかにしようとすればするほど，図のように，長い距離が必要となる．もちろん，日本の土地事情からして，敷地内にゆったりとしたスペースがとれるケースのほうが少ない．ここで申し上げたいことは，だからといって急なスロープでも仕方がないと安易に決めつけるのではなく，疲れて家に帰ってきた時のことも，イメージしながら，あくまでご本人や家族が納得される住環境を提案していただきたいということである．

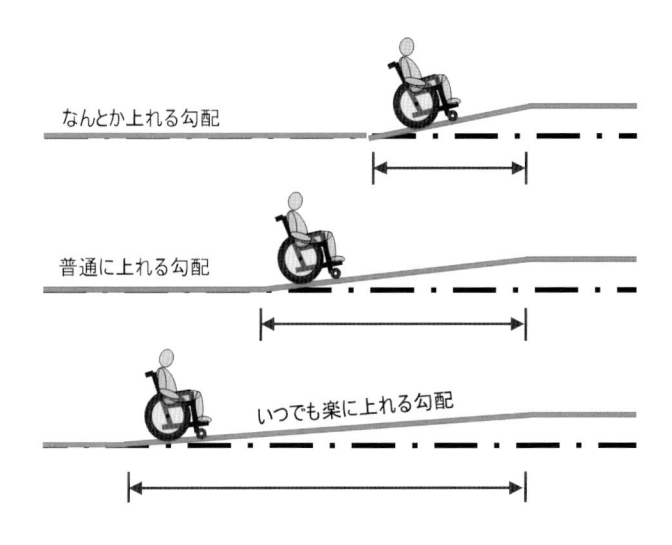

なんとか上れる勾配

普通に上れる勾配

いつでも楽に上れる勾配

5 手すりの位置の指示の仕方

解説　「手すりは壁から 50 cm の位置につけてください」と指示されても，建築職は困る場合がある．ジャスト 50 cm でないとだめなのか，どれくらいまで許容誤差が認められるのか，そもそも 50 cm の意味するところは何なのか？　そのへんをぜひ知りたいのである．なぜなら，5 cm や 10 cm 位置がずれただけで，手すりの固定方法が大きく変わる場合があるからである．だから，どうしても，50 cm でないといけないのか，45 cm でも OK なのかがわからないと，建築職は悩むのである．あるいは，結果として指示とはかなり違った位置に設置してしまい，使えない手すりになってしまう場合もある．後から訪問に行った時に，「私が指示した位置に手すりをつけていない」といって建築業者に対する不信感を抱かれる方もあるが，そもそも従来，建築業界には，医療職の指示に従って工事をするという習慣はないことをまず知っていただきたい．

あるいは医療職の方の中には，次のような考え方をされている方もあるのではないか．建築業者は，障害者の身体機能のことはわかっていないので，自分たちが改修方法を指示しなければならないと．確かに，建築職は，身体機能のことはわかっていない．しかし，お客さんが快適に暮らしていただける環境づくりをお手伝いしたいという気持ち，つまりモチベーションは同じなのである．だから，「○○ cm のところに手すりをつけてほしい」という単なる指示よりは，「こういう目的で，だいたい ○○ cm の位置に手すりを設置したい」とか「これくらいの位置に，体を支持する手すりがあったほうが，安全に動作できるのでお願いしたい」と言ってもらえたほうが協力しやすいし，その事が結果として暮らしやすい住環境を実現できることにつながると思う．

6 フローリングは滑りやすい！

解説 車いすで生活したいから，ベッドを置きたいから，和室の入り口の段差をなくしたいから，そういった理由で，畳からフローリングに変更する工事がよく行われる．最近のフローリングは，工場の出荷段階ですでにワックス加工されているものがほとんどなので，非常に滑りやすいことに注意していただきたい．

実際に，畳をフローリングに替えたとたん，床のワックスですべって，転倒！！ということがある．「車いすの方だから，転倒するようなことはない」と安易に考えてはいけない．車いすからベッドに移乗する際に，転倒が起きるのである．体重移動がうまくできないような方は特に要注意である．

どうしてもフローリングがいいなら，工業製品のフローリング（複層フローリングともいう）よりは，無垢（むく）のフローリング（自然素材）を採用されてはどうか．工業製品のフローリングほど滑らないのがよい．それに，和室の畳の部分だけをフローリングに替えても，工業製品のフローリングなら床だけが洋室になってしまって，見た目の違和感があるが，無垢のフローリングだと，和の風合いにも調和するので，デザイン的にもお勧めである．

7 図面は読めなくてもいい

解説 医療職の方から，図面の見方を教えてほしいと言われることが時々ある．しかし，図面の見方を今さら学ぶ必要はないのではないかと思う．不動産の広告の間取り図程度のものが理解できれば十分である．

建築の専門家が使う詳細図面は，特に読めなくてもよい．なぜなら詳細図面は，建築業者が家を建てる目的で描いたものなので，そこに記載されている情報は，必ずしも住宅改修に役立つものとは限らないからである．実際に，住宅改修に必要な寸法…たとえば，廊下の幅や敷居の高さ…などは記載されていない．だから読めなくてもいいのである．

第5章 地域支援の常識非常識

こういう間取り図が，だいたいわかれば十分

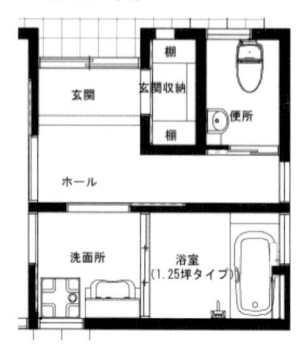

こういう詳細図は，きちんと読めなくてもよい．

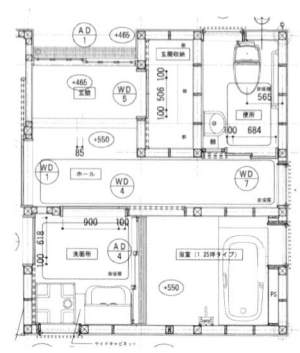

8 見積り金額の高い，安いだけにとらわれてはいけない

解説 建築業者を選ぶ時，とかく気になってしまうのは見積り金額であろう．

ここで強調しておきたいことは，必ずしも安い業者がいいというわけではないという点である．安すぎる業者は，とにかく，目の前の仕事を受注することを最優先にしており，仕事の質やアフターケアなどがおろそかである傾向がある．

質のよい仕事や誠意ある対応をする業者は，それなりに高くなって当たり前なのである．なぜなら，丁寧な打ち合わせには，その稼働に見合う人件費が計上される．また質のよい工事をしようと思えば，技術レベルの高い職人に依頼する必要があるが，そういう職人さんは自分を不当に安売りしないため，それ相応の人件費がかかる．結論として，まともな会社ほど，それほど安い金額は出してこなくて当たり前なのである．

一般に，トイレや浴室を改修すると，すぐに100万円，200万円といった金額になる．「そんなお金があれば，車が買える」とよく言われるのであるが，工場で大量生産している「自動車」と，各ご家庭内で"現地生産""一品生産"する「リフォーム」は，そもそも横並びで比較できるようなものではない．工業製品に比べて割高に感じられて当たり前なのである．早い話，そもそも住宅改修は高くつくのである．

賢い方は，少しでも安く済ませようとする努力をするよりも，高い買い物だからこそ，少しでも失敗のない，質の高い工事を

してもらえる会社と契約することを重視する．
建築業者を選定する際に，もっとも重要すべきなのは，担当者の人間性ではないかと思う．住宅改修（リフォーム）という仕事をするのには，特に資格は必要とされない．だから，さまざまな人がこの業界には存在する．だからこそ，設計や工事を担当してくれる人の技術力や人間性をきちんと見極めて，業者選びをすべきだと思う．

9 バリアフリーにしすぎる心配はない

解説 私たち日本人は，「がんばれ」という言葉が好きである．身内が入院した時なども，「がんばってリハビリしないと…」とよく言う．しかし「がんばれ」という言葉には，相手が快方に向かうことへの願い以外の気持ちも含まれていないだろうか．実はその方自身の心も不安定になっているので，「がんばれ」と言うことで自分の心のバランスを取り戻そうとしている面もあると思える．だから，「がんばれ」と言われた方は，むしろ「これ以上どうがんばればいいのか？」と苦しい気持ちになる．これとよく似ているのが「あまりバリアフリーにし過ぎると，体が弱ってしまうのでよくない」という考え方である．一見もっともな意見にも聞こえる．しかし考えてみれば，私たちは普段の生活でそれほど「がんばって」動いているわけではない．歯を磨くのに全力を使っているわけではないし，トイレに行くのに必死の思いをしているのでもない．だから体の不自由な方に対して，安易に「生活でがんばるのもリハビリだよ」と言うことが，本当によい助言なのかどうかは，再考の余地があると思う．
つらい思いをしてトイレに行ったり，転倒したらどうしようかという恐怖の中で生活したりするよりは，少しでも快適な環境の中で，より自然に動き，より楽に暮らしていただくことが，本当の意味での「リハビリ」なのではないだろうか．だから，住宅改修する時には，がんばらなくてもいい環境づくりを目指したいものである．

第5章　地域支援の常識非常識

10 プランは「ピンポイント」ではなく「生活の流れ全体」から考える

解説　住宅改修で失敗しやすいポイントの一つに，生活をピンポイントで捉えてしまっているという点がある．生活は，すべてがつながっており，一つひとつの動作，アクティビティーが単独で存在するということは，ほとんどありえない．したがって，プランを立てる際には「生活を流れで捉える」ということを忘れてはならない．

例えば，急に足腰が弱ってきた方がトイレに行きやすいようにするにはどうすればいいかを考えてみる．仮に，普段その方は居間のこたつ机に座っているとする．まずは，こたつ机からきちんと立ち上がれるかどうかを見定める．次に，居間からトイレまでの移動が安全にできるかを見ていく．もしも移動中に転倒の恐れがあるなら，杖を使って移動するか，廊下に手すりをつけるなどの必要があるかもしれない．次にトイレのドアが開閉できるかどうか，照明スイッチに手が届くか，鍵がかけられるか，ズボンの上げ下ろしができるか，便器の立ち座りができるか，後始末ができるかなどを，順に流れに沿って見ていきながら，どこに問題があるのかを考えていくのである．万が一，トイレの中で倒れてしまった場合の救出方法など，緊急時の対策も検討しておくべきであろう．

トイレという一つの行為を例に挙げても，このように，すべての動作が安全に行えないとその方にとっての快適な住環境は実現しない．「廊下の移動」とか「便器の立ち座り」というふうに，一つひとつの動作を切り取るようにして問題点を改善していくのではなく，トイレという行為の最初から最後までを流れで考えて，検討していくことが大切なのである．

11 制度にこだわりすぎるのはよくない

解説　改修方法を提案するときに，必ず気になるのは「この改修は制度（介護保険制度や住宅改修助成制度）が使えるか？」という事であろう．しかし，制度ばかりにこだわっていては，その方が本当に望む住環境は実現しないことも多い．

項目8で前述したとおり，住まいの改修工事にはそれなりにお金がかかる．それは避けがたいことである．しかし，医療職や福祉職などの方々は，基本的に社会保障制度の枠組みの中で働かれている方がほとんどなので，制度でカバーされない自己負担額が発生することに対して，一種の警戒心というものが働きやすい気がする．あるいは，障害者や高齢者といった方々は，経済的に恵まれていないという先入観があるのかもしれない．実際に，「住宅改修に対してどれくらいお金を出せますか？」と質問すると「なるべくお金はかけたくない」「できれば助成していただける範囲内でおさえてほしい」といわれる方がほとんどだとは思う．しかし，この言葉を常に文字通りに受け止める必要もない．要するに，価値のわからないものには誰でもお金は出したくないのである．大型テレビを買えばどんな楽しい生活が送れるかは誰でも想像できるし，自動車があることで生活が飛躍的に便利になることはみんな知っている．しかし，どういう住宅改修をすれば，どれだけ生活が安全に，快適になるのか．それに対して，どれくらいの費用がかかるのかは，誰にもわからない．だから最初は「なるべくお金は使いたくない」と言わざるを得ないのである．

しかし今の日本は，いくら超高齢化社会，いくら不景気といっても，なるべくお金を使わない時代，なるべく安いものだけを買う国民性ではないと思う．むしろ，ほとんどの人が希望しているのは，「よいモノ」「よいサービス」をそれに見合う「納得のいく価格」で（場合によっては高くても）買いたいということである．

「なるべくお金をかけない方法」「助成制度が使える範囲内だけの提案」だけでは，その方らしく生活できる住環境を実現する可能性は，大きく制約を受けることが多い．かといって，どんなにお金がかかってもよいからベストな提案をすべきであるという話も極端である．制度だけにこだわりすぎず，その方が望まれる住環境の実現を考えていただきたい．

3 在宅支援・地域リハビリテーション

1 パーキンソン病者は現状維持か悪化とは限らない

解説 一般的にパーキンソン病は現状維持か悪化するといわれている．著者は80歳代のヤール5（食事，座位など全介助）のパーキンソン病の人を理学療法士と共に訪問し，さまざまな地域での活動を提案し実践を重ねるにつれ，徐々に機能が改善した例を経験した．自宅では20分程度の座位耐久力しかなかった本人が，川遊びに行った際に3時間座位保持が可能であったことから，家族は本人が興味のある美術館に半日出かけた．その後，著者らと一緒に新幹線と車で山形・蔵王に行き，半日の座位耐久力のため午後はホテルで休んだが，夜の宴会には化粧をして3時間楽しみ笑顔も見られた．帰宅後，日常的には半分くらいしか聞きとれない程度の小声であったが，普通の声で旅行の話を親戚に電話した．また，座位が介助であったのが，調子がよいと端座位保持が少し可能になり，食事を箸で自分から食べるようになった．パーキンソン病の症状である寡動，仮面様顔貌などを喜怒哀楽が少なく，意欲的でないと考えていたのではないか，と反省した．単に，通常の刺激では笑顔や意欲的になる状態は現れなかったが，感動的な刺激に反応したと考えた．そのことを契機として，さまざまな実践活動により80歳代で徐々に改善し，歩行練習ができるまでになった．

2 認知症者が大腿骨頚部骨折したら早期に家庭へ，片麻痺者が大腿骨頚部骨折したら長期にフォローを

解説 高齢者に多い大腿骨頚部骨折は従来「寝たきり」の代表的な疾患であった．そのため，予防が大切と転倒予防の体操が行われている．最近は整形外科の手術体制（手術技術の向上，術前・後の早急な対応）が進歩し，受傷後早期の手術と術後数日以内に立位，歩行が行われるようになった．そのため，筋力低下が最小限にとどまり，一般的に術後3週間くらいで歩行が可能な

状態で退院している．ところで，認知症がある場合は骨折して入院すれば，認知症の程度が重度化することが多く，骨折し手術したことすら忘れて起きて歩こうとするため，再骨折の可能性があるので抑制され，かつ理学療法士との歩行練習なども困難である．そのときは，早期に（抜糸の前でも）退院して医師，理学療法士の訪問が望ましい．そのことにより，本人は従来の家庭環境に適応し，受傷前の精神状態に落ち着き，歩行練習などができる．筋力トレーニングを積み上げることはできないため，時間はかかるが，受傷前の歩行に近づく可能性はある．ただし，訪問の理学療法などの体制づくりが今後の課題である．

片麻痺の人が大腿骨頚部骨折になった場合，歩行が安定するまで3～6カ月かかり，受傷前の8割程度の回復になる場合が多い．片麻痺があると，骨折部位はほとんど麻痺側であり，木が倒れるようにして骨折した経験から，転倒する恐怖感がなかなか消えないことと，術後の痛みが継続することによる筋緊張が亢進し，下肢が棒足状態になるためであると考える．

長谷川幹：主体性をひきだすリハビリテーション．日本医事新報社，2009．

3 90歳代で脳卒中になってもあきらめない

解説 90歳代で脳卒中になったらどうなるだろうか．著者も経験する前は「改善するのは無理かな」と思っていたが，実際に体験して考え方を変えた．96歳で発病し2カ月後の退院時，左片麻痺はBrunnstrome Stage 上肢Ⅱ，手指Ⅱ，下肢Ⅱで，感覚障害は検査不能だが，他動的に少し動かすと「痛い」と拒否的であった．基本動作，日常生活は全介助．頚部は不安定で頚椎カラーを使用していた．その年の夏には，脱水で点滴を必要としたが，翌年には，経口摂取が安定し，点滴はほぼ必要でなくなった．翌々年は，他動的に少しずつ左手指の伸展ができるようになった．発病から3年には，体の痛みの部位を的確に自分の手で示すことができ，手指の他動的関節運動は改善し，自分から麻痺上肢を動かすようになった．4年後には，本人による食事摂取の動作は少し可能になった．このように，90歳代半ばでの脳卒中でも小幅ではあるが変化する部分があることがわかった．家族の援助は大きな力であったが，あきらめずにかかわることが大切であることも学んだ．

第5章　地域支援の常識非常識

4　水はむせるが，アルコールはむせないと言う両片麻痺者

解説　脳卒中などがある高齢で発熱などで入院すると，胃瘻が造設されて退院する場合が少なくない．一方，在宅で診ていると，経口が少しずつできる場合が少なくない．両片麻痺で嚥下障害が重度な人でも，経口での水分は100％むせるが，日本酒は100％むせない場合とか，水分はとろみを入れるが，ビールはストローで飲んでもむせない場合などがある．本人に「なぜアルコールはむせないですか」と聞くと，「むせたらもったいない」という返事である．アルコール以外でも徐々に経口摂取量が多くなる高齢者が少なくない．その理由の一つには，自宅に戻ると馴染みの関係から本人，家族も落ち着いて生活できる環境になること，もう一つは病院は医療者が管理者であり，誤嚥して肺炎にならないように管理が厳しく，経口を制限する方向に働くが，在宅では，本人は「口から食べたい」，家族も「口から食べさせたい」という思いが一致して，多少心配がありながらも経口摂取量を試してみることが多い．このように，環境と前向きな働きかけがうまく融合することにより，経口摂取がうまくいくのではないかと考える．

5　地域における高次脳機能障害者への援助は年単位で実践する

解説　片麻痺は発病後3カ月〜半年以降の改善の幅は小さいが，左半側空間無視，失語症などの高次脳機能障害は半年〜年単位で改善する．左半側空間無視のある場合，重度な人が数年かけて介助歩行が可能になった例，中〜軽度の人が数年後一人で外出歩行が可能になった例，壮年の失語症の人が10年後交通機関が一人で利用できるようになった例，7〜8年後単語が少しずつ出るようになった例などさまざまなケースがある．解剖学的にも人間が高次脳機能の役割をする領域が大部分を占め，一部が損傷を受けても周囲がカバーする，あるいは反対側の脳が代償しているのではないかと考えられている．このように年単位で変化していることを考えると，地域での援助も年単位で対応できる体制づくりが求められる．そして，発病初期には，「よくな

る」と説明すると「治る」と誤解されることがあるから「今後，半年〜年単位で変化していく」と家族に説明したほうがよい．そうすれば，家族も腹を決めて長期的に援助する姿勢を整えると思う．

長谷川幹：主体性をひきだすリハビリテーション．日本医事新報社，2009．

6 脳卒中になっても飛行機に乗れる

解説 脳卒中などの中途障害者はそれまでできていたことができないと落ち込み，こんな姿を見られたくないなどの心境で，外出しないことが多く，ましてや飛行機なんてという心理状態である．最近は飛行場も整備され，車いすで行くことを事前に伝えておけば，カウンターから添乗員が飛行機専用の車椅子を用意し，座席まで押して案内してくれ，本人の車椅子は荷物として運んでくれる．到着時も座席まで添乗員が車椅子を持ってきて，出口まで押してくれる．また，障害者手帳による割引もある．一緒に国内，国外の旅行に脳卒中の人と一緒に行った経験があるが，トイレは狭く，便座の脇に車いすを付けることはできないが，それ以外は介助すればなんとかなる．飛行機の心配に血圧の変動などがあるが，発病から半年以上経過して全身状態が安定していることと体力をつけておけばそれほど心配はない．そして，時差ぼけをどうするか，アルコールに酔いやすいなどは一般の人と共通である．エピソードとして，視床痛がある人が成田から出発したら感じなくなり，成田に到着したら感じた人がいた．その方からは海外に行けると思ってうきうきした気分が感じなくさせたとの感想があった．また，列車も事前に連絡しておけば，改札口から車内まで職員が案内してくれる．新幹線は障害者席があり，予約が取れやすいようだ．積極的な旅行をお勧めする．

7 片麻痺になってもスポーツをしよう

解説 片麻痺になると歩くのさえ大変だから，ましてやスポーツなんてと思っている人が多い．スポーツは外で行うことで外出の機

会にもなり，多人数で行うことにより人との交流の輪が広がり，全身の体を使うことも多く，勝負をするため勝ったときの快感，負けたときの悔しさと次回は勝つという決意など，身心両面にいい影響を及ぼす．競技内容としては工夫と周囲の援助で陸上，水泳，ゴルフ，卓球，バドミントン，スキーなどさまざまなことが可能である．全介助に近い脳性まひの人が電動車いすでのジグザグでの運転スピードを争う競技もある．地域の情報収集には日本障害者スポーツ協会（http://www.jsad.or.jp）の関係団体連絡先（http://www.jsad.or.jp/dantai.htm）から都道府県・指定都市障害者スポーツ協会を開いてみてください．

伊佐地隆，他：脳血管障害の体育．大修館書店，1994．

8 入院中に「屋外歩行が一人でできる」と言われても退院直後にできない場合が多い

解説 入院中に「屋外歩行が一人でできる」といわれても，なかなかできない場合が少なくない．入院中の屋外歩行は街への外出訓練では，病院周辺の比較的交通量が少ない場所，また交通機関の利用などは数回行うことがあるが，理学療法士が同行するなど安心できる環境での体験であり，本人にとって日常的なイメージができるほどの体験になっていないことがある．脳卒中の外観から近所の人に会いたくない心理状態で出かけられない場合も多い．また，環境面から街の歩道は自転車が走って危険，夕方は人が混雑して危険，などと考えると出かけにくい．そこで，朝の人通りが少ない近くの公園の散歩にする，家の周りを歩く，に限定することになる．他方，家族は転倒したら，発作が起きたら，などと心配して遠くへの歩行を制限する場合もある．このような場合，訪問による理学療法士が同行して実践歩行を繰り返すなどして，時間をかけて一歩ずつ拡げていくことが求められる．

9 通所リハビリテーションでは利用者の主体性を引き出す

解説 「通所では集団でみな同じことをやるので，行きたくない」という高齢の男性が言うのがよく聞かれる．以前に比べてプログ

ラムは増えているが,まだその傾向は少なくない.著者らは3~4時間の通所リハビリテーションを5年前から始めたが,「利用者の主体性を尊重する」理念のもとプログラムはお任せでなく,利用者が決めていくようにしている.実際的には,オーバーはハンガーを用意し自分で管理するように,血圧は自動血圧計で自分で測って記録し,お茶は数種類用意してセルフサービスにし,来所した際に半日のスケジュールを各自で決めてもらう,道具は自分で用意する,などにしている.花見などの行事もグループ内で提案があれば,希望者で実行し,残る人がいる場合は別プログラムで個別に対応している.あらゆる機会を通じて,利用者の主体的な提案,実践に職員は寄り添うように心がけ,プログラムを作るプロセスを大切にしている.

10 中途障害者の主体的姿勢を取り戻す

解説 中途障害者は病前を基準にして現在を比較するため,いつまでも「よくなっていない」と思う.本人は障害を持ちながら生きていかなければならない状況下では,他人と比較する余裕などなく,「自分は重い障害」と思っていることが多い.脳卒中などの外見から独特の姿や車いすの姿などを人に見られたくない気持ち(「惨め,情けない,死にたい」),そして「人に迷惑をかけたくない」気持ちから近所に出かけられず,自宅に閉じこもりになりやすい.家庭では,家族は「健常者」で自分だけが「障害者」と思い,孤独感や「特別の存在」という気持ちになる.いずれにしても,「きわめて自信がない」状態が続く.このような心理状態から,3~5年かかることが多いが,本人にとって「夢」と思えるようなしたいことを実行し,小さい「役割」を果たせた時などには「少し自信がつき」,次に何をしようかと主体的な姿勢へと転換が図れ,障害がありながらもさまざまな活躍が可能となる.

知ってるつもりの
リハビリテーションの常識非常識

発　行	2009年5月30日　第1版第1刷Ⓒ
編著者	安保雅博・橋本圭司
発行者	青山　智
発行所	株式会社三輪書店

〒113-0033　東京都文京区本郷6-17-9
TEL　03-3816-7796
FAX　03-3816-7756
http://www.miwapubl.com

装丁──株式会社アーリーバード
印刷──三報社印刷株式会社

本書の内容の無断複写・複製・転載は，著作権・出版権の侵害となることがありますのでご注意ください。

ISBN978-4-89590-332-5　C3047

JCLS〈㈱日本著作出版権管理システム委託出版物〉
本書の無断複写は著作権法上での例外を除き，禁じられています．複写される場合は，そのつど事前に㈱日本著作出版権管理システム（電話 03-3817-5670, FAX 03-3815-8199）の許諾を得てください．

■ これ1冊で学べる！腰痛保存治療の実用書

臨床力up! Refresher Course 1

理論がわかる！実践できる！
非特異的腰痛のプライマリ・ケア

新刊

編集
米延 策雄（独立行政法人国立病院機構 大阪南医療センター院長）
菊地 臣一（公立学校法人 福島県立医科大学 学長兼理事長）

　腰痛の捉え方が大きく変化している。
　背景には、増える高齢者、より高いQOLを希求する社会、増大する社会負担がある。日常診療では病因、病態を明確にしえない腰痛に、さまざまな病名、ときに腰痛症とまで名付け、治療してきたことへの批判がある。
　「非特異的腰痛」、これは単なる呼び変えではない。科学性のある腰痛診療を模索する中で登場した。当然、治療の考え方も変わらざるをえない。基本である"保存治療"の名の下に一括される各種療法は多様である。これらの治療原理や得失についての知識をアップデートし、実際を熟知することが科学性のある診療の第一歩である。
　本書はこれらが系統だって学べるよう、理論や原理、標準的な手技、手法の知識について1冊にまとめた。日々の腰痛診療の水準向上のために最適の書である。

■ 主な内容

第Ⅰ章 腰痛治療の考え方
　腰痛に対するPrimary Care ―新たな病態概念―

第Ⅱ章 腰痛の薬物療法
　腰痛の薬物療法

第Ⅲ章 非特異的腰痛の理学療法
　1．牽引療法
　　腰椎牽引の理論
　　介達牽引療法の実際
　2．装具療法
　　腰痛疾患に対する装具療法
　　腰痛に対する装具療法の実際
　3．物理療法
　　物理療法の理論とその限界
　　腰痛に対する物理療法の実際

　4．運動療法
　　非特異的腰痛に対する運動療法の理論
　　―EBMの立場から―
　　腰痛症に対する運動療法 A to G
　5．徒手療法
　　AKA-博田法の理論と実際
　　徒手的疼痛抑制法とIDストレッチング
　6．トリガーポイント（局所注射）
　　トリガーポイントの理論
　　腰痛に対する局所注射の実際

第Ⅳ章 Patient education
　腰痛患者に対する教育的介入 ―腰痛学級―

● 定価6,510円（本体6,200円+税5%） B5 頁226 2009年 ISBN 978-4-89590-328-8

お求めの三輪書店の出版物が小売書店にない場合は、その書店にご注文ください。お急ぎの場合は直接小社に。

〒113-0033
東京都文京区本郷6-17-9 本郷綱ビル

三輪書店

編集 ☎03-3816-7796 ℻03-3816-7756
販売 ☎03-3831-3063 ℻03-3816-8762
ホームページ：http://www.miwapubl.com

■ 知覚・認知の視点から, 身体運動がもつ新たな一面を解き明かす

身体運動学
―知覚・認知からのメッセージ

樋口 貴広(首都大学東京 人間健康科学研究科)
森岡 周(畿央大学健康科学部理学療法学科)

新刊

　従来、身体運動学といえば、運動の出力に関わる機能解剖学、運動力学、運動生理学などの機能を取り扱う学問であった。しかし近年、認知科学の急速な発展に伴い、知覚・認知機能が運動制御や運動機能に密接に関連しているという事実が次々と明らかにされている。リハビリテーション領域においても、知覚や認知機能の重要性を認識するセラピストが増加し、その成果を臨床に活かそうという気運が高まっている。

　本書は、二人の筆者がそれぞれの専門である『実験心理学』と『リハビリテーション科学』の立場から認知科学の研究成果を紹介したうえで、知覚・認知機能が身体運動に対してどのような貢献をしているか、また知覚・認知の機能を理解することの臨床的重要性について、わかりやすく解説した秀逸な一冊である。

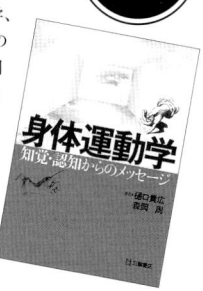

■ 主な内容 ■

第1章 知覚・認知と身体運動の不可分性……樋口貴広
　第1節 関連用語の整理
　第2節 知覚と身体運動
　第3節 認知と身体運動
　第4節 リハビリテーションとの接点

第2章 知覚の顕在性, 潜在性と身体運動……樋口貴広
　第1節 意識経験と身体
　　◆ 身体意識
　　◆ 身体意識を物語る不思議な現象
　第2節 意識と注意
　　◆ 空間的注意, 視覚的注意
　　◆ 非意識性盲目, チェンジ・ブラインドネス
　　◆ 注意の瞬き
　　◆ 半側空間無視−注意の障害?
　第3節 意識にのぼらない知覚
　　◆ 意識にのぼらない知覚情報処理
　　◆ 意識にのぼらない知覚情報に対する意味的な処理
　　◆ 意識にのぼらない知覚情報処理と身体運動
　　◆ 身体運動に意識は必要ないのか?

第3章 知覚運動系という考え方……樋口貴広
　第1節 知覚と運動の循環論
　　◆ 生態心理学の発想
　　◆ 知覚と行為の循環論
　第2節 視線行動と身体運動
　　◆ 視線行動の基礎
　　◆ 視線行動と歩行
　　◆ 視線行動と上肢動作
　　◆ 視線行動のもつ可能性

第4章 身体と空間の表象……樋口貴広
　第1節 身体の表象
　　◆ 身体図式の特性
　　◆ 身体図式と道具, 半側空間無視
　第2節 空間の表象−身体との接点
　　◆ 「手の届く空間」の表象
　　◆ 「移動する空間」の表象

第5章 運動の認知的制御……森岡 周
　第1節 情報器官としての身体
　　◆ 身体を通して獲得する情報とその情報処理
　第2節 運動の認知的制御システム
　　◆ 運動の認知的制御
　　◆ 上肢動作の認知的制御
　　◆ 歩行の認知的制御

第6章 運動学習……森岡 周
　第1節 運動学習とは何か
　　◆ 運動学習の定義
　第2節 運動学習の諸理論
　　◆ 発達・行為心理学に基づく学習の諸理論
　　◆ 運動学習理論の展開
　第3節 運動学習の神経科学
　　◆ 運動学習の神経科学基盤
　　◆ 運動学習の神経科学モデル

●**定価2,940円(本体2,800円+税5%)** A5 頁250 2008年 ISBN 978-4-89590-319-6

お求めの三輪書店の出版物が小売書店にない場合は、その書店にご注文ください。お急ぎの場合は直接小社に.

〒113-0033
東京都文京区本郷6-17-9 本郷綱ビル

三輪書店

編集 ☎03-3816-7796　FAX 03-3816-7756
販売 ☎03-3831-3063　FAX 03-3816-8762
ホームページ：http://www.miwapubl.com

その人の暮らしている姿が見えていますか？
障害があっても高齢であっても、住み慣れた地域で共に生きられるための
「リハビリテーション」を提起する総合情報誌!!

月刊 地域リハビリテーション

創刊4年目、これからも
時代が求めるリハビリテーションを
提案していきます!

2009年(第4巻)特集

第1号	高齢者の体力とは？
第2号	精神疾患周辺の生活障害者のリハビリテーション
第3号	ソーシャルワークの力
第4号	活かそう！ケアカンファレンス
第5号	生活を支える診療所
第6号	救急医療とリハビリテーション
第7号	看護とリハビリテーション
第8号	事例にみるリハビリテーションサービスの現状と課題
第9号	建築とリハビリテーション
第10号	コミュニケーションの代替手段
第11号	回復期リハビリテーション病棟における看護の役割——その考え方と技術
第12号	介護報酬改定でどう変わったか

2009年第1号からの新講座を一部ご紹介！

「高めたい知識、その技術！がん患者さんを支えるリハビリテーション」
辻 哲也（慶應義塾大学）、他
昨今、がん自体に対する治療のみならず、症状緩和や復職などの社会的側面にも関心が深くなるように、がんと共存する時代の新しい医療が求められています。

「このときこう考える——福祉用具マネジメントの実践ポイント」
池田 真紀（大阪市職業リハビリテーションセンター）
「適切な用具を選定し、適合させたはずが利用者のイメージと異なっていた！」支援者と利用者との間にある思考のギャップを埋めるマネジメントの考え方と実践方法。

「実践！認知症患者さんとの豊かなコミュニケーション」
五島 シズ（認知症ケアアドバイザー）
認知症の方とよりよい関係、よりよいケアを行うのに欠かせないコミュニケーション技術。

「全国どこでも、だれでも、できる 地域リハ支援活動の極上ノウハウ」（2009年第7号〜）
逢坂 悟郎（兵庫県立西播磨総合リハビリテーションセンター）
誰であっても地域リハ支援体制の構築ができるためのノウハウを、各地域の支援体制構築に関わってきた著者が執筆。

※ 特集・講座等は、都合により変更される場合がございます。

私たちが編集委員です

栗原 正紀 編集委員長 長崎リハビリテーション病院 医師	伊藤 隆夫 船橋市立リハビリテーション病院 理学療法士	西脇 恵子 日本歯科大学附属病院 口腔介護・リハビリテーションセンター 言語聴覚士
馬場先 淳子 ナーシングリソース 看護師	宮岡 秀子 介倉リハビリテーション病院 作業療法士	渡邉 愼一 横浜市総合リハビリテーションセンター 作業療法士

毎月15日発行／A4変型／80頁／定価1,890円（税込）■年間購読料定価22,680円（税込・送料弊社負担）
■お問い合わせ先

〒113-0033
東京都文京区本郷6-17-9 本郷綱ビル

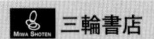

三輪書店 MIWA SHOTEN

編 集 TEL:03-3816-7796 FAX:03-3816-7756
販 売 TEL:03-3831-3063 FAX:03-3816-8762
ホームページ: http://www.miwapubl.com